明室
Lucida

U0224321

照亮阅读的人

Darian Leader ⨯ David Corfield

人 为什么 会生病？

精神如何影响身体

Exploring the Mind-Body Connection

WHY
DO
PEOPLE
GET
ILL?

[英]达里安·利德 戴维·科菲尔德 著

谷晓阳 李瞳 译

北京联合出版公司
Beijing United Publishing Co.,Ltd.

献给埃德

目 录

引　言

两个同龄男性都患有心脏病，心脏受损程度也相同，其中一个单身，时常抑郁，另一个是已婚人士，情绪正常。在接下来的一年里，前者比后者更可能死于心脏病，这是为什么？某女性患有类风湿关节炎，当她的生活风平浪静时，病情会相对稳定，但当她与成年子女起冲突时，病情会加重，这是为什么？在工作中，患上心脏病和胃肠道疾病的人，多是没太多决策权的人，而不是他们的上司，这是为什么？哮喘患者开始书写生活中的烦恼经历之后，其肺功能会有所改善，这是为什么？社会孤立就像吸烟、肥胖和缺乏运动一样会危害人的健康，这又是为什么呢？

虽然看上去似乎有点奇怪，但事实上，这些问题出自美国心身协会的一本小册子。我们都很熟悉吸烟、不良饮食和久坐这些生活方式的危害，但那些可能影响我们生活的心理因素呢？当我们随口说到一种疾病是"心身"（psychosomatic）疾病时，通常是指不太严重的、短暂的不适，比如面试前胃痛、约会前头疼，或者考试前想上厕所。但在前面的例子中，却谈及了危及生命的疾病（如心脏病），还有慢性消耗性疾病（如类风湿关节炎和哮喘）。那么，我们的内心活动真的会影响到这些疾病吗？如果会，又是如何影响的呢？

在英美两国，每个月都会有许多人（每四人中就有三人）出现躯体症状，并尝试采用某些方法来缓解症状，比如吃药、休息或去看全科医生。媒体的报道加剧了人们对健康的焦虑——报道里充斥着越来越多的疾病和不适症状，供读者们"对号入座"。据估计，全科医生面对的 25%~50% 的就诊问题在医学上都无法解释，因而当下全科医学对此所做出的最常见诊断就是——无病。我们该如何解释这种不断增多的"无病呻吟"呢？身体是否在为其他痛苦而扬声？

这是个十分有趣的问题，但是我们还要考虑剩下的那50%~75% 的病例——患者说不舒服，也确实被诊断患有某种疾病，比如心脏病、糖尿病和癌症。他们是什么情况？有没有可能，思想和感受也影响了那些有明确医学诊断的疾病？我们中的一些人是否会比另一些人更容易生病？如果是这样，这些人是对特定疾病更易感，还是他们本就更易生病呢？

在本书中，我们将论证：不是忧心的事而是我们忧心的方式使我们生病。来自不同文化传统的研究都表明：对我们影响最大的是我们如何面对自身的体验。人类是会解读和记忆的物种：从史前洞壁上的狩猎记录，到监狱牢墙上的刻痕凹槽——我们需要用各种方式记录发生在自己身上的事。语言文字是我们记录生活最常用的工具，但若是无法以读写表达呢？有没有可能，在某些情况下，生活经验以身体疾病的方式表现出来呢？

在探讨这些问题的过程中，我们得出了一些结论。首先，不存在一种叫作"心身疾病"的特殊疾病。因为没有任何一种重大疾病是完全由心理因素引起的，也鲜有疾病完全不受心理因素影响。重要的是，身心之间存在潜在联系。即使研究表明，几百名患有类风湿关节炎的女性在与孩子争吵后，只有一人出现了病情波动，我们仍能从这一个例子中学到些东西——它可能提示，心理活动会影响关节炎的躯体表现。但是，在不同患者身上，这种影响的强弱不同；或是在同一个人生命中的不同时刻，症状显现与否也存在差异。但不管怎样，这说明心理体验和身体之间确实存在某种关联，身心相互作用的可能性永远存在。

有的人会在尴尬时脸红，有的人却没有类似的身体变化。对前者来说，尴尬是脸颊血管扩张的原因。后者可能也感到了尴尬，却没有表现为脸红。除尴尬之外，脸红也可能是由兴奋或愉悦等状态引起的。这个简单的例子警示我们，不要以偏概全、单一化地解释身心联系。某一身体症状可能有多种原因，心理因素有时有很大影响，有时却未必。类似地，同样的心理压力下，身体症状也不尽相同。每个病例都要结合其影响因素具体分析。

尽管如此，身体在某些时候更容易生病——尤其是经历分离和失去的时刻。当某段重要的关系破碎了，我们将身处一种困难、甚至是难以为继的状况。如果我们不能设法接受它，身体内部的一些系统可能就会受损，削弱我们对疾病的抵抗力，进而导致疾病（虽然并非百分百发生）。精神分析学派提出过一个有趣的观点，即，所谓的分离和失去涉及许多方面：不一定指的是失去什么重要之人，也可能是失去工作、活动机会，甚至爱好。只要这些事物处在我们生活的中心，就可能会影响到我们。如果只关注丧亲之痛那种明显的"失去"，很可能就错过了这些更不易察觉的"失去"。

对失去的思考使我们得出了另一个结论。人们注意到：丧亲者经常会试图模仿逝去的亲人。他们可能会使用与逝去亲人同样的语气，以同样的方式走路，或开始穿与亲人有关的衣服，或用与亲人有关的香水。这些模仿[1]经常是无意识的，并可能导致身体疾病。模仿他人的行为可能是一种与他人建立联系的方式，可能是为了表现一种共同的纽带，也可能只是没办法面对失去本身，或者无法解释自己与失去的人之间关系的意义。当下，强调遗传因素的风潮掩盖了这些无意识行为的价值。如果一种症状在一家两代人中被发现，它往往会被归结为遗传决定因素，而不是其人下意识地想要与逝者保持关联。这并不是说，此种无意识的举动不具有遗传学基础；而是说，比起当代医学界某些流派摒弃心理因素的做法，身心的相互作用更值得考虑。

开放地接受这种相互作用意味着，与其用"心身疾病"一词来形容某种特定的疾病，不如用它来指代一种看待疾病的方式。例如，与其说哮喘、甲状腺功能亢进或高血压是心身疾病，不如说任何疾病——从普通感冒到疟疾，再到心脏病和癌症——都可以从心身的视角来看待。心身医学不应像眼科学或心脏病学那样，

---

[1] identification，在弗洛伊德的著作中指"某一主体将另一主体的一种或更多属性纳为己有的过程"。拉康将其定义为"当主体承担一个形象时在主体身上所发生的转变"。其中"承担（assume）一个形象"意味着"在那一形象中再认其自身，并且将那一形象当作其自身，据为己有"。参考：迪伦·埃文斯，《拉康精神分析介绍性词典》，李新雨译，重庆：西南师范大学出版社，2021年，第155—157页。identification 在专业术语中主要翻译为"认同"，为了便于理解以及阅读通顺，本书采用"模仿"这一译法。——本书脚注均为译者注

成为一个专业，而应当作为一个术语，为不同领域的执业者指出合作之路。我们希望本书能激励这种合作。

在本书开篇，我们关注了有关疾病的一些常见误解。人们通常认为，每种疾病都是定义明确的实体，有单一的病因和治疗方法。这种模式似乎契合那些需要用抗生素治疗的细菌感染，但无法解释大多数已知疾病。事实上，即便是细菌感染，这种解释也并不精准，它忽视了其他一些影响因素。同样，就算在普通感冒这样简单的日常病毒感染中，心理压力也会引起一定影响。

试图边界清晰地划分疾病的各种原因，可能会导致只见树木，不见森林。越是将疾病放在患者的整体生活背景下研究，就越能发现传统的标准化解释存在局限。当今医学所强调的可计算和测量的指标，不足以探讨心理因素所起的作用。我们将一切心理因素都归结于"压力"这一名词，就抹杀了每个不同病例的特殊性。个人生活的独特细节被隐去，只剩下一个含糊的总称。然而我们会看到，在阐明心理因素如何产生作用方面，关于压力的个例病史，而非大规模统计研究才是最重要的。

不过，诸如压力和疾病的细菌学解释等模型的流行可以提供一条重要线索，帮助我们更好地理解健康和疾病。我们与生活中的事件越是有距离，它们就越有可能表现为我们无法控制的外部因素。而这种距离的产生可能是由于我们无法接纳发生在自己身上的事。当我们无法想通一些事时，身体可能会承担相应后果。因此，对我们来说，重要的不是遭遇了什么，而是自身是否有能力为生活中的重要变化赋予意义。

这些变化和过渡的时刻可以提示为什么人会在某些时刻生

6

病，我们将在第四章重点讨论患病的时机。如果人有可能在某个意义重大或情绪激动的时刻生病甚至死亡，那就说明身心之间有非常真实的关联。例如，某些患者听到坏消息，就会出现心脏问题，或者自身免疫性疾病加重。如果这是真的，就意味着耳中所闻对我们影响至深，甚至深达身体组织。

从第五到第七章，我们探索了语言的力量。语言可以塑造我们对身体和医疗的体验，甚至可以催生某些躯体症状，而仔细倾听和解读则可能会消除这些症状。不过，有许多躯体疾病并不是由语言引发的，却似乎仍与心理过程有关。假如某人听说所爱之人刚刚死于心脏病，随后也突发心脏病身亡，我们是否能假设第二起死亡可能与第一起有关？两人都死于心脏病发作，我们应该将之当成意外，还是应假设丧亲之痛削弱了第二个人的身体，使其最脆弱的部位——恰好是心脏——停止了运作？

7   接下来的问题就是，语言可以通过不同方式影响症状。我们将看到，一些躯体症状实际上呈现了内心的疑问或尚待解决之事。这些症状可能是在质询我们的身份或性别："我体内潜藏着什么？""我是男是女？"或"我是不是有可能失去自己的一部分？"但有时，停止质询某个问题也可能引发症状。症状就像是身体上的印记或图章，在话语和心智无法表达之时，它们就会显现。例如，在某个充满象征意义的时刻，某人会被无法言喻的痛苦压垮。

研究某些疾病的发生时间和过程，也会看到我们与他人是多么密切地关联在一起。人际关系中的摩擦、动荡和失望会对身体产生非常确切的影响。我们应对它的方式在很大程度上取决于幼年时与照护者的关系。第九章和第十章将探讨这些关系的某些层面，以及它们对疾病和健康的影响。我们将看到，人们的反应大部分是无意识的。

如果说，与他人的关系可以影响我们的身体，那么这是如何发生的呢？心理体验怎样改变我们的生理状况？对免疫系统的研究为我们提供了一些线索。不久以前，人们还认为免疫系统自主运转，不受大脑和神经系统调控。但新的研究表明，免疫系统实际上持续不断地与大脑互联。心理问题会直接影响免疫系统对威胁的应对。这也是心理体验容易导致身体患病的机制之一。

第十二章分析了前述过程的一个例子——癌症。癌症一直是心身医学领域热烈讨论的主题：心灵是否能影响癌症的进程，乃至使其发生？我们审视了一些证据，提出了关于身心联系的新思路。有些人会由于心理特质的原因比其他人更容易患癌症吗？我们质疑了易患癌症性格这一概念，也质疑了情感表达能力欠佳与癌症存在关联这一老生常谈。

第十三章讨论的观点是：我们在表达自己时遇到的问题越多，就越有可能生病。这一章提出了一个重要问题，即我们如何处理自身体验。我们需要怎样理解这个世界？而理解方式的缺失是否会使我们生病？数个国家的研究者提出，保守地疏离于自己的情感生活会为身体疾病埋下隐患，最冷酷、适应性最好的人风险最高。这个理论是否坚实？如果确实如此，这又会对人的生理产生什么影响？

我们认为，尽管这些观点可能有益且有启发性，但它们往往过于强调情绪表达。也许，不是急性的情绪体验，而是缺乏处理这些情绪的心理架构才导致了疾病。这就可以解释，为什么人们常常会在应对一个具有重要象征意义的新处境时生病。例如，死亡、出生、结婚、退休都会给我们的生活带来重要的变化，会改变我们在世界中所处的位置。我们需要理解、接受自己的新位置，如果做不到，在某些情况下就可能生病。

第十四章得出了一些结论。知道人们为什么会生病，并不等于有了治疗计划。我们认为，精神分析的理念可能有助于了解一个人为何生病，但它本身并不能治愈疾病。无意识的精神力量可能对身体有强大影响，但我们很少认为，谈话疗法会是治疗身体疾病的唯一良方。我们更多是将其与那些承认交流与认可之重要性的、"感性的"医疗方法协同使用。在这里，精神分析理论也有助于揭示，为什么一些非精神分析的治疗方法实际上是有效的。

最后一章提出了一个微妙的问题：医生的心理。医生的心理过程会对其理解和应对患者的疾病产生什么影响？这问题可以对任何职业提出：船长的心理状况如何影响他驾驭船只和管理船员？律师的心理生活如何影响其与客户沟通，以及为之辩护的方式？这一问题具有广泛性，但在医学上也有其特殊性。我们也会探讨它引发的一些问题。

在本书中，我们始终希望重新唤起人们对心身医学的兴趣：不是将其作为标签，贴于某些疾病之上，并将其与其他疾病区隔开；而是将其作为研究所有疾病的视角。鉴于人们对主流的生物医学日渐不满，心身医学在当下更显重要。越来越多的患者正寻求补充或替代疗法。主流医学有时攻击这些疗法，有时接纳它们，但不管怎样，如今的主流医学都认识到它们将持续存在。虽然关于顺势疗法和针灸等做法的医疗效果仍存争议，但它们显然提供了比一般的全科医生咨询更具整体观的视角。与生物医学中将身体拆解为各个部分的做法不同，它们让患者感到被认可、被倾听。

与其让不同医疗方式之间的裂痕扩大，生物医学更有必要重新审视现有的理论假设，开阔眼界与心胸。

然而，这种观点面临许多困难。医学现在发展的方向很大程度上是由经济利益决定的。在以保险为基础的支付系统中，往往是昂贵的技术而非倾听的过程收费更多。在美国一些地方，医生只有开出处方，其咨询服务才会得到偿付。医药公司的力量同样在呈指数增长。当下，他们资助了大约三分之二的临床研究，医学期刊也越来越成为新产品和新疾病诊断手段的营销工具。理查德·史密斯（Richard Smith）在编辑《英国医学杂志》（*British Medical Journal*）13 年后得出结论：制药工业资助的研究被巧妙地操纵，以得出阳性的结果。同样的研究会在不同期刊上反复发表，但会有一些细微变化，给人一种大家一致接受和重视这些研究证据的印象。他观察到，由制药工业资助的研究，比由其他来源资助的研究获得阳性结果的可能性高三倍。

然后，各公司会付钱，分发数以千计的文章复印件，详细介绍这些阳性结果。文章被寄给医生或成为医学杂志增刊的内容。总而言之，整个医药行业都被经济利益左右。从心理学视角认识疾病，制药公司不会获得什么好处。如果发现一种药物，可以为乳腺癌患者延长两年寿命，这肯定是上报纸的大新闻。但当各种形式的团体疗法宣称有同样的效果时，却得不到那么多关注。团体疗法和支持小组疗法不适于市场，它们不会让人赚到数百万美元，而且大多数也不能申请专利。

一如所料，近年来有一种越来越显著的趋势：像包装药物一样包装此类疗法。其中一些疗法声称可针对疾病的特定方面。它们可像药片或针剂一样使用，这无疑增加了对保健服务提供者的

11

吸引力，但忽略了所有此类疗法中所要求的患者参与问题。市场把人与人之间的互动看作待买卖的商品，市场力量对治疗领域影响越大，这些治疗就越扭曲，只会按照市场的要求重新构建目标和结果。

这为我们呈现出一幅相当暗淡的未来图景：心理疗法致力于摒除心理学，人的因素将被逐渐排除在方程式之外，而在治疗中起作用的无意识力量将被降格为"其他外部因素"。如果市场旨在寻求那些可以被包装销售的干预措施，那么，无法商品化的研究将被置于何处？例如，精神分析理论不一定能提供治疗身体疾病的方法，但很可能阐明疾病某些尚未被认知的方面。可是，如果明知研究不会产出具体的、可销售的产品，哪个机构还会资助这些研究呢？

如果人们能就本书所讨论的一些主题展开对话，也许情况会有所改观。对不同的、也许是陌生的思维方式持开放态度，能促使我们更人道地应对疾病。一旦我们承认自己无意识的精神生活所起的作用，疾病就不再是一个孤立的生理问题，而是关系到我们整个人，以及我们与他人的关系网络。

12　　我们要感谢参与本书编写的许多朋友。首先是那些向我们讲述自己故事，有时还允许我们陪同就诊的患者和医生。他们的见解对我们来说非常重要，他们慷慨分享的经验无比宝贵。还要感谢以不同的方式帮助本书成型的人们。我们感谢玛丽亚·阿尔瓦雷斯（Maria Alvarez）、帕特·布莱克特（Pat Blackett）、埃德·科恩（Ed Cohen）、安东尼·戈姆利（Antony Gormley）、阿努什卡·格罗斯（Anouchka Grose）、安德鲁·霍吉斯（Andrew

Hodgkiss）、哈尼夫·库雷西（Hanif Kureishi）、珍妮特·洛（Janet Low）、迈克尔·肯尼迪（Michael Kennedy）、布里奇特·麦克唐纳（Bridget Macdonald）、凯特·帕克（Kate Parker）、维肯·帕森斯（Vicken Parsons）和索菲·帕坦（Sophie Pathan）的贡献。卡佩尔之地公司的乔治娜·卡佩尔（Georgina Capel）一如既往，是位完美的经纪人。哈米什·汉密尔顿公司的西蒙·普罗瑟（Simon Prosser）是令每个作家都敬畏的、每个编辑都向往成为的率直的编辑。他的评论、意见和建议对本书的成型起到了至关重要的作用，我们要感谢他对本书尽心尽力的付出与他提供的真知灼见。最后，我们能走到今天，亦要感激各自的伴侣——玛丽和罗斯——的耐心帮助、支持和建议，我们写作本书时几乎要愁出疑病症来，全仰赖她们扶持。

第一章 什么导致了疾病？

一名15岁的女孩在寄宿学校的第一个学期因高烧与呕吐病倒了。她的高烧很快消退，但呕吐症状仍在持续。眼见情况恶化，学校叫来了她母亲。母亲将女孩带回家，并找来了私人医生。然而经过一轮诊察，医生们意见不一。母亲急切地想知道女儿究竟得了什么病，在她看来，能讲出病名的医生更值得信任。重要的是，要为呕吐找到一个已知的、可分类的医学病因（如感染）。但与母亲不同，生病的女孩在乎的是其他东西。正如她最终见到心理治疗师时所说的那样，自从离开家来到新的学校，她的世界就变得面目全非。变化的源头在于其父母婚姻破裂。在她开学之前的几个月，父亲就已经离开了家。尤其值得关注的是，当她提到父亲时，所说的第一个细节便是他患有习惯性胃酸反流。母亲认为女儿的病症与家庭破裂之间没有任何关系；而在女孩看来，虽然缓解呕吐很重要，但除了获得纯粹的医学诊断，她还迫切需要表达自己的感受。

在这个案例中，母亲和女儿对医学诊疗的期望并不相同。母亲希望得到一个明确诊断，而女儿则认为母亲在拒绝承认离婚给孩子带来的痛苦；女儿坚持说医生不理解她，而母亲觉得这纯粹是在要性子，她该自己振作起来。母亲想要一个医学诊断标签和一剂治愈女儿的灵药；女儿想要的却不仅是一个标签，她希望能够表达感受——虽然她不确定该如何表达，也拿不准该说些什么。

该案例让我们注意到，对于"是什么导致了疾病"这个问题，答案存在分歧。既然呕吐是一种躯体现象，那么它必然有一个身体方面的原因，这可能就是母亲要找的东西。但在这个特定案例中，它也与患者的生活相关。它是一种表达痛苦的方式，是对家庭破裂和"流亡"到新学校的反应。从另一个层面，它还可以被看作一种对父亲的认同：呕吐恰似对胃酸反流的模仿。问题在于，这些解释中哪一个最为真实？它们是相互排斥，抑或可以共存？

如何回答这些问题在很大程度上反映了我们对病因的预设，以及希望从医生那里得到怎样的解释。有的人可能期待一个充斥着医学术语的答案，而另一些人，面对医生将身体运行机制还原到细胞或分子水平，只会感到不理解。问题的关键不是应该选择心理解释还是生理解释，而是要思考身心之间存在怎样的联系。在方才的案例中，母亲想要寻求排除心理因素的解释，而女儿则关注自己的身体"在倾诉"什么。因此，问题的答案部分取决于我们如何体验身体的症状，以及在生活中赋予其怎样的地位——反过来，这又影响着我们对医学的期待。

虽然人们在此问题上观点各异，但实际上都在追问：患病的原因究竟是什么（不管是用什么方式表达）？当我们因胸痛、恶心或咳嗽去看全科医生时，我们希望得到答案来解释为何会出现这些症状，以及它们意味着什么疾病。我们可能不会问"我为什么会得流感"，而只是想要一个最有效的处方。不过，许多时候，我们去看全科医生的原因更加复杂。当我们因咳嗽就医时，医生告知这是空气污染、花粉过敏或饮食问题导致的，我们便会稍稍安心。尽管我们会因空气不洁而生气，或因周围有太多花粉而沮丧，但至少，我们为咳嗽找到了一个明确而具体的解释。

但如果全科医生一口气列出了五六个原因呢？是不是只会添乱？如果只是普通感冒，我们真的想知道导致感冒的各种因素吗？大多数成年人一年会患 2~5 次感冒，学龄儿童更是多至 7~10 次。感冒可能只是个小病，但这并不妨碍人们对其病因感到好奇。这方面有不少实验，比如索尔兹伯里医学研究委员会（Medical Research Council in Salisbury）的普通感冒研究部就开展了多年研究。研究者测试了志愿者们的心理压力水平，随后让他们接触鼻病毒（与普通感冒有关的一种常见病毒）。研究结果表明，鼻病毒本身并不足以导致疾病。

普通感冒研究部在 1946~1989 年间进行了实验，他们广募志愿者，宣传这是个宛如度假的好机会。志愿者们被安置在一栋大房子里，并获得了一笔实验补贴。他们可以在索尔兹伯里平原上散步，但不能进入当地城镇。每天，实验人员会将鼻病毒或安慰剂喷入被试者的鼻孔中，并要求他们定期向收集盆中擤鼻涕。尽管有这样的不便，志愿者们仍认为这强制"远离一切"的环境是如此诱人，以至于许多人都热衷于反复参加实验，其中一对夫妻甚至参加了 21 次。志愿者们通常要等待一段时间才能加入实验，于是乎，有人在那里邂逅，步入婚姻殿堂，甚至一边参与实验，一边度着蜜月。在志愿者们的热情参与下，研究人员得出了

16

一些结论：情绪困扰会带来更大的感染风险，生活中的困难事件也会增加实际感染的概率，特别是失业或人际关系困境等慢性问题的影响尤为明显。也许你会觉得越沮丧的人越容易感冒是理所应当的，但这样的实验结果很有意义，它表明生病的原因不是单一的：除了接触细菌，还有许多因素产生着影响。

令人惊讶的是，一种特定实体（如细菌）导致一种疾病（如感冒）的思想在医学中并不古老。这种思想范式形成的标志之一是：1882 年，罗伯特·科赫（Robert Koch）发现结核分枝杆菌与结核病之间存在联系。他从一位患者身上分离出了结核杆菌，将之注射到豚鼠体内。两星期后，注射部位附近出现了淋巴结肿大，并且感染在豚鼠体内扩散。时至今日，大多数人可能都认同了这种疾病感染模式：有机体接触某种外来物质，受到感染，导致疾病。沿着这个思路，很容易推出这样的假设：对于某一特定的外来病原体和某个有机体，会存在一种特定的治疗方法。

借由显微镜，我们能够看到外来病原体所引起的组织变化，这就形成了医学中一个通用的因果解释模式。每当人们发现一种有针对性的治疗方法，就会激发一众赞叹之声。当我们见证了抗生素对细菌的作用，或是胰岛素对糖尿病的疗效，抑或是左旋多巴治疗帕金森病的效果时，很难不赞叹其中的奥妙。诚然，这些医学进展令人惊奇，有的更是拯救了许多生命；但话说回来，这并不意味着单病因（或"细菌"）模型就完全正确。在现实中，还有许多其他因素影响着患者的健康。

发现结核杆菌与根除结核病看似是同一回事，然而，当医学史家研究结核病的演变过程时，发现了一件耐人寻味之事：在疫苗问世的许多年前，结核病就已经开始消退了。生活环境的改

17

善——如更好的卫生和营养条件——是其中的关键因素。结核病不是孤例，历史学家已经多次证明，传染病致死人数减少往往比抗生素和疫苗的引入要早上几十年。甚至有一项研究表示，自1900年以来，传染病死亡率的下降只有3.5%归功于药物干预。这也说明了，我们对疾病和医学治疗能力的想法是一回事，事实又是另一回事。

不过，这些发现真的与单病因解释模型相矛盾吗？社会条件的改善不就意味着减少了接触结核杆菌的机会吗？宽敞的居住环境不就意味着减少了与患者的接触吗？巴氏消毒法的推广不就意味着改善了食品卫生吗？社会主流看法可能仍在支持单病因模型。然而，就结核病而言，尽管每个已知病例都接触了结核杆菌，但反过来，在所有接触结核杆菌的人中，只有少数会最终发展成结核病。因此，比起将结核杆菌视作唯一病因，多种因素共同作用的观点更有说服力。

一种疾病对应一种病因的想法可能更多是一种信仰体系，而非理性观点。如果说结核杆菌是结核病的必要病因，可并不是每个携带结核杆菌的人都会得结核病。就像肺炎链球菌可能导致肺炎，但许多口腔中寄生着肺炎链球菌的人却并未得肺炎。事实上，5%~10%的健康成年人和20%~40%的健康儿童都携带着这种细菌。同样，疟疾是由疟原虫属的一种寄生虫引起的，由按蚊传播；而鲜为人知的是，20世纪40年代在军队中开展的研究发现，这种疾病的发生还受到心理压力（例如空袭威胁）的影响。同样，早就有研究表明，像斑疹伤寒和痢疾这样的疾病，更容易在战败的军队而非胜利的军队中传播。

临床研究一再表明，一个人感染疾病的风险是由多种因素共同决定的，即使像流感这样的普通疾病也是如此。尽管人们常说，特定的抗体反应代表了对特定疾病的免疫力，但随着年龄的增长，这种免疫力会下降，并且会受到我们人际关系的影响。例如，同样是接种流感疫苗，长期照料别人的老人相比没有负担的老人效果要差很多。考虑到仅在美国就有 2400 万个家庭中存在需要被照料的慢性病患者，我们需要意识到这一研究结论的重要性。除了单纯的病菌感染，还有各种其他因素导致了疾病的发生和发展；同时，接触多种病原体也并不见得会导致任何疾病。

以大家熟悉的胃溃疡为例。20 世纪 80 年代初期，一项著名的研究提出，科学家们多年来都在寻找导致胃溃疡的心理原因（如工作压力）；但现在，我们终于发现了胃溃疡有着细菌病因：它是由胃中的幽门螺杆菌引起的。这一观点在 1983 年首次提出时遭到了嘲笑，因为人们认为胃溃疡与饮食和压力等因素密切相关，而且细菌不可能在胃的酸性环境中繁殖——这在当时都是显而易见的道理。然而，在巴里·马歇尔（Barry Marshall）公开吞下一皿幽门螺杆菌，并如他所预言的那样患上了胃炎之后，科学家们似乎终于确定了细菌与胃溃疡之间的因果关系。细菌的确是重要因素。很快，胃溃疡的单病因模型抓住了所有人的心：正是幽门螺杆菌导致了胃溃疡，人们随即得出结论——应该用抗生素来治疗。

然而，人们很快又发现，世界人口的三分之一到三分之二都携带着幽门螺杆菌，但显然不是所有携带者都患上了胃炎或胃溃疡。此外，还有大约 15% 的胃溃疡患者体内并未检出这些细菌。同样耐人寻味的是，马歇尔因胃溃疡病因研究获得了 2005 年的诺贝尔奖，在关于此事的大量报道中，许多记者都提到，马歇尔在 20 世纪 80 年代曾经陷入绝望。由于自己的理论无人问津，于是他不顾妻子和家人的反对，吞食幽门螺杆菌做最后一搏。这也许说明，他在吞下杆菌之初有一些紧张和焦虑？那么，幽门螺杆菌使他患上胃炎这一事实，可能同样证明了精神压力是该细菌导致疾病的先决条件。

考虑到这样的问题，我们该如何调整单病因模型呢？实际情况相当复杂——如果把免疫力、易感性和抵抗力等影响因素都纳入考量，可能还会更加复杂。我们应该增加多少其他可能因素？应该在哪里停止呢？例如，报纸和电视上出现自杀的报道会导致自杀率上升，那么"媒体报道"是否应该包括在自杀的"原因"列表中呢？我们是否应该完全放弃对"因果性"的讨论，用事件之间的"相关性"来取代呢？

可是，无论如何强调事物的复杂图景，我们似乎总会被单一的因果链所吸引。我们可以理性地接受复杂性的存在，但在现实中，我们总是渴望不那么复杂的解释。在医学科学化之前的时代，宗教和迷信占据主导，而对单一因果链的追求恰恰是这些非科学信念的强化版本。这也许听起来很奇怪，但事实上，细菌模型正是将疾病设想为一个个独立的、不连续的实体，这与古代将疾病看作有主观意识、像恶魔一样降临在人身上的想法十分接近。微生物和感染机制的发现并没有破除这些古老的恐惧，而是给它们披上了崭新的、科学的外衣。用医生兼心身研究者阿尔韦托·塞金（Alberto Seguin）的话来说："细菌不过是攻击与杀戮之魔的科学叫法。"

细菌学说中许多看似神奇的发现使这些旧的信仰体系越发坚实。病魔的拟人化终于披上了科学的外衣，并有了新的术语来命名那些试图摧毁我们的外来物质。谈论疾病的日常话语正说明了这一点：我们与疾病"战斗"或"抗争"，我们也可能向疾病"投降"，或被它"打败"。电视广告和媒体文章告诉我们，要区分"好"细菌和"坏"细菌，消灭后者并滋养前者。这种将微生物拟人化的方式就像是儿童时期对好人与坏人、善良与邪恶的简单二分。它们还诱导我们将身体的内部和外部划分得泾渭分明，而非理性地看待这个模糊的边界。这种描绘身体的思路实际上加强了关于细菌的单病因模型。

当下，处处强调遗传学的流行趋势也催生了类似效果。当人们提起遗传因素，就像是在说它们正如那种导致疾病的外来之物：一个基因缺陷就对应着一种疾病或行为模式。但我们需要谨记，很少有疾病可以归咎于单个基因。一个基因如何制造——或用专业的术语，"表达"——蛋白质，在很大程度上取决于其生化环境。而这些蛋白质接下来如何实现功能，同样在很大程度上依赖于环境。正如牛津大学分子医学研究所所长戴维·韦瑟罗尔（David Weatherall）所言："当科学家宣布发现了心脏病或哮喘'基因'时，他们真正要表达的是，有些基因在某种情况下可能使一个人更容易或更不容易受到各种环境因素的影响，而我们知道，其中一些环境因素与常见的顽疾相关——现在，他们已经发现了这些基因中的一个。"

尽管胚胎的每个干细胞都包含了整套基因组，但它们之间复杂的相互作用最终决定了其将成为骨骼、皮肤、血液还是肠道细胞。同样，器官的形成也依赖于多个基因共同作用。例如，像果蝇这样的小生物，其四分之三的基因都参与了眼睛的形成。任何一个基因的运作都取决于多重变量。例如，在一个成年人的细胞中，C282Y 基因的表达将影响此人罹患铁吸收障碍型血色病的概率；而该基因是否表达，将取决于性别、年龄、饮食、饮酒、是否处于月经期间、是否患有丙型肝炎，以及其他各种可能因素。

遗传因素是如此复杂，但如今，人类的方方面面——从酗酒，到单身主义，再到性取向——几乎都被简单地与遗传倾向联系起来。如同细菌一样，基因被描绘成孤立的致病因素；但事实上，它们是动态系统的一部分，它们不会一直活跃，只有在其他一些复杂因素的作用下才会被激活。我们姑且相信一些疾病是纯粹由遗传决定的，但它们只占极少数。如果说，有人希望在疾病原因中剔除心理因素，部分动机在于保护自己或所爱之人免受责备，那么将病因归咎于遗传因素，不就是将罪责推给另一些人吗？

事实上，对遗传的信仰已经带来了巨大的心理问题，即代际间的指责和内疚。目前，已有越来越多的文献描述了遗传肿瘤学等领域中产生的特殊心理问题。如果一个家庭成员患上了与基因直接相关的疾病，那么，拥有相同基因但未患病的成员很容易产生沮丧的内疚情绪。有些成员甚至会自残，或遭受过于碰巧的"事故"，似乎是在惩罚自己。

曾有一位 39 岁的女性前来接受心理治疗，她面临着一个可怕的问题：医生建议她做双乳切除术，而她需要决定是否接受。她的家族三代人中有六人死于乳腺癌，基因测试显示她的患病概率很高。见患者处于极度的焦虑中，治疗师便以为，她是最近才收到这个医疗建议的；然而事实却是，在三年多以前，她的姐姐被诊断出患有乳腺癌，当时她就得到了切除双乳的建议。那么，在这期间又发生了什么？

得知姐姐的活检结果呈阳性之后，这位女士就辞去了公务员

23

系统的稳定工作，不停地换着兼职。她说："我没有精力，无法专注于任何事情。"在这段时间里，她仿佛抛弃了自己。她将自己置于越来越危险的境地，例如，在不正经的俱乐部中随便带男子回家，进行无保护措施的性行为，在深夜搭便车回家，并多次酒后驾车。在这三年中，她遭遇了四次事故，其中两次程度严重。在她描述自己行为的显著变化时，治疗师渐渐发现，她姐姐一直羡慕她安稳的公务员工作，而放荡不羁的夜生活也是她姐姐青春期时的生活状态（而不是她自己的）。

得知姐姐的诊断结果后，这位女士追问自己，为什么得病的是姐姐而不是她。她也得知了家族中死于乳腺癌的其他病例，并认为这是等待着她们的宿命。当可怕的疾病袭击了姐姐而放过了她时，她开始把自己放在姐姐的位置上，放弃原有工作，效仿曾经的姐姐，在俱乐部里游荡。她为自己制造的危险情况是一种惩罚，因为她对自己摆脱了宿命深感内疚。值得注意的是，在这段时间里，她很少感到焦虑。直到这样一个时刻：她遇到了一位想与她生育孩子的男士。正是这一点——而不是医学建议——打破了她所维持的潜意识的平衡。

遗传决定论的假设能够免除一个人的罪责，但又将罪责加在另一个人身上。那些遭受病痛折磨之人是否会对将疾病遗传给他们的父母或祖父母感到愤怒？要如何应对这种愤怒？这种愤怒是否会影响疾病的实际过程和结果？如果这种不良情绪无法被表达，是否会令患者更加不适？如果对亲人的爱与愤怒产生冲突，这种无法调和的张力会对身体产生什么影响？

即使用高度简化的眼光来审视遗传学理论，也会立刻看出其中的复杂性。同样，医学研究揭示了人体各个系统之间越来越多的作用机制；当建立因果模型时，不得不考虑大量的相互关联与作用渠道。在我们定义和区分常见的身体不适时，总会遇到这种问题，这也进一步说明了此种复杂性的存在。以类风湿关节炎为例，通常，我们会将血液中存在类风湿因子 IgM 抗体作为诊断标准，但事实上，有很多人检出了 IgM 抗体，却没有表现出关节炎症状；也有人表现出了症状，类风湿因子检测却没有达到异常值的指标；还有些患者是因缺乏某种特定蛋白而表现出类风湿关节炎。

虽然医学界承认这种复杂性的存在，但大众媒体谈及医学研究时却总是忽略这一点，而更青睐于讲述一种疾病明确对应一种特定病因的故事。这反过来也会作用于医学研究，将其推向简单二分和过度简化的方向。即使有人提出高度复杂的模型，可能也只是一系列单病因模型的叠加。例如，当人们证明幽门螺杆菌在解释胃溃疡方面存在局限性时，一些研究者不是将心理因素纳入考量，而是去寻找另一种更具体的幽门螺杆菌，来维护单病因模型。他们找到一种新的菌株，其具有类似注射器一样的结构，能够将蛋白质注入细胞内，以产生炎症反应——这样，单病因理论看上去就更加精确了。

但问题并未完全解决：是什么因素决定了炎症反应的强度？为何有些人能够携带细菌而不生病？如果我们只专注微观的研究，可能就会忽视全局。

类似地，科学家们也在致力于鉴定疾病的不同亚型。例如，研究人员已经发现了导致消化性溃疡的九种不同机制。人们一度认为，盐酸和胃蛋白酶分泌过多是溃疡的先决条件，但事实证明，一些患者并未出现这种情况。同样，人们也曾认为痛风与血液中

25

的高尿酸水平有关，但一些痛风患者尿酸水平却相对正常。诊断疾病时所需要确认的一些必要因素在有些人身上比较明显，在另一些人那里则并不显著。例如，乙型肝炎可能与慢性或急性肝病、肝癌有关，但也可能不引发任何症状。当我们对所谓同质性疾病研究得越多，就越会注意到不同机制可能产生相同的病变和生理异常，而相同的机制也可能导向不同的结果。

这一结论可能并不适用于所有情况，但如果承认确实存在这样的可能性，我们就能在如何看待疾病的问题上得到新的见解。当我们生病时，罪魁祸首未必会是某种难以解释的单一机制。同样，某个病例的强烈心理因素也未必会出现在另一个病例身上。早在多年前，外科医生戴维·基森（David Kissen）就提出了这一点。20世纪60年代，基森曾担任格拉斯哥大学（University of Glasgow）心身研究部门的主管。他指出，不要把不同人身上的同种疾病视为同质的东西，从这一点出发就会理解：如果某种机制出现在一个病例中，却在另一个病例中缺席，并不能直接说明这个机制与疾病无关。因此他认为，诸如"哪些心理因素会引起哪些疾病"之类的问题是没有意义的。

追求简化不应导致一叶蔽目，不见泰山。柏拉图研究者赛思·贝纳尔德特（Seth Benardete）曾讲过一个引人深思的故事。那是他与哲学家威拉德·奎因（Willard Quine）的一次谈话。当时，贝纳尔德特向奎因介绍了一本有趣的新书，书中分析了习惯和理解之间的差异，这正是奎因在研究的一个主题。对于他解释的一些论点，奎因说："是的，说的没错，但太复杂了。"奎因想要简单化，他追求简单模型，哪怕这会阻碍恰当的分析。

奎因曾说，他对沙漠景观情有独钟，这或许与他追求简单、非混杂的图景出自同样的心理。然而，我们了解越多，就会越清楚地意识到，沙漠的生态系统具有惊人的复杂性。事实上，沙漠土壤中的细菌多样性往往更胜于亚马孙雨林。人类难道不比沙漠景观更复杂吗？如果我们非要坚持简单化的细菌模型，就会像奎因那样，忽视影响人类健康与疾病的多种微妙关联。精神分析学家、医学研究员弗朗茨·亚历山大（Franz Alexander）早在 27 1939 年就曾感叹：过去医学上的伟大发现（如细菌模型），可能会成为未来发展的障碍。

这给我们带来了另一个问题。在传染病方面，细菌模型似乎很有吸引力，但是在工业化国家，传染病已不再是最常见的死因。慢性病取代了它们的地位，成为最常见的死因和当今全科医生最常遇到的问题。据估计，美国有近一亿人罹患慢性疾病，如关节炎、糖尿病、阿尔茨海默病和冠心病等。

在美国，慢性病致死人数占总死亡人数的比例不断上升，这一趋势到 1950 年已十分显著。其中，心脏病是尤为显著的问题，但它显然不是由某个单一原因导致的。因此，医学研究人员开展了多项长期研究。最著名的研究之一在马萨诸塞州的弗雷明汉进行，镇上 5000 多名未罹患冠心病的居民接受了一系列行为与生理方面的评估。研究获得了大量数据，并进行了专业的统计分析。研究人员使用复杂的统计学技术对数据进行筛选，以寻找其中最重要的风险因素，诸如家族疾病史、体重、运动习惯、性格类型和胆固醇水平等。

这比起单病因模型显然是种进步，但正如医学教授罗伯特·阿罗诺维茨（Robert Aronowitz）所说，弗雷明汉研究以及类似的项目提出了新的多因果模型，但这些模型仍然存在诸多缺陷。首先，他们没有对以下原因进行深入追问：为什么有人会超重？为什么他们会吃高胆固醇的食物？所爱之人的死亡对他们造成了什么影响？第二，在风险因素分析中，暗示了个人须对自己全权负责，这意味着人们面临的风险来自他们自己的选择。因此，在追究保持健康的责任时，只考虑了个人有意识的决策，而忽视了无意识的行为，以及更广泛的社会结构造成的影响。

简单化的因果模型在解释慢性病方面会遇到特殊的难题。在处理长期的疾病时，医生往往会向患者提出建议，例如怎样做才能减缓症状或降低未来发病的风险。这些建议可能涉及对个人行为、环境和生活方式的调整，如定期锻炼计划、放松的技巧，或避免食用某些食物。据估计，在美国最常见的死亡原因中，与可改变的行为方式有关的原因占了一半。慢性病的增多也意味着患者会更多地响应医生的建议。那么问题来了，如果某人被诊断为患有心脏病，但他决定继续享用高胆固醇饮食，这一决定是否要算作死亡原因？

由于慢性病大规模流行，加上人们普遍认为社会因素在治疗慢性病中十分重要，所以常有人主张，全科医生应当学习劝人改变生活方式的技巧，广告顾问也应就此问题出谋划策，考虑如何最好地对公众施加影响。因此，社会鼓励医生和广告公司以尽可能有效的方式传播这些信息，甚至向他们支付报酬。既然如此，为什么在医学生接受培训的 7000 到 8000 个小时中，教导他们如何劝说患者戒烟的课程只占一个小时？

显然，说服的技术应该在医学教育中占有核心地位，就像古典时代和中世纪的修辞学院那样。说服技术不仅可用于减少高风险的行为，还可以缓解所谓"患者不依从"的大难题。这个术语相当"狡诈"，指的是患者惯常性地违反规定的医疗方案。目前，"依从"一词多被"遵循"所取代，以避免"依从"一词中暗含的"老大哥式"的监视感。皇家制药协会甚至建议换用"协同"一词，以表示医患双方的平等地位。

但无论使用什么术语，它所描述的现象仍是个重大问题。据估计，在英国，由不遵医嘱所导致的医疗费用占到了 30% 左右；而在美国，它被美国国家患者信息和教育委员会（US National Council on Patient Information and Education）称为"美国的第二大药物问题"。尽管听上去很夸张，但事实上，即使患者完全知晓不遵医嘱会导致什么后果，仍有很大的可能"明知故犯"。有四分之一的癌症患者不按处方服药，或错过化疗预约。还有一些研究表明，器官移植后的患者不遵医嘱的比例很高，据估计，有 25% 的移植后死亡病例都存在此问题。肾移植患者不遵医嘱的比率在 20%~50% 左右，心脏移植患者的比率约为 30%。不遵医嘱的行为不仅包括饮食、吸烟等显著变量，还涉及服用免疫抑制药物、监测血压和遵守医疗预约。

不依从的理由因人而异，因此可能有人会说，说服技术过于简单，不能仅指望这一种方法。有这样一个案例，一名患有糖尿病的 18 岁女孩拒绝按照医生的建议进行治疗。她不按时注射胰岛素，过度活动，大吃大喝，直到精疲力竭。这些危险行为多次诱发了糖尿病昏迷。精神分析医师通过探讨她的病史，询问其对疾病的态度，找到了解释她行为的一些线索。

女孩的父母在她出生前几个月就分开了，父亲拒绝与母亲保持一夫一妻关系。他的名字被视为不能提的耻辱与污秽，完全被排除在家庭话语之外。奇怪的是，当她描述自己的病情时，与她对父亲的描述一字不差：对于二者，她都会说"我决定不去想这个"。一如在母亲面前和家庭讨论中不能提起父亲一样，糖尿病的存在也被抹去。同样，就像谈论父亲会让她哭泣一样，谈论疾病也会如此——这也是她对两者都避而不谈的一个原因。随着相似处的增多，医师很明显地看出，她已经把父亲和她的疾病牢牢地联系在一起了。在她心中，她得了病，是因为没有父亲。

按照这种想法，她内心认为，不仅应该放弃对糖尿病的治疗，而且要维持疾病本身的存在。如果她因恰当服药而使糖尿病不再发作，就如同她放弃了父亲。正如精神分析医师所观察到的，她的疾病既是父亲缺席的标志，又是他存在的保证：她认为有糖尿病是因为没有父亲，而不能提及他的名字，恰是他确实存在的证明。她在父亲与糖尿病之间建立了一个复杂的、矛盾的心结，认为有了一个，就拥有另一个。再加上她的母亲决计不提及女儿的疾病，如同抹去所有关于父亲的信息一样，这种心理又得到了强化。因此，对这个女孩来说，遵循医嘱就意味着放弃了父亲，以及她与父亲的联系。

最后，正是对患者心理活动的详细探索，而不是劝说，使她重新思考了拒绝服药的问题。事实上，这些因素不仅涉及依从性，还会影响疾病本身，但这一点同样没有得到足够的重视。心身联系曾经是医学教育中的一个流行主题，例如，在 20 世纪 40 年代，韦斯（Weiss）和英格利希（English）为学生编写的教科书《心身医学》（*Psychosomatic Medicine*）不停地再版印刷。然而到了 20 世纪 70 年代，这本书却只能在二手书店里找到了。没有同等地位的教科书替补它的位置，对疾病心理因素的研究也在迅速减少。在最近的一项调查中，大约有一半的医学院表示，学院在心身-行为医学方面的教学时间不足 40 小时，不到全部课程的 0.5%。这实在令人担忧，因为按照现有的说法，就连那些最明显的健康问题都和不良行为方式有关，比如吸烟、不运动，或者其他自毁行为等。对医生来说，把这一切交给广告专家处理也许是合理的，例如，当宝洁公司在一次性尿布上印了"仰卧睡觉"（Back to sleep）的字样，教导母亲让婴儿仰卧睡眠后，据估计，美国的婴儿猝死综合征减少了 70%。

即使是在那些忽视心理对身体疾病影响的医学领域，人们也很难否认心理因素对患者的生活方式、依从模式起到的作用。除了广告和教育，在糖尿病女孩的案例中我们看到，医师能够通过倾听和交谈对患者产生影响。这种机制正贴合了医学界关注的一个重要主题：语言和图像如何影响人的行为。因此，语言和图像不应像目前这样仅被人文领域关注，而应在医学教育中拥有一席之地。可以合理推测，若是做到了这一步，人们就会重视交流与倾听在医疗行为中的作用了。

32

第二章　为什么倾听重要？

　　如今，患者们经常抱怨，在全科医生或顾问医生繁忙的日程中，他们只是不怎么重要的那一部分。一项研究发现，患者们对医护人员与他们沟通的方式很不满，甚至觉得比起与医护人员的交流，医院的伙食都更令人满意些。全科诊所中电脑使用频率的提升意味着医生通常都是边打字边和患者交谈，有时甚至没有目光接触。在美国，第一次诊疗时，患者在被医生打断之前的平均陈述时间仅为 23 秒。

　　如今，初级医疗保健的主要方向是患者管理。要尽可能使患者保持健康，并将其就诊频率保持在理想中的最低限度。我们需要认识到，没有一个医生会反对治愈患者，但考虑到当下流行的慢性病（如心脏病和糖尿病等）可被控制却无法治愈，医疗的目的就不总是治愈疾病了。尤其是，大多数医生都得应对惊人的工作量和日盛的官僚作风，因此，不难想象，他们用来倾听患者的时间越来越少了。在伦敦这样的大城市，一次问诊的平均时间是

6~8分钟，这样的话，医生们哪里有时间去彻底了解患者的履历、近期生活事件的细节，以及他们的愿望、困难或面临的挑战呢？

如果不认真倾听，能不能了解疾病全貌？许多患者抱怨，医生没怎么听他们描述症状就草率地给出了建议，这让他们感到不被重视。一项调查甚至发现，在50%的医疗就诊中，患者和医生不能对主诉中的主要问题达成一致。恐怕，如今的医院已经变成了某位医生所说的"各专科的拼贴图"，患者也在转向他处寻求认可和接受。在第二次世界大战之前，医生们就已经开始感叹：研究的重心渐渐偏离患者，而转移到了疾病。在目睹了20世纪前几十年的变化之后，奥地利作家斯蒂芬·茨威格（Stefan Zweig）评论道："患病的不再是人，而是器官。"

医学中出现了这样一种趋势：医生不再注重询问个人的全面信息，而是将人分解为器官系统来看待。主流医学的这种倾向导致了大量替代和补充疗法的出现。在美国，替代疗法从业者接诊的人数已超过初级保健医生接诊的人数。如今，超过三分之一的美国人在使用所谓的替代疗法。值得注意的是，当这些人去常规医疗机构就诊时，有超过70%的人不会把自己使用替代疗法的事告诉医生。至于这对常规治疗的疗效评估会有怎样的影响，不免让人好奇。

有些人认为，替代疗法之所以发展如此迅速，正是由于主流医学界不愿倾听患者的声音。在今天的大部分医学实践中，身体被认为只是其各部分的总和，仅此而已。在一本1400页的畅销医学教科书中，只有第一章象征性地介绍了"医患关系"，后面的内容全部都在讲解人类机体。课本教导医生们，要跟患者表示：他们的经历会被认可、接受，以此来体现同理心。然而，针对"如何向患者提问和回应"的建议，措辞拙劣得像是从粗制滥造的外语入门书中摘录出来的。类似地，书中还会给"治疗患者这个整体"这样的短语加上引号，似乎在暗示不必把这话太当回事。

为什么需要满足患者"被倾听"的愿望？据说，这样会使患者感到，临床医生对其病情的解读考虑了他们的想法。为什么这很重要？因为"若不这样做，患者可能会倾向于认为医生没把事情弄明白，这就增加了患者不遵医嘱的风险"。所以，倾听患者也不过是为了让患者更好地服从医生。医疗机构固然承认压力、生活方式、行为和心理等因素的重要性，公共宣教活动也往往会尽力传播相关信息，但遗憾的是，这在许多医学院的课程中并未体现。

指出这一点，不是为了否定遵从医嘱的必要性。医嘱是重要的，甚至会关乎人命；多数不遵医嘱的行为都会导致不良后果。但反过来，我们也应当质疑知识在医疗过程中所扮演的角色。当我们去看医生时，希望能够仰赖他们的经验和学识，但每个医生肯定都会有其局限。某些病例（如某些类型的癌症）很少交由全科医生处理，因此，他们的诊断技术可能不如专科医生那么高超。全科医生遇到的更多是腰痛、哮喘和慢性疾病控制等问题。如有其他严重器质性病变，患者会被转诊到顾问医生那里，而这又可能存在问题。从一个医生转到另一个医生，这件事本来对患者来说就不是太友好的体验；此外，顾问医生所处的地位也是个重要问题。

顾问医生备受尊重，医生们在学习期间会将其视为权威和知识来源，他们的视野可能会与全科医生大不相同。他们会抱怨自己有时由于职位所需不得不假装博学，宣称了解一些自己实际上不懂的事。他们往往对普通全科医生的患者群体没什么了解，而且通常无法长时间随访一位患者。这使得他们完全无法与患者建立一定程度上的私人亲密关系，因而也不可能进一步了解患者应对生活问题的方式。难道说，顾问医生的工作仅仅是用专业知识诊治患者身体上特定的、局部的病灶吗？想要反对这一观点，我们就要回到最根本的问题上：在当下的医学中，患者变成了躯体零件，疾病与作为整体的人之间是什么关系，我们无从研究。

疾病管理工作常常会导致这样一种可悲的后果：患者就像被放在传送带上的机械，在一个个加工台上停留，最终被拆卸出各种散装的零碎知识。类似问题也存在于针对性用药方面。一种药物可能是针对某种特定症状开出的，其副作用需要另一种药物来治疗。许多时候，又需要再有一种药物来处理后者的副作用。在前述过程中，责任主体消失了——患者在相互联系的医疗程序链中被拆成零件，每个加工台只负责一个零件。没有人统筹整个流程，没有人将不同区块中的因素综合考虑。

让我们举个日常生活中的例子。一名年轻女性向她的全科医生倾诉，说大脑昏昏沉沉，颈部有个明显的肿块，她认为那是淋巴结的位置。全科医生仔细地为她做了体检，抽血并安排了颈部超声检查，并对她说：症状很可能是由甲状腺问题引发的。接下来就是去超声检查的顾问医生那里。在准备间隙，顾问医生和她聊了聊她的症状。患者提到，她姐姐曾被诊断为甲状腺功能低下，而她父亲死于颈部的某种癌症。超声检查没有发现任何异常，顾问医生便告诉患者，一切正常。

37

然后，患者与全科医生会面，讨论她的验血结果，同样没发现什么异常。现在，全科医生和顾问医生都专业又彬彬有礼地完成了工作，什么也没诊断出来，患者又回归到日常生活中。但是，如果全科医生和顾问医生彼此交谈过了呢？患者没告知全科医生关于她父亲或姐姐的情况，却向顾问医生说过。而顾问医生虽然对此知情，却没做进一步问诊。他本可以问一下患者的父亲何时去世，或姐姐的甲状腺疾病对患者来说意味着什么。如果他问了，可能会发现，患者症状出现的日期正是其父亲的死亡日期。而实际上，患者只是被一系列彼此孤立的专科诊疗拆成了零件。我们很想知道，经过一轮就诊，导致她最初去求医的问题是否还会引发进一步的身体症状呢？

38　　　零敲碎打的医疗运作方式阻绝了对病例深入了解的可能。在流程最后，如果患者被判定为身体无恙，他们的命运又会如何？如果他们想找人倾诉，该找谁呢？事实上，许多患者在完成了表面上的"成功诊治"之后，会变得抑郁和不适。手术和重病康复后经常会出现这种情况。患者先前接受了众多医生的诊治，此时应当求助哪一位？如果想回去找全科医生，又需要在等待名单上排多久的队？

专科化的医学知识和将身体简化为各部分总和的思路还滋生了其他不良后果，牙科学就是很好的例子。直到20世纪50年代中期，心理医生或精神病学家还常会接收牙医转诊来的患者，而在今天，这却鲜有发生。是什么改变了这一医学惯例？在很久以前就有证据表明，心理因素能影响唾液和牙龈，从而促进细菌活动。例如，由于唾液成分的改变，医学生在考试周后的牙齿腐蚀和蛀牙率远高于其他相对轻松的时期。还有数以百计的研究证明，磨牙、夜间咬牙等问题与人的心理状态明显相关。"牙齿健康"这个词曾经常与"心理健康"相提而论，但如今，牙齿问题仅仅意味着要去看牙医，只需这一步，诊疗就完成了。

这种诊疗方式会对患者不利吗？举个例子，一位牙医告知患者，她可能有夜间持续性下颌紧缩的问题，并建议做牙科手术。但由于他只是牙医而非心理医生，所以没有再问患者任何问题，因此，他不会知道这件事：患者创作了很久、投入许多感情的一幅画要被卖掉了，她的症状恰是在得知此事之后开始的。连患者本人也是在相当长的一段时间后才意识到这一点。而在她终于意识到自己对作品的不舍和下颌紧缩之间的联系之后，夜间的症状就消失了。

牙齿和牙龈健康很大程度上受个人行为影响。刷牙和剔牙确实重要，但有趣的是，在早期抚养婴儿的活动中，吃、喝、看等可能都是快乐的源泉，而牙齿护理却似乎不是。很少有人喜欢刷牙，这大概与刷牙是在何时、以怎样的方式被强加给我们的有关。因此，我们对刷牙这项健康相关行为的态度，以及我们的"依从"或"不依从"，都与我们和养育者的互动历史有关。虽然看起来是细枝末节的事，但牙齿和牙龈确实很重要。当老年人被问及一生中最后悔没做的事情时，最常见的答案不是未曾恣意享乐、享受更多性生活、蹦极，或游览一些异国胜地，而是没有更好地爱护牙齿！

眼科学也是个独立的医学分支。类似地，从前，精神分析师和精神科医生也曾接待过许多眼科医生转诊的患者，但在今天，这同样会被视为怪事。尽管有数百篇论文和详细病例报告可以证明这种诊疗的合理性与有效性，但它们的作用还是被遗忘了。据估计，在 1960 年，有 40% 以上被记录的眼疾与心理因素有关。

例如，眼压与情绪激动和焦虑之间有明确的关系，它们可能会导致青光眼等情况。这一理念从未被否定，但医疗技术的进步已经把人们的注意力引向了别处。过去，谈话疗法与药物治疗相结合曾成功地降低眼压；而如今，药物治疗却几乎成了无须思索的选择。曾经风靡一时的教科书——施莱格尔和霍伊特[1]的《心身眼科学》（*Psychosomatic Ophthalmology*）已成为历史奇珍。当下关于眼睛及其结构的惊人又详尽的知识一定比讨论眼疾背后隐藏的无意识因素的心理学理论有吸引力多了。眼科医生不关心心理学，我们又有什么理由责怪他们呢？

然而，患者的利益又一次被损害了。角膜溃疡、麦粒肿、青光眼、视神经炎等许多疾病都与我们的无意识心理状态有关。有这样一个例子，某男子因右眼虹膜炎去眼科医生处就诊，医生仔细检查了他的虹膜，发现了既往曾发作的痕迹。患者说确实如此，12 年前的耶稣受难日，他曾在夜间因眼睛剧痛而惊醒。当时曾考虑病痛发作是梅毒所致，但这一可能性很快被排除了。不过，患者心中却埋下了怀疑的种子。后来发现，患者第二次和第三次发作也是在耶稣受难日——在这一天，基督徒须记住他们的罪。不管患者首次发作的原因是什么，后来的发作都在同一个重要日期，仿佛是他想象中的性之罪的症状和惩罚降临到他身上，这绝

1　施莱格尔（Theodore F. Schlaegel, 1916—2008），医学博士，眼科学家，印第安纳大学荣誉医学教授，在葡萄膜炎方面有很高的学术成就。霍伊特（Millard L. Hoyt, 1918—2004），医学博士，神经精神病学家，印第安纳大学成人精神病学门诊主任，印第安纳大学医学院、美国西北大学范伯格医学院精神病学教授，致力于精神病学和心理治疗。

非巧合。治好虹膜的炎症，问题就解决了吗？在这里，炎症似乎更多是一种表达痛苦的方式，而不是导致痛苦的原因。

在整个医疗行业中，还存在很多其他的忽视整体的现象。如同今天的许多学科一样，任何人都不可能再跟得上自己专业以外学科的发展。单是医学期刊的数量就已多得令人难以置信，全世界有 3000 多种期刊出版，网络文章和新研究也在迅速出现。就算是在自己的研究领域，能跟上新进展也实属不易。以免疫学为例，平均每 20 分钟就有一篇新论文发表。在撰写本书的过程中，我们惊讶地发现，一些顾问医生对当代医学的部分领域一无所知。他们并不是不读文献，而是他们根本不知道那些领域的存在。再考虑到如今大多数医务工作者巨大的工作量，他们哪有时间去读文献、做研究呢？

即使在心身医学领域，许多成果不仅被忽视，甚至无从获取。巴黎拥有世界上唯一的心身医学医院，整个机构的运行依赖于认真对待心理因素的医学专家之间的精诚合作。那里定期出版详细的病例研究和理论著作，但我们无法在任何一个英国医学图书馆中找到这些出版物。大约 30 年前，美国医生理查德·拉厄（Richard Rahe）就曾抱怨美国研究人员"厌恶"阅读欧洲期刊；如今看来，这种情况几乎没有好转。很遗憾，这些著作不会出现在大多数英文文本的参考文献中，也无法围绕共同的临床问题，参与英语医学界的共同对话。

我们发现，英美和欧洲其他国家出版物的风格大不相同。在 阅读英美期刊时，我们费力地翻阅完一页又一页用于统计计算的数学方程式，却没有看到一篇患者报告；而当我们拿起一本瑞士的会议论文集，又发现其中没有出现一个图表、表格或数字，只有详细的病例报告。这实在是让人震惊。考虑到学术风格上如此大的差异，几乎可以肯定，英美读者即使读完了瑞士的研究也不会认真对待。最近有一项研究，统计了心身医学领域的顶级英文刊物《心身医学》（*Psychosomatic Medicine*）上有多少文献是关于"疼痛"这一热门主题的。结果发现，20 世纪 40 年代刊登了许多病例研究，50 年代和 60 年代初只有少数病例研究，而在那之后，就再也没有了。

在英美学术圈，统计数据比患者本身和倾听过程更重要。比如，在最近的一项心脏病学研究报告中，我们可以读到"一名患者（0.7%）出现了心脏移植的禁忌证"，但除了知晓他是那 0.7% 之外，我们对此人一无所知。我们不知道患者是什么人，不知道患者说过什么，也不知道具体的禁忌证是什么。这让我们想起 20 世纪 50 年代中期一位医生的讽刺评论："患者康复、存活，成功地变成了报告中的一个统计数字。"哲学家亨利·柏格森（Henri Bergson）曾说过，对成千上万桶海水做分析，依然不可能增进对潮汐的了解。

一个人能获悉什么取决于一开始想知道什么，而这在很大程度上取决于医学中哪些东西是可测量的。各种形式的可测量单位为大多数医学研究项目提供了框架。例如，关于心脏病的研究可以测量锻炼、血压和饮食的相关数据。一个大项目可能会研究这些变量，但不询问婚姻状况；下一项研究将点出这一缺失，然后纳入新的变量，把整个过程再搞一遍。但关键是，研究中的一切都得是可测量的，无论科研人员研究什么，都要建立在这个"可测量性"上。

43

如果那些无法测量的因素在疾病发展中起着重要作用呢？最典型的例子可能就是言语本身。如果对患者进行问卷调查，通常会有这样的问题："你会将你的童年评价为：（a）不快乐，（b）一般，（c）快乐？"或"你能在闲暇时间放松吗？"除了强加给患者一个词语框架，让他们无法使用自己的词汇外，我们还能指望从这些问题的答案里得出什么呢？为什么要先假设人们知道自己在说什么？铀块发出的粒子可以用盖革计数器测量，但人类语言却截然不同，它可以包含真相、谎言，最重要的是，还有自我欺骗。所有这些调查问卷能显示的只是一种特定风格的回答，它们无法测量人类如何压抑、否认和改写自己生活的各个方面。

举例来说，如果某项研究发现54%的城市居民愿意捐肾给陌生人，这一数据会是同意捐献的客观真实数据吗？还是说，这只是人们希望在采访者面前展现出的样子？在访谈中，人们往往希望展示自己善良又友好的一面，但没人会真的相信，超过一半的城市居民会为了一个素不相识的人挨手术刀。文化背景也很重要。调查结果可能会告诉我们，美国人比英国人更享受生活，但它其实只展示了：在美国文化中，人们更想要呈现生活中光鲜亮丽的一面，尤其是在陌生人面前。无论如何，就算我们相信美国人确实更享受生活，又凭什么认为美国人享受生活的一些表现代表了"更好地享受生活"，而英国人享受生活的表现则是"不够享受生活"呢？

我们固然可以研究回应问卷和结构化访谈的一系列过程，但无法像量化铀辐射一样量化它。如今，很多测量方法往往不适用于研究者想研究的问题。但是，又有多少资助机构会看得上一项没有常见量化实验和测量的研究计划呢？这让我想到了切斯特

44

顿 [1] 讲的一则故事：一个醉汉在路灯下认真找东西，有人问他在做什么，他回答说在找一枚丢失的硬币。围观者问他到底在哪里丢了硬币，他回答说，是在邻街丢的，但由于那里没路灯，他决定来这条街找。

研究往往只会纳入那些已被选出的可测量因素，而心理状态，仅凭它看起来无法量化，就足以成为被嫌弃的对象了。如今，许多人相信情绪是可测量的，而且有一系列的测试可用于实验。但是，外部评价到底有多可靠呢？自我评价的问题已经够多了，而许多研究证明，外部评价也好不到哪里去。如果给被试者看一个婴儿哭泣的视频片段，在被告知那是个男孩时，被试者就会认为这个婴儿的情绪是"愤怒"，而如果被告知那是个女孩，婴儿的情绪就成了"悲伤"。即使是同样的图像，也会因为性别偏见而出现完全不同的解读。个人和文化的偏见在最基本的层面上影响着我们对周围世界的理解和对别人的感受。

本书从各项研究中引用了大量统计数据，但在我们看来，几乎所有的研究都有不足之处（尤其是最近的一些研究）。我们选择了那些看起来有趣的或发人深省的、支持或反对某些特定假设的研究。但是，无论它们是严格意义上的生物医学研究还是偏心理学的研究，它们都存在着统计学研究方法中固有的方法论问题。心理因素永远无法准确测量，无论多么好的测试都无法提供一个国际标准，保证所有人都以相同的方式被评估。这里还有一个发人深省的问题：为什么有人想制订这样一个标准？

1　Gilbert Keith Chesterton（1874—1936），英国作家、文学评论家，著名侦探小说《布朗神父探案》的作者，被称为"悖论大师"。

在阅读了上百份研究报告后，发现的结果令我们哭笑不得。无论是样本量上千，还是研究经费达数百万美元，它们总是会漏掉一些关键变量——而有关这一点，要么是研究者在文章中自己承认，要么是在下一篇文章中被人指出。例如，考察了饮食因素的心脏研究遗漏了婚姻状况，之后纳入婚姻状况的研究又未考虑婚姻是否幸福，诸如此类，不可胜数。也许我们永远无法掌握所谓的"心理因素"，于是有无穷无尽的变量被记录、添加或遗忘。这种研究风格与弗洛伊德所说的强迫性思维惊人地相似。具有这种思维的人最广为人知的一个特点是，他们总会不停补充自己之前没考虑到的理由。他们认为自己的症状（比如说失眠）必须建立在 X 因素（比如说喝酒）的基础上，因此，只有在某个不喝酒的夜晚才能安然入睡。但后来他们又觉得，睡得好可能是由于 Y 因素（比如说，那天一反常态吃了巧克力）。再之后，他们又放弃了 X 和 Y，认为可能起作用的是 Z 因素。接着，他们又放弃了 Z，再后来……

这让我们想到塞缪尔·佩皮斯[1]和他的烦恼。他一直无法确定身体疼痛的原因是什么："是因为我的那只野兔脚吗？还是因为我每天早上用一片松节油？或者是因为没有穿长袍？"而一直找不到真正的答案只会增加他的痛苦。这种循环思维可以持续多年，直到人们意识到，原因如此难以捉摸，要么是它已经被考虑

---

[1] Samuel Pepys（1633—1703），17 世纪英国政治家、日记作家。他在 1660 年到 1669 年间写下的生动翔实的日记后来被认为提供了英国复辟时期社会现实和重大历史事件（如伦敦大瘟疫、第二次英荷战争、伦敦大火）的第一手资料和素材。1665 年 1 月的某天，他买了一只野兔，兔脚成了一个类似护身符的物件，之后在日记中提到了自己的身体健康和野兔脚的关联。

过但被忽略了，要么是无法被简单呈现出来。事实上，它可能本身就无法被呈现，就像那枚躺在黑暗邻街的硬币。

　　我们讨论的是两种截然不同的看世界的方式吗？一种偏重于统计学，尽力消除所有无法检验或测量的人类主观性，另一种优先考虑人类生活中不可量化的方面？对身处痛苦之中问病求医的患者来说，这些问题是复杂的。患有心脏病的烟民如何衡量他对香烟的渴望？过度依赖父母的偏头痛患者如何量化她对父母的依恋？这么想想，只测量这些患者饮食中的大豆含量怕是容易得多吧？

第三章 压力是罪魁祸首吗？

1883 年，哈佛大学医学院的一座新楼落成，在剪彩仪式的演讲环节中，奥利弗·温德尔·霍姆斯（Oliver Wendell Holmes）提出了一个有趣的观点。他说："我时常希望，可以有一对夫妻——医生与其机敏的妻子——一起担任专业的疾病阻击者。如果那位妻子能在自杀事件发生的前一天，去看望想要自杀的人，那么许多悲剧就不会上演：她会从来求医的商人的表情中看出他即将破产，而不是像她愚蠢的丈夫那样，只想着给商人开消化不良的药，并大笔一挥在处方上签名；她也会注意到来问诊的少女身上的细枝末节——没有认真绑丝带，微微蹙眉，有些沮丧——这样就会察觉到少女失恋了，而不是像她的丈夫那样，对这些全都视而不见。"

当患者主诉某种症状时，医生的第一个问题往往是"这持续多久了？"，而不是"什么时候开始的？"。这两个问题有很大不同。前者需要患者按照客观的时间顺序作答，他们的回答可能与教科书或网上关于疾病的医学知识相一致，也可能有偏差。后者既涉及客观时间，也涉及霍姆斯寓言中医生妻子所重视的主观时间。"何时开始"之问打开了患者的独特病史视角。患者可能会给出丰富而详细的回答；即使不是这样，他们至少也有机会多提供一些真实信息。例如，"这个症状已经持续三个月了"和"这个症状是从三个月前开始的，恰是妻子离开我的时候"，二者的区别不言而喻。

有时候，显而易见的问题反而容易被忽视。在一份病例报告中，患者是名 36 岁的记者，曾因心悸问题咨询过 15 位不同的医生，每位医生都让他做了心电图，来测量心脏电活动。最后，第 16 位医生以正确的方式问出了正确的问题，这才发现，患者的症状始于父亲因冠状动脉血栓病逝的三天之后。在另一个案例中，一位患者因妇科症状咨询了一连串的专家，但没有人仔细询问病史，故而没有人发现她的症状开始于第一次亲吻一个男孩之后。

医生们遗漏了此类信息，有时也不奇怪。即使被问及这些问题，患者也未必会回答；又或者回答了，却描述得很平淡，或对治疗没有任何作用。我们不应从字面上理解这两种不同的提问方式，而是应将其看作两种对疾病的不同理解：一种是把疾病理解为一个独立存在的实体，主流的医学教科书已客观地描述了它的自然发展过程；另一种是将疾病视为嵌入个人生活的事物。医生在临床培训中固然要学到后者，但前者所代表的那种将疾病视为实体的理念，其影响绝对不容小觑。

两种观念的差异也体现在对"病"的理解上。一种指的是患者所经历、感受的"病痛"（illness）；另一种是作为独立存在之病理过程的"疾病"（disease），患者能否感知到它则无关紧要。

今天，许多医疗问诊的核心正是要将前者转化为后者，或至少是判断前者能否转化为后者。例如，心绞痛曾经是由患者的感觉来定义的，但后来变成了冠心病的一个子类别，有了自身的客观衡量标准。这可以说是一种进步，但它事实上又让患者的疼痛成了一个无解的问题——即使疼痛在许多心绞痛病例中都有显著的诊断价值。在 20 世纪早期，人们觉得自己患有心绞痛，这一定是真的，因为疼痛就是疾病；而在今天，人们认为自己患有心脏病，这却可能是假的，因为疼痛不再等同于疾病。49

那么，"何时开始"之类的问题可能揭示什么？如果能得到回答，医生可能就会得知，许多患有某种病痛（或具有某些症状）的患者在发病前都经历过或许与发病有关的情绪问题。让我们来看看这个案例，一位年轻人连续出现不明原因的抽搐并丧失了意识，因此前去就诊，医生就他发作的具体细节询问了一系列问题，包括：发作前是否有任何预兆？有没有小便失禁或咬伤舌头？但医生忽略了一个非常简单的问题：还有其他人在场吗？如果问了，医生就会知道：每次发作时，患者的弟弟妹妹都在现场——这也许会让他对患者有更全面的了解。

当然，这并不意味着弟弟妹妹的存在一定是发作的原因，但它提醒我们应该牢记这一信息，并在判定最佳治疗方案时将这一点考虑进去。如果在疾病发作时某个重要的人总是在场，仅仅开出消除症状的药物恐怕不能算作全面治疗。医生需要同时使用其他方法，来探索患者的人际关系问题。医生可能会发现，或许疾病发作揭示了患者想要谋杀兄弟姐妹的冲动，但这些愿望太过令人不安，而未浮现于意识层面。或者，患者将这种感受转而指向自己。再或者，许多症状都只有特定之人在场时才会出现，此类症50

状可能是一种特殊形式的语言，一种希望某人注意到自身痛苦的呼喊。

最简单的例子是，许多患者在就诊时，症状就会加重。疼痛或炎症可能会在预约的诊疗时间发作，似乎是在强调该症状需要被认真对待。这意味着，身体症状可能会成为其他不满或不适的发泄渠道。因此，重要的是医生要倾听患者，并察觉到问题的存在。通常，向医生提出的治疗诉求隐藏了这一点：患者希望自己的痛苦被承认。很显然，接下来的问题就是，医生要确定患者正在承受哪一种痛苦。

身体症状通常是在传达某种信息，而皮肤和胃肠道疾病或许最为显眼。身体表面的变化和病变通常都能引起注意和反馈，同理，干呕、呕吐和腹泻等肠道症状往往也容易被察觉。大多数情况下，当婴儿出现这种症状时，照顾者都会给予某种治疗。有人在观察、照看他们，这个事实对婴儿来说，实现了一种沟通的功能，对于婴儿和他们以后的人生都意义重大。这种沟通也是在告诉婴儿，有人在守护着他们，无论他们的症状在传达什么，都有人在关注。

在前述那位年轻人的案例中，在药物治疗之外，还可以开展心理治疗，探索患者与发作时在场的弟弟妹妹之间的关系等问题。如果病因中存在对另一个人的诉求，或者是隐藏着给他们的信息，那么，遏制症状发作的药物也会阻断其交流功能，可能带来特定的风险。也就是说，虽然患者不再抽搐，但其希望表达的愿望或忧虑就需要找另一个宣泄出口，这意味着可能会出现别的身体症状或危险行为，或导致对药物治疗的不依从。

美国医生詹姆斯·戈登（James Gordon）通过简单的观察，

指出了医疗系统对患者痛苦的漠不关心：医疗表格的"职业"一栏只留了一个词的空间。这是多么荒谬。工作可能占据着患者睡眠以外的大部分时间，与工作相关的各种经历要写在哪里呢？其中涉及的困难、渴望与挫折又要写在哪里呢？表格上就这么一个单词，除了能作为医生进一步询问的线索，或是作为统计数据，还能提供点什么呢？要是非得如此设计表格，为什么不增加一个方框，询问患者对自己的职业是否满意？比起患者的工作是什么，患者是否喜欢自己的工作能够给医生更多的信息。

假设患者时不时地提到一个引发情感波动的事件——离婚、失业或丧亲等，该事件又与疾病症状首次出现的时间有某种关联，那就应当予以注意。举两个医学文献中比较极端的例子：一名女子在准备给母亲打电话责备她时，食指突然出现雷诺氏病的症状[1]；一名男子在准备踢开女友公寓的门时，突然出现了关节炎的症状。遇到这样的情况，医生该怎么做？一般的全科医生不是心理治疗师，所以可能会告诉患者：你当时一定是有很大压力。医生甚至可以试探性地指出这些症状可能与压力有关，或许患者也会表示赞同。这当然是一种进步，不是吗？

但事情总是没这么简单。"压力"是个可以信手拈来的普通概念，但它到底意味着什么？将疾病诊断为压力所致，最终可能回避了对患者经历的详细分析。这依然是在逃避倾听，只不过是用了现代版本的托辞。例如，患者说："症状大约是在妻子离开

52

---

1 雷诺氏病是一种末梢血管痉挛性疾病，典型临床表现是，在寒冷刺激或精神紧张时，手指或皮肤出现发凉、苍白、紫绀等症状。

我时开始的。"结果，医生将其阐释为"那时你一定压力很大"，便无后续了。医生的同情和关心或许对患者是有好处的，但患者妻子的离开对他具体意味着什么在诊疗中被忽视了。这个事件的意义，以及它所唤起的生命早期关于分离的联想和记忆，都至关重要。我们还应该认识到，妻子的离开对一名男士来说可能是可怕的打击，但对另一名男士来说，又可能是值得庆祝的解脱。在每个人独特的生活经历中，同一事件会被赋予不同的意义，没有绝对重要的事件，只有绝对重要的意义。

还有这样一个病例：一名女士患有系统性红斑狼疮（一种自身免疫性疾病），而在工作的压力下，她的症状明显加重。医生建议她参加压力管理课程。在工作岗位上，一位新的经理到任，对她的要求越来越高；在同一时期，她还搬进了新家。总而言之，她似乎有太多的事情要应对，加上由此产生的精力消耗，导致了症状加重。

压力管理课程对她很有帮助，她很高兴有机会思考自己利用时间的方式，也很开心能认识其他处于压力之下的"病友"。她停止工作之后，症状变得不那么严重了；然而好景不长，很快状况又恢复如前。一年后，她开始接受心理治疗，终于找到了"压力"背后的原因。她30岁出头的时候，第一次被诊断为系统性红斑狼疮，当时她刚刚经历了一连串事件。她11岁时父母就分开了，她由母亲抚养长大。在学校，她曾与一个男生建立了长期的柏拉图式友谊，最终结为夫妻。她搬出了母亲的家，与丈夫住在一个小公寓里。这时，她的父亲突然表示打算来访。而在此之前，父亲对她毫不关心，只是偶尔从他迁居的城市寄来一两张生日贺卡。

说起后来的遭遇，这名女士简直难以启齿。她安排父亲在晚餐时间来访，这样他们就可以和她的丈夫共进晚餐，然而父亲提前到了。与父亲在公寓里独处令她感到尴尬和浑身僵硬，她不知该说些什么，也不知要如何表现。正是从这一刻开始，她的身体产生了奇怪的感觉——后来经免疫学检查被诊断为红斑狼疮。当她谈起身体症状时，或者描述和父亲在一起的场景时，往往会使用相同的词语。仿佛当她与父亲在公寓里独处，并明显意识到他接近自己的人生时，她的身体遭受了重击。

同样，这种接近感也是她的新工作环境的特点。新经理重组 54
了办公室架构，坚持要她在正常办公时间结束之后留下来协助自己。再一次，她有了一个明显的“压力”源：被迫延长工作时间。但这种“加班”还有个特殊之处，就是那种无法忍受的接近感。与经理在办公室里独处，唤起了这位女士与父亲独处时那种神秘的、无法解释的威胁感。由于无法理解这一点，也无法在这种难以应付的接近中找到合适的个人位置，她的身体出现了反应，症状加重了。导致她病情恶化的总是类似的情况，尤其是她被迫留在办公室时。

正是对这些线索的深究，而非简单接受“压力”这种模糊的概念，帮助我们真正理解了患者的病痛。事实上，将病因诊断为压力，就是“不深入了解患者”的现代版本。这种做法用一个笼统的概念取代了个人的丰富经历，因为压力几乎可以用来解释任何事情：从愤怒，到悲伤，到沮丧，再到抑郁，等等。这对那些希望自我保护的患者来说可能算是好事——比起接受心理治疗或精神分析疗法，他们觉得接受“压力管理”更不伤自尊，毕竟前者有时会被污名化。这类似于用“战斗疲劳”取代“战争神经症”的术语变化：前者听起来没有那么浓重的病理学意味，并将重点从心理冲突转移开，替换成了更日常的、因劳累造成的疲惫。

"压力"的概念是由哈佛大学生理学家沃尔特·坎农（Walter Cannon）在 20 世纪 20 年代提出的。坎农对生命体在应激情况下的身体反应感兴趣，他发现，当动物处于高压状态时，心跳和呼吸频率增加，肌肉紧张，身体出汗，肠道活动减少。他研究了自主神经系统——负责调节平滑肌、心肌以及腺体的那部分神经系统，它不受意识的控制——如何调节躯体反应。

自主神经系统包括交感神经和副交感神经，管控着与呼吸、心跳相关的肌肉收缩。交感神经系统由下丘脑调节——下丘脑是大脑中非常重要的通信中心，负责协调身体其他部位的变化。交感神经活动会导致肾上腺和神经末梢释放肾上腺素和去甲肾上腺素，这两种激素与神经信号一起，影响着心跳、呼吸频率，以及身体的其他方面。与之相对，副交感神经系统则会对抗交感神经系统，起到放松身体、降低心率和血压、促进消化功能等作用。坎农还认为，肾上腺素是种应急激素，而去甲肾上腺素则是日常激素，但这种简单化的区分后来被推翻了。

20 世纪 20 年代，当时还是青年的汉斯·谢耶（Hans Selye）也发表了他的开创性研究，即后来所称的"一般适应综合征"（General Adaptation Syndrome，简称 GAS）。谢耶发现，医院中许多不同疾病的患者都有相同的沮丧情绪，他对此感到奇怪，试图找出他们是否存在某种共同的生理变化。谢耶进行了动物实验，给予动物各种不愉快的刺激，例如高温、毒素和电击。他在动物的反应中发现了一种共同的生理反应模式：肾上腺皮质（肾上腺的外层）增大，胸腺、脾脏和淋巴结（身体免疫系统的核心器官）缩小，并出现出血性溃疡。在谢耶看来，这种反应与具体的刺激类型无关，因此，他使用了"一般适应综合征"这个术语。他认为，这一过程首先是身体对刺激的警戒反应，但如果压力刺激（他后来称之为"压力源"）持续时间过长，那么经过一段时间的抵抗后，身体就会疲惫；如果压力继续存在，这种原本是保障生存的机制就会导致身体衰弱，甚至可能引起死亡。

谢耶发现的应激反应系统被称为"下丘脑-垂体-肾上腺系统"，简称"HPA轴"。当身体处于应激状态时，位于脑干中的下丘脑会释放激素，刺激垂体（位于下丘脑下方的豌豆大小的器官），垂体将分泌包括促肾上腺皮质激素在内的大量激素。在垂体激素的作用下，位于肾脏上方的肾上腺会释放另一组激素，作用于身体的各个系统，其中包括被称作"糖皮质激素"的一类激素——它们在压力实验中被广泛研究。皮质醇是被研究最多的糖皮质激素之一，它能够将能量转化为可被肌肉迅速利用的形式。在应激反应期间，交感神经系统会立即发挥作用，而HPA轴在几分钟后才会产生影响，这些影响在应激事件发生几天乃至几周后仍然可感受到。一般来说，是否能检测到这些激素，成了压力状态的诊断标准。

对谢耶来说，这是一个非常基本的模型，解释了一个人面对世界的体验是如何催生病痛的。一个人感觉到威胁或压力，会影响其HPA轴，这种情况持续的时间越长，分泌的激素就越多，从而产生那些谢耶所观察到的症状。谢耶记录到的生理变化是非常有意义的，但他一开始建立的模型则相当简单化。人体被看作一个封闭的单元，其内部在努力维持着一个低压力状态（称为"内稳态"），而压力源则来自外部环境。谢耶也许并未意识到，他所建立的模型受到了战争的影响。外部压力源被设想为离散的、定义明确的事件，恰似炸弹、枪炮和其他战场上的事物。如果我们记得谢耶这项工作是在两次世界大战之间进行的，那么他会有这样的思路就不足为奇了。

许多压力研究的动物实验都延续了这一模型，实验所引入的压力源与人们（尤其是生活在当今社会的人）日常生活中遭遇的事件大有不同。例如，突然面对一条大蟒蛇，或遭受随机发生的电击，人类经验中也许存在类似事件，但总体来说仍很少见。想想当下的人们所面对的真实困境：不得不与计算机病毒较量，不确定对亲近之人的感情，或是为了获得他人的认可而在最终时限逼迫下苦苦赶工……这些与动物实验中设定的压力事件有任何联系吗？实际上，动物实验模型更适合交战中的军队人员，因为大部分此类研究最初都由军队资助。这并非偶然，在坎农 1919 年出版的经典著作《疼痛、饥饿、恐惧和愤怒中的身体变化》（*Bodily Changes in Pain，Hunger，Fear and Rage*）中，我们也能看出这种简单化的外部压力源模型的影子。美国医生詹姆斯·林奇（James Lynch）注意到，这本书书名上的四种情绪出自达尔文所列出的著名的情绪清单，但坎农悄悄地删掉了清单上的第五项：爱。[1]

58　　　在后来的研究中，科学家们区分了突发的急性压力与累积性的压力。例如，所爱之人突然去世，这可能是一个急性压力源；而童年时不断受到父母批评，或长大后经常遭受老板或配偶的负

---

[1]　作者转引了詹姆斯·林奇的《破碎的心：孤独引发的医学后果》（*The Broken Heart: The Medical Consequences of Loneliness*）。林奇指出，达尔文在《人类与动物的情感表达》（*The Expression of the Emotions in Man and Animals*）中强调了"爱"的重要性，还将疼痛、饥饿、恐惧、愤怒和爱并列为五大主要情绪。不过，这更多是林奇对达尔文情绪清单的总结，达尔文本人列出的情绪远不止这五项。

面评价，就属于累积性的压力源。当然，认识到这些因素可能对理解某个特定的案例非常重要，但这种概念上的区分真的有意义吗？所有对"压力源"分类的复杂尝试都源自最初的偏见，即把它们看作急性的、局部的、离散的、外部的事件。压力的形式可能多种多样，但似乎总是自外而来。

说到底，有什么不算是压力源呢？当然，我们可以把生活中的许多缺失都算作压力的原因。除了压力研究中列出的具体事件外，坎农描述的"空虚感"所导致的身体反应也是一种明显的人类特征，这在焦虑和抑郁症病例中很常见。如此类推，难道现实本身不也是一种压力源？如果心脏病可能是由日常的、多年累积的压力所致，那么关于定期锻炼的医嘱不也是一种压力吗？两者都涉及对身体的多重"压力"，但一个被视为积极的，另一个则是消极的。还有，比如说不爱运动的学童不得不做体操，而某经理不得不备战与商业对手的网球"友谊"赛，两者都是在某种额外压力下进行的锻炼活动，它们一样吗？也许，我们需要考虑的不仅仅是活动本身，还有参与者对它的态度，以及活动对参与者的意义。因此，压力源总是要涉及主观因素。

从表面上看，去健身房可能是种压力；慢跑、游泳，或参加一场激烈的科学辩论同样如此。然而，这些活动被认为是健康的，有助于延年益寿。今天，人们普遍认为，健康与否的关键在于活动是否在掌控范围之内，以及是否能够预测。那么，压力就是指我们无法应对的事：太多的要求加之于身，而我们对事态发展几乎无法控制。在第二次世界大战期间，伦敦郊区人群溃疡发病率更高，这是因为，发生在郊区的零星轰炸比伦敦市中心的定期轰炸更难预计。越南战争期间的军队研究也发现，同等战斗条件下，

59

听命令行动的人的压力症状少于那些必须发号施令的人。

确定变量的过程极其复杂。例如，如何量化士兵对指挥官能力的信任程度？如何测量其对不知何时来袭的炸弹的恐惧？这两者又如何比较？将人际关系与枪炮炸弹之类的东西相提并论，有合理性吗？类似地，在一项实验中，每次对猴子进行电击之前会响铃预警，当猴子对即将到来的电击有所准备时，它分泌的应激激素少于无预警的电击。那么，对于那些知道每一天有多可怕的上班族来说，这一结论是否适用呢？上班的压力可以预测，但这并不能改善生活质量。无压力的生命状态终究是不可能的。谢耶最终得出结论，无压力状态只能在死后出现，但要死后多久才会出现呢？他没有明说，我们也不得而知了。

早期压力研究存在的主要问题之一在于没有考虑某个特定事件对特定的人来说分别意味着什么。回到我们的例子，做体操对一个孩子来说可能是可怕的折磨，但对另一个孩子来说却是乐意的放松。事件不是在真空中发生的，而是嵌入了每个人独特的生活背景。20 世纪四五十年代的研究人员开始致力于列出压力源清单，他们想要找到这样一些事件：具有诱发压力的潜力，并且可对其潜力进行分级。他们编制了一长串压力事件列表，根据可能诱发事件的严重程度赋予了具体数值。

在一个量表中，配偶死亡排名第一，结婚排名第七，改变饮食习惯排名第四十。致力于制订这种生活变化量表（life-change scales）的两个核心人物是托马斯·霍姆斯（Thomas Holmes）和理查德·拉厄，他们就职于美国海军神经精神医学研究部门（US Navy Medical Neuropsychiatric Research Unit）。两人认为，可以就什么是"生活压力"找到一个公认的标准。据称，他们通过研究发现，在重大生活变故发生后的两年内，该变故和疾病的发生有 80% 的相关性。他们还发现，生活变故的数量和疾病严重程度也存在相关性，而且，在一定时间内，变故发生得越密集，就越可能导致身体不适。

据称，他们的生活事件量表（life-event scales）在瑞典、美国和日本等明显不同的社会文化中取得了非常一致的结果。一些研究支持他们的论点，即健康状况的变化与生活的改变相伴而生。发生在你身上的变故越多，你就越有可能生病。生活变化显著的人同样会出现更多的疾病迹象，这些迹象会导致各种疾病，如心肌梗死、银屑病、肺结核、胃癌，或者糖尿病，以及十二指肠溃疡手术的术后症状恶化等，这样的例子不胜枚举。

但当我们面对个案之时，这些结论有多少指导意义呢？失去工作对一个人来说可能是场灾难，但对另一个人来说则是得偿所愿，就像婚姻对一个人来说可能是幸福，但对另一个人来说则是悲剧（例如违背本人意愿的婚姻）。饮食习惯的改变可能影响很小，但对于有宗教信仰的人来说，被迫吃一些教义禁止的东西，或者试图遵循另一种特定的饮食习惯，就会影响甚剧。究竟何为重要事项，显然取决于个人和其独特的生活经历。加拿大精神分析学家格雷姆·泰勒（Graeme Taylor）报告了一个异装癖者的病例，这名男士决定"改正"自己的异装癖，然而每当他如此做，就会导致心脏病发作。因此，有理由认为，对于他来说，改变着装习惯肯定是一项重要的生活事件。

生活事件对每个人都有不同的独特意义，这毋庸置疑；不过，霍姆斯和拉厄仍在此基础上提出了一个相当令人惊讶的论断。他们认为，就算同一事件对一个人来说是场悲剧，对另一个人来说

61

只是段小插曲，仍然不影响这个量表的有效性。因为最重要的影响因素是：在个人生活的一到两年时间里，现有稳定状态有多大程度的改变。他们声称，这比心理意义或情绪具有更确切的疾病预测能力。正是生活中的重大变故预示着疾病的出现。这个结论暗示了，生病其实是任何人都无法控制的：即使某人经历的所有变故在社会和个人看来都是积极的，此人仍会病倒。

这似乎证实了希波克拉底的一句老话："疾病主要是由变化引起的。"我们应该如何看待这句惊人之语呢？在某个层面上，它表明我们没有意识到某些生活上的变化会引发问题。即便我们在意识层面认为一切顺利，但变化仍可能为生活带来困难。在生活的其他方面也有类似体现，例如，某人开始暴饮暴食或酗酒，可能是心理上受到威胁的表现，但他未必会明确意识到这种威胁。又比如，一名男子在母亲去世后并未感到悲伤，但他从此开始大量饮酒，而且他认为这两件事没有关联。在另一个病例中，一个十几岁的女孩开始暴饮暴食，时间恰逢她姐姐第一次交男朋友，女孩认为这仅仅是个巧合，并表示她才不关心姐姐在做什么。但详细的病情探究表明，姐姐一直是她的理想对象，而姐姐的男友不仅成为她们之间的障碍，还引发了性取向方面的困惑。由于无法表达这一点，妹妹退回到一种自体性欲式的享乐方式——暴饮暴食——以此逃避她与异性的关系问题。

在上述两个例子中，患者并没有彻底想通威胁或损失是怎么一回事，酗酒、暴饮暴食之类的新行为只是下意识的反应。患者唯一能意识到的便是对酒精或食物的强烈需求。生活事件量表向我们展示了，一些埋藏在潜意识中的想法和感觉仍会对身体产生显著影响。

这种量表的可靠性如何？统计人员要从不同的结果中取平均值并汇总数据，因此必然会忽略每个人的特殊性。此外，生活事件量表还掩盖了另外一个因素，并引发了一个关键问题：某个事件凭什么能算作"生活"事件？它可能会出现在"重要"事件的名单上，而且可能在主观上对当事人很重要，但显然，必须是出现了某个契机，才将一段经历转化为一个生活事件。如果所爱之人死亡或离开，而周遭没有其他人记录或承认这件事的重要性，会怎么样呢？

让我们来看这样一个例子。一对年轻人相爱并订婚，男士去⁶³告知亲友们订婚的喜事。但他回来后，却得知未婚妻因为一场悲惨的事故丧生了。他期望能与亲友分享悲痛，但意识到他们没人真正见过他的未婚妻，他订婚后才向亲友们提到她，因此，他哀悼的人对周围亲友来说并不存在，没有人认识她。这是个十分特殊的情况，悲剧发生了，男子却很难宣泄。他后来去见未婚妻的父母，又遭遇了奇怪的境况：他是女孩的未婚夫，但女孩的父母在此之前从未见过他，也没听说过他。毫无疑问，这又导致了他们难以分享彼此的哀悼之情。在这种状况下，男子随后出现了一连串健康问题，很难说这是单纯的巧合。

这可能是个极端的例子，但在实际生活中，确实存在许多这样的例子：当事人或他们身边的人对一些重大事件视若无睹，就像什么都没发生过一样。生活总是要继续。有时，离婚、死亡、分离被视为虽然不幸但不可避免之事，人们对此保持沉默，并且缺少适当的纪念、哀悼或缅怀。没有社会的认可，"事件"就无法被称为"生活事件"。也就是说，生活事件必须通过社会过程来体现其存在，无论是某种仪式，还是简单地分享思想和记忆。

如果没有这些程序，我们要如何给生活赋予意义呢？因此，"事件"和"生活事件"之间存在着重要的区别。也许，正是无法将"事件"转化为"生活事件"，才影响了人体健康。

一个有趣的问题是，为什么有人想要去除生活事件的主观维度，而得到一套数字比率呢？多年后，当拉厄回顾生活变化量表的制订过程时，曾感叹他所选择的量表事件会被受试者对事件的反应"污染"。但为什么要说是"污染"呢？为什么要抹去个人的主观因素，难道只是为了使研究看起来很"科学"？我们得到的这张生活变化量表回避了个案中的真实，否定了人与人之间的差异。

而这也许正是"压力"——这一科学家们致力于塑造的概念——所要营造的。如哲学家阿拉斯代尔·麦金太尔（Alasdair MacIntyre）所说，在现代社会的官僚系统中，关于人类生活的个人叙述是缺位的，而压力的概念正有助于摆脱个人叙事。然而，相比于压力或"客观的"生活变化量表，更值得探究的是个人生病前与其相关的独特因素。如果在生活事件量表中，配偶的死亡得分最高，那么"放弃异装"要算多少分呢？知晓压力不能概括一切，了解患者生病前的生活细节，才能揭示出这个特殊案例的关键，并得知为何停止异装会导致心脏病发作。说到底，了解患者的个人特殊生活经历才是最重要的。

关于此类量表的另一个问题是，人们会很快遗忘这些生活事件。儿科学研究表明，父母总是错误地解读孩子的健康和行为变化。母亲往往能准确记得孩子是母乳喂养还是使用奶瓶喂养的，但除此之外，记忆偏差多得惊人。斯波克博士（Dr. Spock）在他那本畅销的育儿手册中建议不要让孩子吸吮拇指，并鼓励用橡皮奶嘴替代。在那之后，父母对孩子吸吮拇指的记忆突然变得越来越少，而对吸吮橡皮奶嘴的记忆越来越多。关于断奶或便盆训练的日期也存在显著的记忆错误，甚至会与正确日期相差一年。同样，我们也会记错自己生活经历的时间顺序。我们以惊人的速度遗忘生活的变化，遗忘的速度随时间递增。此外，我们还会不断改写过去经历的记忆。

同样，人们谈论生活细节的方式也非常不同。一项针对 463名胃肠道疾病患者的研究发现，肠易激综合征的患者更容易回忆起症状出现之前发生了什么特定事件，以及事件对他们的影响；而炎症性肠病的患者则倾向于否认这些。不过，这很可能取决于向患者提问时的氛围，以及特定疾病在文化中的象征意义。就像是若一个人认为自己有"创伤性神经症"，他／她就会去寻找那个创伤。但无论诊断如何，对于可能是催生其病症的生活事件，患者往往没什么契机去回想它、提起它、思索它的意义。这可能是由于从根本上讲，患者无法理解自己所经历事件产生的影响，也无法将其与健康问题或其他更明显的问题相联系。正如下面的病例所示。

《新英格兰医学杂志》(*New England Journal of Medicine*)曾报道了一个 22 岁男子的病例。该患者因咳出鲜血而接受检查。报告指出，"最初的病史和身体检查没有发现问题"，胸部 X 光和血液检查都正常，随后的进一步检查也没有明确的结果，这"促使医生对患者进行了补充询问"，结果发现他在前一天晚上喝了一整瓶茴香甜酒[1]，并开始哽咽和咳嗽，很快就出现了咯血。看上

1　Sambucca，一种意大利的茴芹风味利口酒，酒精含量通常在 38%~42% 之间。

去，要么是医生一开始没有问对问题，要么是这名男子有某种理由不想提起这件不寻常的"生活事件"。

这将我们引向问题的关键。我们批评这些简单化的模型，因为它们建立在现实的虚影上，将一切都简化为刺激和反射。枪炮、电击、蟒蛇，或死亡与离婚之类的生活事件，这些都被解释为"外部"因素，作为外来的危险冲击着我们。但也许，我们的批评才是一切的关键：对许多人来说，正是因为他们只能把世界运行的方式看作与自己不相干的"外部"，才导致了疾病。

我们一次又一次地听到，人们在经历重大的分离和损失前后出现了身体疾病，但他们没有将二者联系起来。也许，这种没有联系便是联系。在一个病例中，一名男子可以很坦率地谈论自己生活中的许多困难，并且似乎很想解决影响婚姻的生活摩擦。他患有类风湿关节炎，经常抱怨这给他带来的痛苦——尽管这不是他来求医的明显原因。关节炎的症状最初是在他 44 岁生日后不久出现的——巧的是，他的父亲也正是在 44 岁时，因一次工作事故丧失了行动能力。在被问及这一奇怪的巧合时，素来健谈的患者却只是表现得此事无关紧要。在心理治疗过程中，医生发现关节炎的发作显然与某些主题相关，但该男子始终不承认疾病与父亲的事故有任何联系。在他的描述中，那起事故的主角就像是某个陌生人物，而非他至亲的家庭成员，他的语气仿佛是在播报世界上某个遥远地区的一些新闻。

在另一个病例中，一名糖尿病患者在与治疗师交谈时，出现了低血糖的情况。低血糖是一种血液中葡萄糖含量不足的危险状况，他在过去常因此陷入糖尿病昏迷。而本次，他正在向治疗师描述儿子第一次领受圣餐。突然，他变得面色苍白，浑身颤抖，神志恍惚。他伸手去拿随身携带的葡萄糖，但无法打开包装，因为他行动笨拙，缺乏协调性。而在后来，医生问起圣餐会的情况时，他却坚称没有任何值得一提之事。随着治疗师细心地追问，结果发现，在那次圣餐会上，患者的父亲没有参加，而是去找了他的新女友。患者压下了悲伤与愤怒，取而代之的是，他的身体症状加重了。

　　患者能将引起如此强烈情感的事件视为与己无关的身外之事，一定是有非常强大的防御机制在发挥作用。在理智上，他无法深思这件事，因此将其"排斥在外"。这就解释了为什么明显积极和消极的生活变化在心理天平上是等价的。如果重要的是变化本身，那么关键问题就在于如何面对这种变化。其中牵涉了心理阐述和赋予象征意义的过程。毕竟，一个事件必须被转化为"生活事件"。它必须被记忆，被加工，被赋予意义。如果没有社会网络来帮助我们应对这个事件，并认可它的象征意义和纪念意义，一切会变得更难以释怀。

　　如果应对过程中断，就更可能导致疾病。因为这一事件无法整合到当事人的心理过程中去，从而显得更像是外部强加的某个东西。当事人会将它描述为自己碰上的某件身外之事，而非亲自参与的事情。这也意味着，我们对压力概念和生活事件量表的批评实际上揭示了一个可能的致病因素：拒绝承认事件的内在影响，并将其排斥在外，这在某些情况下可能就会埋下疾病的隐患。而疾病的细菌模型——外来之物对我们造成威胁——可能歪曲了疾病发生的真实过程。

68

第四章　患病的时机

　　自有医学记录以来，医生们就注意到，病痛往往在重要时刻出现。症状可能在经历了创伤性事件之后出现，甚至连死亡日期和具体时间也像是精心挑选过的。旧时的医生们经常提起"童贞女王"伊丽莎白一世，她在圣母领报节的守夜仪式上去世，与她祖父去世的日期和地点完全一致。再后来，人们发现丘吉尔也是在他父亲的忌日那天去世的，而他父亲又对他影响很大。美国前五任总统中，有三位死在了 7 月 4 日（美国独立日），其中两位亲自签署了《独立宣言》，并在其发表 50 周年时去世。在民间传说中，还有关于美洲印第安人可以选择死亡时间的故事。很多研究发现，人们更有可能在生日或宗教节日等重大事件之后死亡，而不是在那之前。如今，人们最可能死于心脏病的时间是星期一早上 8 点到 9 点之间。

　　医学文献中有许多关于人们在高度情绪化时刻死亡的报告。在一个案例中，一名女士接受医生诊疗时说她想要去死，结果就真的在医生面前倒地而亡。在另一个案例中，医生告知一名男子他的健康状况良好，而就在他欢庆这一结果之时，突然倒地去世了。还有另外一个类似的案例，一名律师的客户被与其关系不佳的丈夫谋杀了，律师去和警方讨论这个案件，却在讨论时突然死亡。除此之外还有许多记录在案的例子，如某人在得到配偶或近亲死亡的消息时溘然长逝，或者是在中了彩票大奖、期待已久的重聚达成或出狱等开心时刻撒手人寰。

如今，有大量的文献论述了这类案例，它们曾有个趣称——"巫毒致死"（voodoo death），而现在，人们给其赋予了更加严肃的名字——"猝死"。沃尔特·坎农在 1942 年研究这种现象时，整理了医生和人类学家记录的一系列死亡案例——那些因巫术、咒语、魔法和骨指术 [1] 而死的人。他不仅强调了个人信仰的作用，还强调了社群理念的影响。社群有时会排斥受害者，就像受害者已经死亡了似的，这些社会因素可能也是造成死亡的原因。

通常来说，从出现不适症状开始，六小时内发生死亡就被定义为"猝死"。虽然上述案例可能看起来古怪离奇，但事实上，猝死是美国最常见的死亡类型，约占所有死亡人数的 25%。对猝死者进行尸检发现，最主要的猝死原因是重度动脉粥样硬化（由于瘢痕和脂肪沉积导致的动脉狭窄和硬化）和其他心脏病变。不过，也有一些病例没有明显的动脉或冠状动脉损伤。据推测，导

---

1 bone pointing，指的是一种澳大利亚原住民使用的古老咒术，用以施咒的骨头（多为动物骨头）通常一端较为尖利，在一些仪式后，用骨头指向想要诅咒的人，据说对方会在之后生病或死去。澳大利亚人类学家赫伯特·巴泽多（Herbert Basedow）的著作《澳大利亚原住民》中曾记载了这一诅咒术。

致猝死的主要原因是心室颤动（一种能导致心脏不规则收缩的异常心跳）。如果在猝死发作前进行及时的心电监测，那么急救人员通常可以发现快速、不规则的心跳，即室性心动过速。不过，还有超过四分之一的病历记录存在相反的表现——心动过缓（即心脏跳动减慢）。

如果在某些患者身上，情绪体验能够影响其死亡或患病的时间，那么这背后一定存在某种机制。一个人当然不可能决定自己的死亡时间，但其中可能有微妙的影响因素在起作用，超出了意识层面的认知和控制。由于心力衰竭多发于睡眠或休息时，一些研究者只关注生理因素，而忽视了心理学视角；但现在，已有大量数据证明了后者的重要性。例如，外科医生都知道，不管患者实际身体状况如何，那些确信自己会在手术过程中死亡的患者往往会真的下不了手术台。有些外科医生非常重视患者的这些想法，甚至会建议他们不要动手术。这类高危患者通常会逃避精神状况检查，因为他们往往非常笃信且顺从自己所认定的"命运"，以至于不会出现一般患者的术前焦虑。事实上，术前焦虑的缺失通常是个消极的信号。毕竟手术关系到术后的健康情况，提前焦虑一下反而是更合理的表现。

海德堡大学心内科最近的一项研究发现，对于等待心脏移植的缺血性和扩张性心肌病（它们会危害心脏供血血管，使之缩窄或扩张）患者，术前抑郁者会比术前焦虑者死亡率更高。还有的研究声称，能够仅凭心理测试预测哪些患者会在开胸手术中死亡，准确率几乎高达90%。据研究者说，术前通过对患者进行一系列相当简单的访谈和测试，就能分辨出谁更有可能在手术中活下来。

消化性溃疡是心身医学早期最热门的研究领域之一，其中，预测性的研究也产出了一些有趣的结果。在最早的系统研究中，赫伯特·韦纳（Herbert Weiner）和同事们对2073名新兵进行了心理测试，以预测他们的胃酸分泌情况，看哪些人分泌旺盛，哪些人分泌较少，之后再测量他们的胃蛋白酶原水平加以确认。有了这些数据，他们就能预测当这些胃酸分泌旺盛的人处于同等军事训练压力下时，哪些人最有可能患上溃疡。该研究的一项结果表明，胃蛋白酶原分泌较多并不足以导致胃溃疡，还需要加上一些心理因素的作用。这些因素包括：不自觉地期待被关照、能饱餐，以及期待与他人有身体上的亲密接触。

20世纪50年代，溃疡的形成是个热门研究课题，不过，人们对溃疡穿孔发生的时机却不太感兴趣。波士顿市立医院曾有一份关于20例溃疡穿孔病例的报告，指出酗酒和饮食等因素固然重要，但溃疡穿孔的确切时间通常是在患者无力应对某些问题之时。下面这位患者的故事足以体现个案研究的重要性。这位患者过着相当放荡不羁的城市生活，酗酒、终日吃油炸食品，却没有任何肠胃问题——除了在他拜访父母的时候。在父母家里，他饮食无忧，看起来也遵循了健康的生活方式，但每次回家都会诱发他的溃疡。很显然，诱因出在他的家庭关系上：他强烈地嫉妒受到偏爱的哥哥，并在近距离接触强势的母亲时深感焦虑。

最近的研究也从一个稍微不同的角度证实了溃疡发作的"时机"具有重要意义。如果生活节奏过快，胃酸分泌就会减少。在几周内，随着刺激胃壁的酸越来越少，胃就会减少分泌用来保护自己的黏液，同时也减少了用于中和酸的碱性碳酸氢盐。当人们终于可以休息一下，真正放松的时候，胃酸分泌又会增加，冲击当下防御能力不强的胃壁。如果这个过程重复几次，可能就会出现溃疡。这一机制表明，紧张忙碌之后越是放松，就越危险。

有研究发现，心理上受困扰的状态是影响胃穿孔时机的主要因素，但精神病学家彼得罗·卡斯泰尔诺沃–泰代斯科（Pietro Castelnuovo-Tedesco）指出，在他接触的病例中，患者并不会自动将发病的情境与胃穿孔发作联系起来。大约有一半的患者不会意识到发病前有什么事情在困扰他们；另一半意识到了，却把它当作巧合。还记得我们在上一章末尾提出的观点吗？拒绝承认事件的内在影响，就可能埋下疾病的隐患。也许心理诱因与疾病之间缺乏关联本身就是一种联系。拒绝承认情绪因素在生活中的作用，是否也会导致身体反应呢？

究竟哪些因素决定了患病、康复的时机？这是心身研究领域长期关注的问题。20 世纪 50 年代，脊髓灰质炎患儿们需要依靠铁肺[1]生存，当他们的父母打电话或来看望后，他们的呼吸能力会有所增强。事实上，家长们都很熟悉这样一种情况：孩子们的情绪变化往往出现在疾病之前而非之后，即便是普通感冒这样轻微的疾病，亦是如此。美国陆军在 1963~1966 年开展的研究表明，感染前的心理状态能够影响之后疾病的严重程度。例如，抑郁和闷闷不乐会导致人容易感染链球菌，或产生一系列呼吸系统问题

1　iron lung，一种呼吸辅助机器，曾被用于治疗脊髓灰质炎（小儿麻痹症）引起的呼吸肌麻痹，于 20 世纪 20 年代由美国哈佛大学公共卫生学院的菲利普·德林克教授发明。铁肺从外部看形如大铁桶，患者颈部以下的身体被密封在其内，外部连接的电动气泵控制着铁肺内的气压，通过气压变化来使患者肺部扩张、压缩，以促进呼吸。20 世纪上半叶，在脊髓灰质炎疫苗尚未广泛接种、更先进的呼吸机尚未诞生之前，铁肺曾被广泛应用。

和其他疾病。数百个动物实验证明，在感染细菌或病毒后，紧张、不愉快的情绪会加速躯体症状的发展，并且加重症状——在这一点上，很多家长不需要依靠政府资助的研究，就能从孩子身上观察到。

同样，无数研究证明了，自身免疫性疾病中著名的"加重-缓解"的神秘周期与心理因素有关。这些疾病包括类风湿关节炎、系统性红斑狼疮、溃疡性结肠炎、虹膜炎、甲状腺炎等，它们的发病都与心理因素存在某种联系。奇怪的是，关于自身免疫性疾病的教科书通常不会提到这些研究，甚至有意摒弃了它们。不仅如此，多年以来的研究都表明，青少年糖尿病（或称 1 型糖尿病）等疾病的发病也与创伤性经历（如与母亲分离或兄弟姐妹的出生）有关。即使是最轻微的 1 型糖尿病（身体缺乏胰岛素分泌细胞所致）也会出现与情绪相关的病情波动，葡萄糖、水和氯化物分泌异常增加等症状都可能受情绪因素影响。

回想一下第一章那个 18 岁糖尿病女孩的案例，无意识的想法不仅严重影响了她的药物治疗，还影响了疾病的发病时间。当她还在母亲肚子里的时候，父母就分开了，18 个月大时她被送去了奶奶那里，直到四岁时才回到母亲身边生活。后来母亲再婚、再孕。在她 12 岁的时候，也就是同母异父的妹妹出生的时刻，她患上了糖尿病。她在描述这段经历时说："我觉得自己彻底被抛弃了。"仿佛这唤起了她 18 个月大时被抛弃的记忆。

如果说，患病时机与妹妹的出生之间确有关联，那么她对于患上糖尿病的真实体验又如何呢？正如我们之前所看到的，她对疾病的描述与对父亲的描述一字不差，她在二者之间构建了一种不可动摇的联系：她认为自己得了糖尿病是因为没有父亲。有一天，她谈到父亲之后，注意力突然被挂在墙上的一幅康定斯基[1]的画所吸引。她问道："为什么上面画着一个好像飘浮在虚空中的小轮子？那小轮子在独自干什么？没有线牵着它！"她接着说，线就像她和父亲的连接，而轮子就像她自己。她与母亲的关系不稳定，这令她常常感到孤独，缺乏安全感，因此她把连接父女的线看作她的世界中唯一恒定的东西。随着她越来越多地谈及父亲，她的病情明显好转，也开始更稳定地用药。而且，在打破"禁止谈论父亲"的自我禁忌之后，过了不久，她终于决定去见见父亲。

这个案例并非孤例，它展现了将医学治疗与探索患者情感生活相结合的优势。它不仅展示了疾病的进程，而且揭示了疾病出现的时机。还有许多研究发现了新陈代谢与情感生活变化之间明确的相关性。在当下，人们的注意力都被糖尿病生化机制中极尽详细的医学知识所吸引，但除此之外，还有数以百计的病例报告都在讲述：血糖水平与失望、失落和沮丧等情绪因素相关。在三个世纪之前，托马斯·威利斯（Thomas Willis）医生曾说，糖尿病似乎是由"持久的悲伤"引起的。自 20 世纪 30 年代开始，许多研究也展示了焦虑和胰岛素需求之间的关系。甚至在一项实验中，研究人员除了对两名患者进行精神分析之外，还定期测量了他们的尿糖水平。

在 2 型糖尿病患者体内，产生胰岛素的细胞仍然存在，但他们的身体对胰岛素产生了或多或少的抵抗，因此导致血糖异常升高。英国最近的一项研究发现，在白厅的政府公务员中，那些在

1　Wassily Kandinsky（1866—1944），法籍俄裔画家、艺术理论家，被认为是现代抽象艺术的奠基人。

工作中听从指挥的人与指挥他们的人相比，罹患糖尿病的可能性几乎高达后者的三倍。该研究从 1985 年开始，对一万名公务员进行监测，在消除了饮食、运动等因素的影响后，发现工作上的"付出-回报"不成比例是罹患糖尿病的关键影响因素。一些公务员感觉自己从工作中得到的回报远远少于投入，似乎正是这种挫败感产生的张力加剧了健康问题。

据观察，在糖尿病以及类风湿关节炎等自身免疫性疾病发病之前，不少患者处在挫败和悲痛的情绪中。类风湿关节炎常与严格的自控有关，最常见的表现之一就是患者被困在一种他们觉得无法离开的受虐关系中。对伴侣的爱和恨交织在一起，无法割裂，因此纵有厌恶仍隐忍多年。据估计，在类风湿关节炎患者中，受心理因素影响而发病的人占 20% 以上。与之相似，在疾病机理尚不清晰的青少年类风湿关节炎患者中，也有相当数量的病例表明，疾病发作与情绪因素有关。一些研究发现，在疾病症状出现之前，儿童患者的生活中往往发生了"与重要的人、物分离"等重大变故。

多发性硬化症也是个很好的例子。许多研究发现，糟糕的心理状况与病症的出现或加重有关。一项研究发现，近 90% 的患者在遭遇令其深感无助的困境后症状加重；另一项研究则证明了焦虑情绪亦是诱因。有这样一个病例：一名 34 岁的女性在看到她三岁的儿子被车撞了之后（她误认为他已经死了），忽感身体虚弱，双腿尤甚。她无法移动，说自己的身体从那时起就"不再是从前的那具身体了"。渐进性的症状开始影响她的双腿和步态，八个月后，她被诊断为多发性硬化症。

在另一个病例中，一名女性需要陪同丈夫去医院看病，他的病情很不乐观。在出发前，她突然怎么也无法从椅子上站起来。一周后，丈夫去世，她腿部的无力感持续存在，并于一年后确诊为多发性硬化症。还有这样一则病例报告：一名 28 岁的男子在他哥哥婚后不久就患上了多发性硬化症。两人过去都和母亲生活在一起，当哥哥结婚后，弟弟认为自己也需要开始"找对象"了。然而，在那之前，疾病就先找上了他。

读到这里，可能有些读者会感到恼怒：作者从医学文献的大熔炉中，单单挑出这些逸事般的、博人眼球的故事，又能说明什么呢？但我们坚信个案的重要性：统计数字本身不能告诉我们太多具体信息，病例中的个人叙述才是最重要的。一类更为有趣的批评指出，人们倾向于给自己的症状赋予意义，从而构造出虚假的叙述来解释病症。在那个女性看到儿子被车撞的例子中，很可能症状出现的时间比事故发生的时间要早或晚得多。也许，她无意识地将它们都混在一起，建构了一个叙述连贯的故事。

这种过程被称为"婴儿期医学理论"，对应弗洛伊德的"婴儿期性理论"。弗洛伊德认为，当儿童对性或分娩等"神秘事物"无法理解时，就会创造自己的个人解释，并可能在余生中无意识地保持这种认知，例如，认为婴儿是由食物制成的，或者婴儿是从肛门生出来的。同样，婴儿期医学理论的目的是给疾病、痛苦和死亡这些难以掌控的现实赋予意义——即使这意味着要改写相关事实。

以一个八岁女孩的故事为例。这个女孩被迫选择是与父母一起生活，还是和奶奶一起。对她来说，选择父母就意味着要与抚养她长大的亲爱的奶奶分离。后来，她将分离的时刻与自己患上糖尿病的时刻等同起来，认为是她的选择导致了疾病。她还认为，分离后不久，她经历了一次昏迷，那就是她疾病的开端。然而对她的医学检查却否认了这种关联。事实是，她六岁时就已经患上了糖尿病。

这种对过往经历的重构在生活中无处不在，所以，想弄清患者生病的来龙去脉并非易事。在精神分析实践中，我们经常会遇到这样一些人，他们认为自己的躯体症状与过去的某件事有关。有些人对这种关联抱有妄想般的确信，有些人则是心存疑虑——这种差别提醒我们，要重视患者将躯体疾病和任何原因（无论是外部创伤还是内在张力）联系起来时所处的情景。就拿上面那位看到儿子被车撞的女士来说，没有任何证据表明患者坚信自己的疾病和儿子的事故之间有联系。对她来说，两者间可能纯属巧合。

在谈及"发病"时，我们也应该保持谨慎。精神分析学家弗朗索瓦丝·多尔托（Françoise Dolto）提到了一名女性的病例。表面上看，这名女性没有任何躯体症状，但在她看着去世的儿子下葬的那一刻，突然感到胃部有种刀割般的疼痛。经检查，她患上了癌症。一个月后，她在儿子死去的同一个日期离世。鉴于癌症不可能在短时间内形成，我们应该把发病时间和她感受到胃痛的时刻分开。有些癌症需要几十年的时间才能形成，细胞从最初受损到其增殖，之间甚至可能间隔 30 年。在广岛原子弹爆炸后，大概过了 6~7 年才发现白血病病例，乳腺癌的平均可检出时间是 7~11 年。

有些疾病有清晰的起始日期，有些则没有。对越战中阵亡的年轻士兵进行尸检发现，其中有些人的动脉中出现了粥样硬化斑块，这预示着此人将来可能会患上心脏病。如果这些年轻人活着，他们要过多久才会出现症状？正如我们所看到的那样，像癌症这样的疾病，可能在有明显症状之前很多年就已经有病灶存在。病理学家指出，尸体解剖可能会发现一些非实际死因的病理改变。例如，25%~30% 的女性尸体会被检出无症状的微小乳腺恶性肿瘤。同样广为人知的是，法医也经常在许多男性尸体上发现前列腺癌细胞，但这些人实际上死于其他疾病。类似地，像充血性心力衰竭和甲亢这样的疾病，初期症状（如虚弱和乏力）并不明显，所以很难精准确定发病时间。而且，这些症状常是起病前的反应，未必会引发躯体疾病症状——这让情况变得更复杂了。医生通常很难将发病时间确定为某个独立的、特定的时刻。

因此，我们必须对个案进行详细研究。我们也可以把大规模统计项目看作某种补充医学——作为个案的补充。这两类研究都表明了，患病的时机至关重要，这一点或许在有关丧亲的研究中最为明显。一项研究甚至声称，在与死亡有关的变量中，"所爱之人的死亡"具有最强的相关性，胜过其他所有已知变量。媒体经常报道某人在失去伴侣或兄弟姐妹后很快死亡的事件，这也是作家和影视创作者笔下经久不衰的主题。英国前首相詹姆斯·卡拉汉（James Callaghan）在失去爱妻奥黛丽（Audrey）11 天后死亡；歌手约翰尼·卡什（Johnny Cash）在妻子琼·卡特（June Carter）去世几个月后与世长辞；而英国内战时期的清教徒将军奥利弗·克伦威尔（Oliver Cromwell）在失去爱女后不久就殒命了，许多人都认为是心碎所致。

在这个问题上，最早的相关研究之一是埃里克·林德曼（Eric Lindemann）于 1945 年进行的调查。他在研究中发现，87 名患者中有 75 名在发病前经历了丧亲之痛。后来的一项有 95647 人参与的大规模研究也得出结论：相较于其他因素，人们在丧亲后的死亡率最高，其中最常见的死因是缺血性心脏病。丧亲一个月之后，女性死亡率恢复正常，而男性仍有较高风险。论及每种主要死因，离异、单身或丧偶的男性死亡率都比有配偶者更高。几乎每种癌症的致死率也都受到婚姻状况的影响，丧偶、离异和单身者的死亡率总是更高。事实证明，人们在丧亲之后，多种疾病的患病风险都会增加，包括糖尿病、溃疡性结肠炎、结核病，以及青光眼、皮疹、牙龈脓肿和脑垂体疾病库欣氏病等。

英国精神科医生科林·帕克斯（Colin Parkes）在他一系列著名研究中发现，人们在丧亲之后的六个月内死亡率最高。他关注了"失去与悲痛"在不同类型的"生活变化"中所起到的作用，并认为"悲痛"是理解疾病和死亡率变化趋势的关键因素。在他研究的大多数案例中，患者的死因都是动脉粥样硬化或冠状动脉血栓。他还尽量关注了丧亲者的社会状况，这意味着不仅关注丧亲者逝去的那个亲人，还关注他们之间的关系，以及他们最亲近的圈子里是否有其他人死亡。

另一项研究表明，65 岁以下的女性在身边重要之人死亡后的六个月内，死于心脏骤停的可能性是未丧亲者的六倍。全科医生戴维·里斯（Dewi Rees）和统计学家西尔维娅·卢特金斯（Sylvia Lutkins）的研究发现，去世者的亲属在丧亲后第一年内的死亡率要比对照组高得多。他们对威尔士一个小村子里死于灾难的 371 人的 903 名近亲进行了追踪随访，并选取了 878 名来自同一社区的非丧亲者作为对照组。在研究期间，失去伴侣的人当中有 12.2% 的人死亡，而对照组中只有 1.2% 的人死亡。

丧亲之痛还与免疫系统功能降低存在相关性。一项研究发现，在经历丧亲之后，淋巴细胞（一种基础免疫防御细胞）的功能降低到了原来的十分之一，其中，T 淋巴细胞对促有丝分裂原（一种刺激反应化学物质）的反应[1]变化尤为显著。这种反应在患者丧亲后的最初两周内变化不大，五周后则下降得十分明显。女性的免疫系统似乎恢复得更快，而男性的免疫系统甚至在一年后仍无法恢复。另一种免疫防御细胞——"自然杀伤细胞"（NK）——的效能也下降了，这种变化在亲人患病期间以及亲人离世后都非常明显。考虑到自然杀伤细胞在应对病毒感染、自身免疫性疾病和某些癌症方面均有作用，这一现象不容忽视。

　　丧亲研究往往把研究重点放在丧亲后的 6~12 个月，但对于绝大多数病例来说，这些研究可能并未抓住要点。电子就诊记录显示，许多患者会在每年的同一个月去全科医生那里就诊。即使是中间间隔几年，他们仍会选择同一个日期前去就诊。此类现象广泛见于不同医学领域，从眼科到心脏科比比皆是。患者几乎不会意识到这个日期的意义，但经过详细询问可能就会发现，这是患者经历某个创伤事件或亲人去世的周年纪念日，仿佛是患者的躯体症状代替了有意识的记忆，来纪念这些事件。

83　　眼科医生威廉·英曼（William Inman）在探究急性青光眼患者的心理状况时，对患者们在重要周年纪念日生病的频繁程度感到震惊。在许多病例中，即使创伤或失去发生于几十年前，患者仍会在四五十年后的纪念日当天出现症状。最显而易见的解释当然是——这个日期所唤起的痛苦记忆导致患者异常紧张。但令

---

1 T 淋巴细胞表面有分裂素受体，促有丝分裂原与它结合后，能促使细胞活化、诱导细胞分裂。

英曼感到惊奇的是，他发现大多数患者根本没有意识到这种联系。他们总是在被详细询问后，才意识到那个日期原来有特殊意义。也许，影响疾病的正是强烈情绪的缺失。意识层面的思维忘却了这些周年纪念日，而身体却以病症发作的形式纪念着它们。

来自罗切斯特大学的瓦尔达·梅伊-塔尔（Varda Mei-Tal）分享了一名男性患者的故事。这名男子的家人在第二次世界大战期间于集中营遇害。他唯一可以确定的家人忌日是他哥哥死亡的日期，而他的多发性硬化症也总是在这个日期恶化。这就是所谓的"周年纪念日反应"，它是指躯体症状在某个重要事件（往往是丧亲）的周年纪念日出现或加重。这个概念源于弗洛伊德的理论，由匈牙利精神分析学家尚多尔·费伦齐（Sándor Ferenczi）提出。在 20 世纪 50~70 年代，许多关于死亡率和疾病的研究都探讨了周年纪念日反应。精神分析研究揭示出：某些患者最早出现疾病症状或征兆的时机是在某个特定日期或达到某个特定的年龄之时。对他们的进一步调查发现，这些日期往往与患者父母或其他在意之人的死亡有关。

美国精神分析学家乔治·波洛克（George Pollock）注意到，男性经常在父亲的忌日生病，女性则有时会在一个特殊的年龄——父亲去世时母亲的年龄——生病。死亡、纪念日和疾病被捆绑在一个同时涉及多个变量的复杂逻辑中。我们都熟悉所谓的"宿命论"，即无视所有理性信念，确信人会在某个特定日期或生日之前去世。弗洛伊德曾相信自己会在 40~50 岁之间死亡，后来又一度认为自己活不到 51 岁。据说，他甚至会在分别时对朋友们说："再见，你们可能再也见不到我了。"然而实际上他活到了 83 岁。这种感觉自己活不到某个特定岁数的想法非常普遍，而这个岁数往往是其父母或亲人的寿命。

另一项早期的研究表明，冠状动脉闭塞可能会在重要的周年纪念日发生。精神分析学家、医学研究者乔治·恩格尔[1]用十余年的时间观察了自己的健康变化，并发现自己在父亲和孪生哥哥去世的忌日都出现了明显的症状。在他孪生哥哥 49 岁那年死于心脏病后，恩格尔坚信，如果此后一年内自己没有死于心脏病，那么就永远不会犯心脏病了。11 个月后，他在给医学生上课时放了自己和哥哥的幻灯片。他知道哥哥也曾给这个班上过课，他的出现恐怕会在班上引起一阵惊讶的嬉笑声——这种情况之前也发生过多次，因为他们兄弟俩实在长得太像了。之后几天，他忙个不停，还与一个和哥哥关系亲近的人见了面，不过这次会面并不愉快。紧接着，他的心脏病发作了——发病的日子恰在哥哥忌日的前一天。

格雷姆·泰勒记录了另一个病例，那是一位 45 岁的女性，先前没有心绞痛病史。她在某天凌晨五点因剧烈胸痛被送进医院，并被诊断为心脏病发作。泰勒医生发现，患者丈夫在六年前同一天的凌晨五点醒来，因急性心脏病发作死在她怀中。她发病的时间似乎也与另外两个因素有关：她父亲即将因白血病去世，她唯一的孩子最近又去了另一个城市读大学。自从丈夫去世后，她经常在凌晨五点醒来，脑海中重现那天早上的可怕场景。

最近，有一篇关于情感重创后继发心肌衰弱的文章，提到了一位老年女性因慢性肺气肿加重而入院的病例。医生担心她出现

1　George Engel（1913—1999），美国著名精神病学家，曾担任美国心身医学学会会长，因提出了"生物-心理-社会"医学模式而在医学史上享有盛名。

了心力衰竭，便查阅病历，发现她三年内曾因类似症状入院三次，而且每次入院都是同一个日期。她的女儿说，那天正是患者丈夫的忌日。

我们总结这些例子时，应该注意到，疾病和失去之间并不存在简单的对应关系。在某些案例中，是因为出现了新的损失，才激活了患者先前与丧亲、丧友相关的记忆和情感。早期心身医学的共识之一就在于，如果一次失去或分离的经历对患者产生了巨大影响，往往是由于它令患者回忆起了早先某次失去的经历。尤其是，当一段新的关系是对早期不完整、破裂的关系的补充或替代时，这种表现就会非常明显：当新的关系也发生破裂或面临破裂威胁时，当事人就被再度抛回早期的创伤之中。

我们还要仔细考量每个人在经历失去时所处的情境。如果一个人患病的年龄不是父母去世时的年龄，而是其中一方去世时另一个人的年龄，那么就很有必要探讨一下，患者是如何看待那个人对死者的哀悼行为的。毫无疑问，活着的父亲或母亲是否会表现出悲痛，这对子女影响巨大，我们能从两类案例中看出明显差异。如果父母没有悲痛的表现，那么哀悼的重责可能就落在了子女身上。而正如我们所看到的，哀悼可能表现为躯体症状，成了一种纪念逝者的标志。就像我们在上一章中讨论的生活变化，重要的不仅是发生了什么，还有其他人如何看待发生的事情。

我们再举一个例子，涉及前面讨论过的周年纪念日反应，以及未表达的失去之痛。一名 25 岁的女性在学校授课时，一只眼睛忽然视力模糊。由于她已怀孕五个月，她认为这只是孕期身体变化的一部分，所以并没有为此担心，症状也未造成太多困扰。然而几周后，她的另一只眼睛也出现了类似情况。全科医生告诉她，这很可能是轻度的视神经炎，即眼睛后的视神经发炎了。她依然没有感到焦虑，症状也没有继续恶化。

　　随后她儿子出生了，又过了段时间，她再次怀孕了。某天晚上，她正和儿子在楼梯上玩游戏，突然一只眼睛看不见了。她仍没有感到焦虑，但当她去看了眼科医生后，情况发生了变化。医生担心视力下降可能是受到脑瘤影响，建议她去做个脑部影像扫描。她惊恐万分地走回家，心想自己随时都可能离世。最终，扫描结果是阴性的。但不久之后，她又出现了新症状。一天早上，她穿衣服时发现左侧身体丧失了知觉，尤其是脚趾最为明显。影像扫描和腰椎穿刺的结果显示，她患上了多发性硬化症。她咨询了国内的一位顶级专家，专家说，她的病情肯定会恶化，建议她卖掉房子，搬到平房居住。

　　尽管疾病预后很差，她还是坚信自己的症状背后有其他原因。事情在她父母的一次拜访后发生了重大转折。某天下午，就在她的多发性硬化症被进一步的检查结果证实之前，她的父母来访。她和母亲坐在厨房里聊天，母亲拿起一张女儿还是年轻女孩时的照片说："你曾经是个多么可爱的女儿啊。"这位年轻女士感到诧异，反驳道："我还没死呢！"紧跟着，她母亲就开始说肚子疼，并大声嚷嚷自己得了癌症。父亲急忙冲进房间，坚持要一起离开以便照顾母亲。之后，患者独自留在屋里，感到父母并不理解和支持她。或许，这也是第一次，她意识到父母对她来说是多么陌生。

　　这件事对她来说也是个转机。她说："我领悟到了什么。"于是，她开始积极学习文学，攻读硕士学位，她研究了心理学文献，并重点关注了一部关于男主人公寻找父亲的小说。之后，她开始心理治疗，投入到对个体化、主观性真理的追求中，并因此重塑了自己的世界。最终，她的多发性硬化症症状完全消失，直到 20 多年后的今天也没有复发。她为自己创造了一种治疗方法，即探索自己的过去，以及用文字的力量改写命运。那么，究竟是什么引发了她的疾病呢？

患者的生长环境是这样的：母亲性格冷酷、有施虐倾向，父亲则相对温和、慈爱。母亲经常对她说"我希望你在痛苦中死去"，或者"我真盼着再也不用看见你了"，并且认为患者不如其他孩子，对其恶语相向。父亲是个绘图员，要靠眼睛维持生计，因此特别重视自己的视力。在她 9 岁时，曾不小心踢到一个纽扣，打在父亲的眼睛上。过了一段时间，父亲患上了眼疾，她以为是自己的过错。但是父亲的眼疾很快就消失了，视力也恢复了。

患者的父亲深受他两个妹妹之死的影响。其中一个妹妹患有先天性心脏病，据说在 4 岁时目睹了几个男孩杀狗后死于心脏衰竭。另一个妹妹在 19 岁时因脑膜炎猝死，而患者的名字就与这位姑姑相同。其实，在给她起名之时，父亲不赞成这样，但母亲坚持要取这个名字。然而母亲又告诉她：千万不要跟父亲提起这两个死去的妹妹。仿佛为避免揭开伤口，大家都要抹去这段记忆。患者和自己的两个妹妹也有特殊的感情，她第一个孩子的生日正好和其中一个妹妹的儿子的生日相同——而正是这个妹妹，在十几岁的时候被父亲带去医院做检查，结果父亲在爬上医院的台阶时，因心脏病发作晕倒了。

这些家族秘事对患者产生了什么影响呢？患者被以一个过世女性的名字命名，也就是那个不能提及的姑姑。这导致她曾一直坚信，自己会在姑姑去世的年纪死去，也就是在 19 岁时死去。然而，她是什么时候病倒的呢？不是在姑姑的忌日，而是在 25

89

岁时——正是小姑姑去世时父亲的年纪。患者在那时出现了多发性硬化症的初始症状，而病症恰好与视觉有关（她称之为"视力障碍"），正如她父亲和第一个姑姑那样。她的下一个症状涉及脚趾——她认为这与脑膜炎有关，正如与她同名的小姑姑的情况。在症状发生时，她敏锐地意识到脚趾的感觉产生了奇怪的变化。当然，这些都可以用纯粹的生物学术语来解释，比如，视神经炎是多发性硬化症的常见首发症状。但这一系列的巧合太过惊人，让人无法忽视。可以说，"周年纪念日反应"正在她的身上发生，但为什么呢？

多发性硬化症是她精神生活中多条湍流汇聚的结果。一方面，她对死去的姑姑有种认同感，认为姑姑是父亲特别珍视的人。另一方面，症状出现的时间和病发部位也表明了她对父亲的认同。和父亲一样，她经历了视力丧失，也经历了在台阶上眼前发黑——这里很难不提她和儿子玩的游戏：重复上楼，仿佛模拟了父亲当年心脏病发作的场景。而且和父亲一样，她是在 25 岁时遭遇变故的。这里涉及父亲与其心爱的女孩的关系：他 25 岁时妹妹去世，在照顾幼女（即患者的妹妹）时心脏病发作，晕倒在台阶上。这也许唤起了患者潜意识中"父亲爱护女孩"的想法。

但这些症状也暗示了她生命中的另一条"支线剧情"。母亲违背父亲的意愿，用一个去世女孩的名字给女儿取名，并且毫不掩饰自己残暴的性情。多发性硬化症的症状不也体现了来自母亲的死亡诅咒吗？我们应该记得，这些症状在她两次怀孕期间都出现过。每当她即将成为母亲时，来自母亲的诅咒仿佛就要实现，而每一次，她都会被击倒。但以上猜想中，仍有一个问题没有得到解答：为什么她很少感到焦虑？

会不会是这些症状激活了她"父亲爱护女孩"的无意识想法？可能正是这种想法保护她免受母亲恶毒的伤害，仿佛一种屏障。这就可以解释，为什么这些症状都没有催生焦虑——它们作为屏障，反而保护她免受焦虑的伤害。当她从眼科医生那里回家时，生怕在路上死掉，她想起了小时候经历过的恐惧，认为自己会和去世的姑姑一样。不过，事情的关键可能还在更深的细节中：在这里，引起焦虑的或许不是症状本身，而是诅咒——眼科医生的警告唤醒了记忆里母亲的诅咒。毕竟，在她的精神世界里，母亲这边是怨恨和诅咒，而父亲这边则是关怀与爱护。也许，两者都 ⁹¹在她多发性硬化症的发作中起了作用。

我们还可以再思考一个问题：她父母的拜访以如此糟糕的状态结束，为何没有导致她的症状恶化？毕竟，她遭受了母亲的死亡诅咒——母亲谈起她时仿佛她已经死了。同时，她也对父亲深感失望。他没有关心患者，没有证实"父亲爱护女孩"这一无意识的想法，而是选择了母亲，把她浮夸的惊恐表现当真，和她一起离开了患者。如果心理因素确实起了作用，那这些事必定会导致患者的症状急剧恶化，不是吗？

我们无法就这个问题给出确切答案，不过，线索可能藏在患者的另一段童年记忆中。当她还是个小女孩时，有一天去教堂参加弥撒，她对牧师那天关于反对谎言的布道印象深刻。当天晚些时候，母亲又一次竭尽所能地羞辱了她。于是她折返回到教堂。她看到父亲站在外面，想跑到他身边，却被一辆汽车撞倒，导致骨盆骨折。父亲把她抱进教堂，做着最坏的打算。她哭着说："这不是真的，告诉我这不是真的。"于是，牧师说："是的，这不是真的。"她很惊讶，因为这违背了早上他反对撒谎的布道。而她的父亲却说了实话。"不，这是真的，"他说，"但你会没事的。"多年后，父亲的这些话依旧时常回响在她脑海中。当被诊断出多发性硬化症时，她又想起了这些话，也再一次在父亲身上找到了支持。巧合的是，她后来发现，自己出车祸时的年龄和印象中大姑姑去世时的年龄一模一样。

　　也许是无意识中受到了父亲话语的鼓励，不论是得到可怕的诊断结果，还是经历父母灾难性的探访，她都没有向疾病低头，而是设法找到了自己的解决方式。也是从这一刻起，她开始找寻适当的语言，来探索和重释她的家族史。她没有屈从于母亲的诅咒和姑姑们的死亡阴影，而是开始积极探索自己和父母的过去。在她的学术研究中，她重点关注的书籍同样是在讲述一个男子对父亲的追寻。也许正是这些使得她走出了那个遭受挫折的可怕下午，探索自己对父亲无意识的期待和想法。

　　如果疾病和死亡可以由心理因素决定（哪怕只在少数情况下），我们就有必要认真对待它。丧亲研究告诉我们，失去的经历对一个人的心脏健康和免疫系统会产生明显影响。同样，周年纪念日反应可以包括自身免疫性疾病爆发、心脏病发作等一系列症状，提示我们除了有意识的记忆，还存在一个身体的记忆系统。如同手表一般，这个系统也在进行计时，只是大部分时间都潜伏在无意识中。当一个事件无法被处理或理解时，它可能就会在身体里留下痕迹，并可能发展为身体的脆弱点，或者在某些情况下，模仿或复制出另一个人的症状。

　　可以推测，在我们一生中，负责存储、记载和录入的身体记忆系统始终高度活跃。但是，为什么有些患者的患病时机与之有关，另一些人却并非如此？是否有这样一种可能：记忆中的一些信息永远无法被完全转化，因此，某些情感、事件或想法的痕迹将永远无法被表达出来。对于一个在集中营失去家人的人来说，是否有些事是如此不堪回首，导致身体症状的恶化成了他纪念创伤性损失的唯一方式？这些是患病时机所引发的，它们都集中在我们如何应对精神生活这一问题上。或许，某些事越难以被深思，它就越可能在身体上呈现出来。

但是，是什么引导了这种呈现？身体疾病是身体衰弱的"下游"现象？抑或相反，它是一种高度特异的反应？我们已经看到了一些例子，患者复刻了所失去的挚亲的症状，就好像他们根据搜集到的亲属的死亡信息，复刻出了自己的病症一样。如果这种情况能够发生，那么至少在某些症状的发展中，语言起到了一定作用。在某些患者身上，语言和观念塑造了身体疾病的特殊性。那么，区区语言又是怎么影响我们的身体的呢？

第五章　语言与信念

　　语言能让人生病吗？我们或许都有过这种经历：在听到一些坏消息时，可能出现头痛、恶心，甚至是眩晕的感觉；在说错话的场合，可能会脸红。这些状况都是暂时的，那么，语言能导致身体组织产生永久性的变化吗？这个问题我们可以从催眠说起。说到底，催眠要仰赖语言的效果：被催眠者听着催眠师的声音，随后"产生"反应。催眠师所运用的闪亮摇摆物或犀利的眼神都只是锦上添花，有效成分始终是语言。

　　海伦·弗兰德斯·邓巴（Helen Flanders Dunbar）在《情绪与身体变化》（*Emotions and Bodily Changes*）中，综述了1935~1946年间出版的大量心身医学文献，并列出了几千项研究。其中，许多文献都涉及催眠术，但研究中的大部分如今已被遗忘。如果我们相信这些资料，那就意味着，几乎所有人类已知的疾病都会在受催眠术影响后产生某种反应。当我们将这些文献与后来的研究放在一起，就会发现一些有趣之处：旧的研究主要关注语言和信念，例如，在实验中，催眠师都是通过语言向患者传达口头指令，而许多更近的研究则主张关注情绪和感觉。

然而，思维和感受并不能被泾渭分明地分割开来。正如弗洛伊德在 1905 年所说："所有的精神状态，包括那些我们通常认为是'思考过程'的状态，在某种程度上都具有'情感属性'。这些状态中，没有任何一个不产生身体反应，也没有哪个完全不涉及生理变化。"即使是安静的、冥想式的思索状态，也伴随着微小的肌肉变化和一连串可观察的身体反应。思考是个饱含情感的过程，例如，为了减轻痛苦，我们会遵循某些思维轨迹，而放弃另一些思维方式。思考本身就会带来情绪，让我们感受到被冒犯、不受欢迎、被迫害，或是安慰、愉悦等。

当我们在催眠师的引导下进行思考时，就可能产生血压变化、支气管扩张或收缩、心率改变，甚至血糖水平波动。一些著名的实验表明，催眠师能够通过暗示，令被催眠者的皮肤上隆起水泡，随后消除。能呈现皮肤反应的催眠实验曾风靡一时，显示了身体局部的血流如何受到有意识和无意识信念的影响。今天，大多数主流实验不再使用催眠术，但仍会涉及其他一些心理暗示技术。在一项关于接触性皮炎的研究中，日本研究人员池见（Ikemi）和中川（Nakagawa）组织了 13 名高敏体质的受试者，用无害的树叶触碰他们一只手臂，并告诉他们这是漆树叶子，会产生与毒藤类似的致敏效果。然后，他们用真正的漆树叶子触碰受试者的另一只手臂，告诉他们这些叶子来自无害的树。所有13 名受试者都对无害的叶子产生了皮肤反应，而只有两人对"真正的"、有刺激性的叶子产生了反应。

我们也可以利用现代技术来进行实验。催眠师过去曾拥有的权威与能力如今又被赋予了机器。在伊士曼牙科医院（Eastman Dental Hospital）的一项研究中，接受非麻醉拔牙的患者被分成几组，每组大约 25 人。第一组不接受任何形式的辅助治疗，第二组使用超声波，第三组使用模拟超声波加按摩，第四组使用模拟超声波且不加按摩，第五组则让患者自己按摩。研究人员发现，拔牙后恢复最好的是使用模拟超声波但没有按摩的第四组，他们消肿最快，疼痛也更少。

　　心理暗示能够缓解疼痛，这可能不那么令人惊讶，但心理暗示能减轻肿胀呢？这可算是实实在在的生理改变了。有这样一个著名研究，实验人员让哮喘患者吸入无害的盐水喷雾，但告知他们吸入的是刺激物。几乎 50% 的受试者出现了气道阻力增加的现象。实验人员又给那些发作最严重的人吸入同样的盐水，并告诉他们这是解毒剂，随后他们的症状就得到了缓解。在另一项研究中，哮喘患者被分为四组，两组被给予支气管扩张剂，另外两组被给予支气管收缩剂。但每组中都有一半受试者被告知了与事实相反的假信息。实验者发现，对于那些收到假信息的患者，试剂效果减少了 40%~50%。试剂仍然有效，但心理暗示再次对身体产生了实实在在的影响。

　　但是，这样的研究在主流医学杂志上越来越少了。心理暗示的使用和研究逐渐成为心理学家的专属领域，他们也很少与钻研躯体疾病的研究者对话。催眠被认为是一种不可靠的方法，其中的变量完全无法掌握，比如被催眠者易受暗示的程度，以及催眠师对催眠术的相信程度等，全都难以测量。值得注意的是，我们刚才提到的漆树树叶实验是在日本进行的，人们可能会推测，日本人服从权威的程度较高，因此更容易受到暗示，而世界其他地

96

区的情况或许会有所不同。此外，某人愿意成为医学试验的志愿者也可能表明他们有某种特定的信念体系。虽然他们可能是出于经济动机，但往往也带有这样的想法：我正在助力科学的发展。因此，我们很难说前来参加实验的志愿者是完全中立的，或许他们是在寻求可以相信的科学大师，或某种可以信仰的知识形式。当实验人员想要重复许多较早的心理暗示实验时，他们也会遇到问题，原因可能在于信念已经产生了变化：在现代西方世界，人们对所谓权威的信任和接受程度已经大不如前，所以依赖权威的实验就不会那么顺利了。

巴尔的摩市医院（Baltimore City Hospital）记录了这样一个病例。一名女子在 23 岁生日的前一天，因过度换气而死亡。人们注意到，她出生在佛罗里达州的奥克福诺基沼泽地区，那天正值某月 13 日星期五[1]。产婆告诉她的家人，她受到了诅咒，会在 23 岁前死亡。产婆对那天出生的另外两个女孩也做出了同样的预言，据说那两个女孩也在预言日期死去了。在这个案例中，唯一的催眠暗示便是通过语言，家庭和相关文化中的信仰体系发挥了作用，再加上这些体系中赋予产婆的权威性，使诅咒化作了现实。

在另一个病例中，一名男子死于更个人化的"诅咒"。患者与母亲的关系非常密切，他认为母亲是位了不起的女性，总能为家庭做出正确的决策，而且从未遇到过她无法处理的情况。他

1　在基督教中，耶稣死于星期五，而最后的晚餐有 13 个门徒，因此，许多西方国家认为如果某月 13 日正逢星期五，这一天就会成为"黑色星期五"，是非常不吉利的日子。

和母亲一起生活到 31 岁，在此期间，他的两次婚姻都以离婚告终——每次都如他母亲所预言的那般。在母亲的帮助下，他买下了一家夜总会，事实证明这是一项成功的投资。之后他去服兵役，其间母亲接管账目并经营了一年。

38 岁时，他再次结婚，但他对母亲的依赖令妻子感到不满。随后他们的儿子出生了，生意也蒸蒸日上，接下来他度过了 15 年左右的平静时光。但此时，他收到了一份非常有吸引力的商业报价，有人想要收购他经营的夜总会。他的母亲心烦意乱，反对出售；但在妻子的支持下，他还是完成了交易。当他的母亲得知这一决定时，便告诫他："你这样做会招致可怕的厄运。"两天之后，这名男子出现了第一次哮喘发作，随后便被确诊。但他之前从未有过呼吸道病史，健康状况似乎一直良好。

夜总会的出售事务很快完成了。但接下来的几天里，这名男子的哮喘恶化，住进了医院。他母亲对这笔买卖非常生气，反复提及她先前的预测，还进一步苛责道："会有东西袭击你的。"事实证明，医疗效果越来越差，男子一直沉浸在母亲严苛的预言当中，并告诉医生母亲总是对的。在他住院期间，诅咒的力量一直持续着。在医生与他的最后一次面谈中，他告诉医生，他计划将出售夜总会的钱投入到一项新的生意中，并且不会让他的母亲插手。他还讨论了这样做可能引起的问题，并在谈话结束时再次表达了对母亲所做的"预言"的恐惧。

这次面谈是在下午 5 点进行的，医生检查了他的身体状况，没有任何不妥之处，健康状况极佳。5 点 30 分，他给母亲打了电话，

告知了自己的新商业计划。母亲没有试图劝阻他，但在挂掉电话之前说，无论医生的诊断如何，他都应该谨记她的预言，准备好

迎接"可怕的厄运"。通话结束后的一小时内，男子死去了，尸检报告显示死因是急性心室扩张和支气管哮喘。

在这个病例中，这名不幸之人的死亡显然是由语言和信念促成的。他如此强烈地相信母亲所说的话，以至于母亲的预言引发了他的躯体反应，导致了他的死亡。心理暗示以最纯粹的方式起了作用，而这是正统医学想要与之保持距离的东西。提及心理暗示有多么普遍，特别是指出它会体现在所有的医疗接触中，总会招致强烈的偏见。有这样一个极端但也许堪称经典的例子：一位美国医生试图用常规的医学方法来治疗一名亚洲女子的系统性红斑狼疮，但没有成功。这名女子又去拜访了她所在村庄的一位本地治疗师，治疗师没有使用西方常用的皮质类固醇药物，却让女子明显好转。这名美国医生认为可能是心理暗示起到了治疗作用，然而，在讨论这个病例时，有的医学评论家不是去探讨其中的机制，而是认为西方人很难区分亚洲人的面孔，所以这名医生可能是把这名女子跟其他病人弄混了！

这种对心理暗示研究的不信任也许在关于疣子的病例中最为明显。疣子的治疗史本身就可以写成一本妙趣横生的书籍，揭示出医学研究中的诸多偏见以及信念体系。疣子是一种由病毒引起的皮肤赘生物，在历史上，人们曾经用过各种能想到的经验疗法来对付它，从肥猪肉到柠檬汁，从咒语到切除术，从蓖麻油、硝酸银到辐射，诸如此类，不一而足。回顾这些千奇百怪的治疗方法，我们能明显看出，同样的方法在一个人身上可能成功，但换另一个人可能就会失败。几乎可以肯定，心理暗示在其中起到了关键作用。

1959年，《柳叶刀》（*Lancet*）上发表了一项来自英国的研究，

100

该研究进一步证实，催眠暗示对疣子的治疗不仅有效，而且比身体自愈要快上九倍；更甚者，催眠疗法还能去除疣子而不留下疤痕。在患者被催眠后，催眠师会给予两个暗示：第一，患者身体一侧的疣子会消失；第二，在醒来后，当催眠师擤鼻涕时，患者会打开门。随后，有九名患者在醒来后依令打开了门，他们身体一侧的疣子消失了，而另一侧的仍然存在。

如果心理暗示的效果这么好，为什么不用它来治疗疣子呢？虽然它对三岁以下的孩子不起作用，但它比其他任何疗法都更快、更便宜、更有效——所以为什么不用它呢？答案是：心理暗示不被视作一种真正的治疗方法，它的疗效"不科学"。正如在《柳叶刀》发表这篇研究的作者所指出的："公众和医学专业人士对催眠仍有相当大的偏见，从业者的名声也因此受累。"

如今，有一个国家卫生局的网站在向公众提供科普信息，其中就有关于疣子的问题。它提到了催眠治疗，但并不鼓励患者这样做，因为这种方法只在小规模的研究中取得了效果。这显然是种偏见。既然这些小规模的研究取得了如此积极的成效，网站为何不去鼓励大规模的研究呢？尽管存在零星的相反或不明确的实验结果，大部分相关医学文献还是坚定地支持催眠效果的。对催眠术的厌恶不仅不合理，也显示了现代医学不愿意去思考传统医学所依赖的那些技术。

可以说，每一次医疗实践都牵涉某种形式的催眠暗示。因为它涉及至少两人的会面，在会面中，有意识和无意识的信念、思想都会发挥作用，并对医疗结果产生影响。每个人对医生、护士和其他医务人员的态度都是独特的，取决于他们的过往和他们从

101

别人那里听来的故事。童年时看医生或去医院的经历会影响以后的就医体验，而父母或上代亲戚所讲述的就医往事同样发挥着作用。《英国医学杂志》的一项研究表明，心脏病康复期的患者在住院时，最有可能死在外科主任医师查房期间。如果外科医生不那么"令人生畏"，也许死亡概率就会有所降低；但这样的话，因为相信外科医生的"力量"而产生的益处不也就同时减损了吗？

类似的事情还有：医生常常因负责主治某位名人或权贵人物而被推荐。我们可能对他们治疗的实际成效一无所知，但他们与显贵人物的关联创造了某种神奇的效果。报纸和休闲杂志不断地轰炸我们，讲述某位医生或治疗师常有明星光顾。这很容易让人联想到，曾几何时，人们相信国王的触摸可以治愈瘰疬。正如国王的触碰可以消除疾病一样，触碰过大人物的医生也具有治愈的魔力。

作为古老的医疗传统，用手触摸患者的行为至今仍有强大的效果，这绝非偶然。人们认为，触碰这一动作蕴含着神奇的力量，102包括西方医学在内，世界上几乎所有医疗体系中都有形式众多的身体接触。这一现象非常值得注意，因为触碰的治疗作用并不局限于肌肉骨骼疾病。事实上，西方的患者就诊时，如果医生没有检查他们的身体，患者常常会承认自己感到失望。

除了触摸，信念的作用机制还可以通过许多其他渠道发挥作用。就拿最基本的情况来说，由于所有的医疗活动都涉及对话，暗示——其主要载体正是语言——就会在此生效。毕竟，在催眠状态下能够产生作用的亦是语言。赫特福德大学（University of Hertfordshire）最近进行了一项实验，旨在探索在目睹金属弯曲特效时，语言暗示会产生的影响。两组学生观看了一段通灵师弯曲钥匙的视频，视频结束时，有一段对桌上钥匙的 60 秒特写。其中一组学生被告知钥匙仍在弯曲，而另一组则没有听到任何口头评论。在那些被告知钥匙还在弯曲的人中，40% 的人相信真的如此；而在另一组人中，这一比例仅为 5%。

这位"通灵者"实际上是一位魔术师，而且钥匙实际并没有弯曲。之后，实验人员又对另外两组受试者重复了这项实验，但这一次，播放视频后，实验人员没有询问他们是否相信钥匙弯曲，而是要求他们详细写下自己看到的确切情况。在那些声称看到留在桌上的钥匙继续弯曲的人中，只有十分之一的人提到自己听过声音提示。也就是说，几乎所有人都忘记了魔术师的话语诱导。语言影响了他们观测到的现实，却在意识层面被遗忘了。

103　　花哨的催眠演示可能会用到闪闪发光的物体，但上述结果表明，真正给我们"下药"的是语言。语言进入我们的头脑，其影响甚至会持续多年。它们塑造了我们对现实的体验，塑造了我们相信的所见、所闻，甚至所触。有些人被告知地球静止在宇宙的中心，有些人则从小就相信地球绕轴自转且绕日公转，这两类人眼中的日落一定颇为不同。即使是在身体感觉方面，我们也会被耳中所闻形塑。一项很有趣的研究调查了 18 世纪德国萨克森州的女性的一系列主诉症状，其中包括感觉自己身体内部犹如液体。她们的生理过程可以相互转化，并以惊人的灵活性从身体的一个部位转移到另一个部位。疼痛则会像躯体症状一样在周身流动，并与当时农业社会常见的季节更替和活动相呼应。

医学人类学也向我们展示了，文化中的语言使用会如何决定人们对身体的感知。例如，有气流吹进耳朵的感觉、胸中的干涩感，或是生殖器回缩入身体时的疼痛等，这些感官描述在西方文化中很少出现，而在世界其他地区对病痛的描述中却很常见。在成长过程中不断形塑我们思维方式的那些词语也积极影响着我们的体感认知。再举个例子，有一位患者主诉身体左侧"阑尾"剧痛，十分害怕自己患上了阑尾炎；但某天，他惊讶地发现，阑尾实际上长在身体右侧。暗示作用不仅存在于广告标语中，我们在童年时期从周遭听到的话语也形塑着我们对世界的感知方式。

104

语言塑造了我们应对周遭世界的方式，形塑了我们与他人的关系，并且铸就了我们的理念、愿望和目标。通常，只有通过精神分析对心智世界进行详尽探索，我们才能得知有哪些词语会被铭记，或哪些词语至关重要。这些关键词语可能已被遗忘，却在一生中反复发挥着作用。有这样一个案例，在治疗中，一名瘾君子因一段童年记忆被全面唤醒而深受触动。那时，他正与妹妹玩耍，母亲则在与朋友聊天，兄妹俩因为一包糖果发生了争吵。母亲在劝解他们时教导说："男孩子需要有内涵。"这句话令他困惑：这是什么意思？何谓"内涵"？为什么母亲要这样说？每当他意识到自己的男性身份时，这句话就会浮现——在毕业时、在第一次性经历中……每当这样的时刻来临，他总会抑制不住地陷入对毒品的渴求中。

大量文献表明，语言在不经意间影响着我们，即使在最平常的医疗过程中，语言也会形成隐藏的心理暗示。我们来看法国儿科医师莱昂·克赖斯勒（Léon Kreisler）给出的案例。一名五岁女孩的喉炎和气管炎症反复发作，发作期间有咳嗽症状。有一天，在海外工作的父亲给她寄来了一个特殊的包裹，里面是一颗糖——父亲言之凿凿地说，这是当地治疗咳嗽的土方子。吃掉这颗糖后，女孩的症状完全消失了。

此类奇异故事总是被怀疑真实性，但也提供了有效例证，展
示了物品（比如药方）如何受到人际关系的影响——这里的关系
不仅牵涉信仰体系，还关涉对爱、渴求、失望的期待和质疑。如
果说，正确的人在合适的时间寄出的一颗糖果能治愈疾病，那么
它——或者它的缺失——是不是也会促成疾病？是不是在最为平
常的药方里，都蕴含了这样的机制？

20世纪50年代，内科医生兼精神分析学家迈克尔·巴林特
（Michael Balint）指出，在日常的医疗实践中，最频繁使用的"药
物"实际上是医生本身。起作用的不仅仅是药瓶里的药片，还有
医生开出它们的方式，以及开药时的整体氛围。就连人类事务中
最简单的心理机制也表明诸如药片之类的物品成了某种象征——
上面凝聚着许多其他事物的影子，如医生的在场和态度、其他医
疗器具，以及医疗实践过程等。我们曾问过一名医生，为何他时
时刻刻都佩戴着听诊器，他回答，这样有利于患者接纳他的医生
角色——即使他在平时工作中很少会用到听诊器。

还有一个广为人知的研究，表明了手术之前麻醉师的寥寥数
语能够切实地影响患者术后的疼痛状况和住院恢复时长。研究将
97名腹部手术患者分为两组，麻醉师会在手术之前探访每个人，
告知麻醉准备事宜、手术时长及其他细节；但只有一组会被告知
术后疼痛问题——哪里会疼、有多疼，以及大致会疼多久。所有
患者都不知道自己在参加研究项目，手术医生也不知道患者属于
哪个分组。

手术后效果惊人。接受麻醉师关于术后疼痛指导的患者需要
的止痛药更少，而且比其他患者的出院时间早了近三天（尽管负
责送他们回家的工作人员并不知道他们属于哪一组）。对实验组

患者的区区一段简单解释足以对他们的疼痛体验和术后健康产生真正的影响。可见，语言在形塑医疗体验方面有着重要作用。

这一领域的研究常被归在"安慰剂效应"的大标题下。而令人惊讶的是，很多研究都假设可以通过实验控制消除人类交往活动中的心理暗示。甚至有人提议研究"安慰剂心理疗法"，即采用未经训练的治疗师，不对患者进行任何"治疗"。这个提议尤其令人困惑，因为治疗涉及的是两个人之间的关系。如果一个人将知识传递给另一个人，就可能会促进交流过程，并将治疗师所说的每一句话都变成有意义的干预（不论治疗师原本的意图是什么）。这一点让我们想到《纽约客》上的一幅漫画：两个心理医生在街上擦肩而过，他们相互道了一句"早上好"，离开时两人都在想："他这么说是什么意思？"

心理暗示存在于每一次人类互动中，不会被轻易消除。由于我们的大部分信念都是无意识的，所以无法在实验中增加或减少信念的种类。即使受试者被告知，某个实验人员一无所知，没有受过任何训练或者是个骗子，但由于人际交往中的无意识作用，受试者仍可能对这个人抱持强大的信念。实验人员可能是让我们想起了童年时期的某个人物，或者只是给我们提供了一个反问自身的缘由。正是由于这种原因，尽管人们一再预警说唐·璜是个不择手段的花花公子，无情的他仍然广受欢迎。人们认为他非常了解女人，其他人可能会被他吸引，以他来反观自我的性身份：什么是女人？男人在女人身上看到了什么？等等。

这意味着心理暗示无处不在，不存在压制它的药物或处理方法。早在婴儿时期，我们获得或被收走某个东西时，我们的心理机制就不是单单因这个物品产生反应，而是将它作为得到爱或失去爱的标志。例如，在超市收银台前唠叨着想要糖果的孩子在意的不一定是糖果，而是父母是否会满足他们的要求。我们都能记得童年时期收到的礼物，这些礼物的价值更多在于是谁送给我们的，而非礼物本身是什么。即使失去的是一件微不足道的小玩意儿，也可能会带来毁灭性的心理打击，甚至持续几十年。

物品是人与人之间关系的象征，在考虑人类互动时，不能忽略这一点。给予或接受任何物品，对我们都是有意义的。因此，不论是医生在场的情况下，还是患者独处的时候，安慰剂效应都能发挥作用。此类效应不取决于某种药剂在药理上是否有效，而取决于复杂的无意识信念与期望系统。每个人都难免认为，某个地方的某个人比自己知道得更多，这种信念在一定程度上影响着个人与他人的关系。

有这样一种说法，三分之一的患者都会产生安慰剂效应——说得好像我们能够区分出安慰剂效应一样。实际上，根据不同实验的特定条件，安慰剂的效应在1%~100%之间皆有可能；但没有一个人在日常工作中能够完全免除安慰剂效应。我们可以说，思想本身就是一种安慰剂，因为它引导我们走上错误的道路，以此避免痛苦，并继续错误地将之合理化。我们平素就会构建起对现实的某种错误解释，以保护自己，屏蔽不想知道的事物。我们会为事件找理由，把精神或心理状态赋予他人——还有自己——以逃避无意识中的欲望和敌意。

以第三章讨论的那个年轻人为例，他只在和弟弟妹妹独处于同一个房间时才会癫痫发作。如果我们认同这是他内心无意识之敌意的表现，那么，关于癫痫的常识性医学诊断肯定就算是一种安慰剂了，不是吗？这个诊断给年轻人的疾病安上了一个空洞的解释，可能对他是有好处的，使他的焦虑和困惑得到短期的缓解。相信这个诊断可能具有保护作用，但不会从根本上解决问题。

让我们再举个例子。曾有位政府官员去咨询弗洛伊德，而弗洛伊德注意到，他使用的纸币总是崭新整洁的。有一天，弗洛伊德对他说，通常可以从一个人使用的纸币来判断他是不是政府官员，因为官员经常能从国库中取出全新的货币。那个人回答说，实际上他在家里把纸币熨平了，因为良知要求他不能使用任何肮脏的纸币——纸币可能会携带危险的细菌，从而伤害到收款人。随后，弗洛伊德询问了他的性生活，发现他经常带着认识的名门望族家的女儿去乡下旅行，并故意让她们错过回家的火车。他在晚上悄悄溜进女孩的酒店房间，给她们手淫。他对这些年轻女孩所做的不正当行为被移置为对纸币的一丝不苟：两种行为的共同点是关于"脏手"的危险性。但患者用了一个对他来说十分合理的原因，解释了自己对干净纸币的执着。正是这个错误的信念担任着他的心理防御机制，让他回避自己的不端性行为。

在安慰剂研究中也发现了一些奇怪的细节：注射药物比服用药片具有更强的安慰剂效应，大药片比小药片效果更好，而非常小的药片则比一般大小的药片效应更强。我们从自己过往的经验，以及与他人的交往中，已经获知了某些关于药品的经验，会将这些经验与不同大小、不同剂型的药物相关联。因此，所有关于药品的安慰剂效应都取决于注射和片剂在特定家庭、特定文化中的表征。在当前社会中，抗抑郁药物过度给药问题是非常值得研究的，这体现了社会强迫人们接受：药剂是缓解伤痛的有效手段。抗抑郁药物百优解（Prozac）在英国被广泛使用，以至于现在甚至可以在自来水中发现它的残留。有如此多的人服用这些药物，其中自然也有大量的安慰剂效应（据估计在 60%~70% 之间）。

虽然我们经常听到"这不过是安慰剂"，但事实上，安慰剂的作用绝非"不过如此"。心理暗示具有强大的力量，也因此，医疗过程才如此有效。正如神经学家兼精神分析师罗伊·格林克（Roy Grinker）所指出的，一句不明智的话、一个不合时宜的玩笑，或是一份严正声明中强调的重点存在歧义，都会损害患者的康复过程，导致悲惨的结果。同样的情况也可能发生在告知诊断的过程中。例如，一位受尊崇的权威人士告知某人他患有心脏病，患者的生活一定会受到影响。即使第二位权威人士不同意这一诊断，怀疑的种子也已经埋下，这种压力很可能导致患者健康受损。

医学人类学家将告知诊断的行为比作我们常在巫术中看到的施法或下咒行为，而将"第二诊断"比作寻找更强大的巫医来解除诅咒的行为。这一点在以下事实中有着清晰的体现：1961 年，在美国的一项研究中，90% 的受访医生表示，若患者被诊断为癌症，他们通常不会向患者透露诊断结果。当时的医学杂志上常常会刊登这样的文章，标题包括"癌症患者想被告知吗？""癌症患者应被告知真相吗？"和"费城医生对癌症患者说了什么？"。然而，到了 1978 年，97% 的医生表示，他们会向癌症患者提供诊断结果。

人们可能会认为，这种惊人的变化是由于癌症治疗本身的改进，诊断出这种疾病不再等同于宣判死刑。但显然，并非所有种类的癌症都如此。事实上，人们仍会经常提到，对患者来说具有负面含义的诊断会对他们的身体健康产生不利影响。如果患者认为自己得了重病，而且这种想法得到周围人的确证，那么医疗诊断很可能只会导致病情恶化。我们已在上述于 23 岁生日前夕死亡的女子那里看到了这一点的极端表现。

就算是恶性肿瘤患者，肿瘤尚未真正发展到致死程度，但得知这一噩耗本身就可能会导致患者提前死亡。在这些例子中，诊断结果成了死亡"原因"。语言对身体产生了巨大影响，如果我们认同心理暗示的重要作用，那么为了患者的健康考虑，为何不能告知他们所患的是较轻的疾病，预后良好？这给我们指出了一个根本性的问题：坚持真相与维护患者最大利益之间，我们应如何选择？

似乎在许多案例中，讲真话胜过维护患者的最大利益，主要的原因是法律问题。医生和医院要避免产生诉讼，因此不惜一切代价保证医疗行为的透明度——他们会向患者及其家人坦陈最坏的情况和糟糕的预后。但这真的就是"真相"吗？为什么医生就不能提及统计数据的另一端，例如那些奇迹般恢复的罕见病例？除了法律问题，还涉及一个根本的哲学问题，即真相与福祉的关系。选择讲真话而牺牲患者福祉是一种伦理决策。在一些癌症病例中，医生认为的真相似乎更为重要。但对于抑郁症之类的疾病来说，情况却是相反的。而像疣子这样的病症，医生认为疗效较差的措施甚至可能比"已被确证的"治疗方案还有用，那情况就更复杂了，是病情的严重程度决定了医生如何选择吗？

诊断绝非是简单地将一个外在的标签粘贴到某个已有的稳定病情上，它本身就是一个可以改变病情的积极成分。有这样一句著名格言："诊断就是治疗。"心脏病就是个很好的例子。据观察，当人们因某些心脏问题接受每月复查时，总有一天会检出假阳性。

111

告知诊断本身就会产生无法逆转的影响，患者需要就诊断结果决定接下来的治疗计划。他们被置于巨大的压力之下，这种压力不仅来自患者自身，也来自其亲属和身边的人。诊断本身足以产生强大的实际后果，研究表明，即使是测量血压这一简单行为，也总是会引起被测量者血压升高。

这引发了许多临床问题。让我们回忆上一章中对年轻士兵进行尸检时发现动脉粥样硬化斑块的案例。可以想象一下，如果他们还活着，我们会怎样推测他们的预后？这些年轻人本来看上去相当健康，他们来自多个地区，尽管血管上存在斑块，但若没有死在战场，其中许多人都可能会活到高龄。类似地，当下也有许多争论，探讨是否应该不加区别地对所有类型的肿瘤进行治疗。有人建议，在某些情况下，让患者对症状保持关注——甚至尝试忽略这些症状——而非立即进行手术或药物治疗，会更有好处。有时医生们会给出相互矛盾的意见，使患者陷入不知所措或不知该信谁的困境。考虑到大多数医患互动都十分短暂，我们几乎不可能准确预测这些诊断将带来怎样的影响。

罗伯特·阿罗诺维茨（Robert Aronowitz）报告了这样一个病例。一位 70 多岁的男性工程师认为自己该去做前列腺癌筛查了，结果他的血液检查呈阳性，但超声检查没有发现癌症迹象。随后进行了六次对大体正常的前列腺组织的针刺活检，并在最后一次检查中发现了一个小的癌症病灶。在家人的敦促下，该患者决定接受放射治疗。可是，如果医生没有提到"癌症"这个可怕的词，他是否会下定决心，忍受这种带有副作用的治疗呢？要知道，患有前列腺癌的男性中，有许多并非死于这种疾病。专家们有时会对诊断结果提出不同看法，这在许多疾病的诊断中都不算罕见。如果每位专家都不知道另一位专家的诊断，就更有可能出现观点不同甚至相互矛盾的意见。

诊断还涉及这样一个问题，即患病究竟意味着什么？媒体中充斥的疾病标签都在传达：我们可以诊断出身体的疾病状况，也应该积极地这么做。随着与健康相关的网站不断增加，身体状态的分类显然变得更加多样化。许多传统上从未被算作疾病的综合征也被归类进来。在 20 世纪后半叶，一些众所周知的疾病风险因素也被看作疾病了。例如，高血压不再是一个潜在的、可能增加疾病风险的影响因素，而被当作一种真正的疾病。曾经的风险摇身一变，成为人们眼中的疾病。当过去的人谈及高胆固醇，或是临床意义上的肥胖，只将其视为增加其他疾病风险的因素；但到了现在，它们本身就成了疾病。"胃酸反流"也是一个新近追加的病种——想想看，它先前都被当作不太严重的常见症状，现在已经升级成了"反酸病"。它不再是一个令人不快的小问题，而是获得了新的称谓，唤起了人们对它的新关注，在其影响下，出现反酸症状的人们将更有可能索求药物治疗。

心理健康方面的标签也在不断涌现。像"社交恐惧症"之类被世界卫生组织认可的新疾病实体主要是制药公司营销的结果。如果一种药物对应一个市场空缺，疾病种类越多，它就越有机会成功。"成瘾性疾病"的概念扩展又是一个例子。人类的行为问题被医学化，对爱与性的品位也都被视作成瘾，而不是主观选择。看来，用不了多久，吸烟就会成为一种真正的疾病，而非疾病的风险因素了——第一步，人们发现吸烟会增加患癌症的概率；第二步，人们认为吸烟是一种成瘾行为；第三步，吸烟成瘾升级为疾病。

　　给疾病贴标签会产生一系列问题。精神病学家和人类学家研究了所谓的"疾病行为"，探讨了患者本身与他们作为"病人"这一角色之间的关系。有些人似乎抵制这种角色，有些人则会接受它。但是，如果疾病本身并不那么明确呢？通常，疾病远非我们设想的那么同质化，疾病的识别、命名和分类比我们想象的更依赖于社会因素。而在当下有一种趋势，要把各种相当模糊的疾病现象转化成一个个离散的疾病实体，好似这样做，事物就能更加真实、更可控一样。

　　1931 年，弗朗西斯·克鲁克香克（Francis Crookshank）医师在《英国医学心理学杂志》（*British Journal of Medical Psychology*）上撰文写道，人们情绪化的哭泣行为总有一天会被重新归类为"阵发性流泪"，通过（用手帕）局部擦抹、无盐饮食，以及限制液体摄入进行治疗——如果不见效，那就要尽早切除泪腺。他的玩笑之语却成了对现实的准确预测，甚至有报道说，有一个人正是因为上述原因咨询了眼科医生，结果医生告知他——你只是在哭！虽然这只是一个孤例，但新的诊断标签如此蓬勃地发展下去，也许会出现更多类似情况。在当下，治疗"成瘾"的标语充斥着医药市场，新的诊断方法也在不断涌现。这也表明，医学很难承认那些不在自身术语框架内的病痛。

　　患者想要把自己的一系列症状升级为疾病，这种愿望可能出自多方面原因：例如，疾病标签似乎能使他们的痛苦合理化，获得他人的理解与认可；又或者，如果引入正确的诊断标签，患者就更容易获得治疗、保险支付和赔偿。在心理层面，人们会有"依照标签行动"的强大驱动力，精神分析师们对这一心理进行了大量研究。这种行为有可能是为了证明自己不能被简化为那个标签，他们感觉自己的症状与标签所描述的存在差异；或者正相反，是为了证明自己完全贴合标签的描述。这些对诊断标签的不同看法将人们自然而然地聚集为不同的小团体：有的认为他们患有共同的疾病或成瘾问题，有的认为他们被误诊了。制药公司一直关注着这些心理趋势，并会主动地塑造它们。毕竟，有时，一种新产品要想在市场上占有一席之地，就需要一个新的疾病诊断类别来支持它。

和患者一样，医生们也经常对诊断标签持不同意见。有些医生在业内高调地认可慢性疲劳综合征，而有些医生则持怀疑态度。同样的情况也见于对某些神经系统疾病的态度上：有的医生会建议患者终身服药，有的医生则会做出不同的诊断并开具短期药物。对于手术的利弊权衡方面，也常常存在分歧。我们陪同患者访问了不同的顾问医生，发现即使是涉及大手术，每个医生给出的有关利弊的建议也相差甚远。类似的还有血糖问题。在检出血糖异常后，还等不到复查时间，医生就会敦促患者制订终身药物治疗方案。医学界很少研究这类疾病是否会自发缓解。

再举个例子，在婴儿性别分化异常的情况下，通常需要进行手术来决定保留哪种性别。在这个问题上，外科医生和儿科内分泌学家总会做出截然不同的决定。内分泌学家多倾向于以婴儿的染色体为标准，而外科医生则倾向于视性器官的预期发育情况而定。父母可能会得到两种不同的建议，最终仍要看他们选择相信谁。

这里也存在着文化差异。一些国家以过度开药著称，另一些国家则以开药不足而闻名。例如，与英国相比，法国全科门诊的开药率非常高。外科手术的执行率也存在地区差异，一项研究甚

116

至声称，只有 2%~3% 的扁桃体切除术和腺样体切除术在医学上是必要的。1976 年，美国众议院的一项调查发现，美国每年有 230 万例不必要的手术，而现今，这个数字更达到了其三倍多。从医学史的角度来看，尤其是考虑到外科与主流医学分离了好几个世纪，直到很晚才成为医学的一部分，这个数字就更加耐人寻味了。虽然在今天，药物必须经过严格质量控制，包括双盲实验和一系列的测试，之后才能投入使用，但外科手术不是如此。如果一种药物需要通过数千人的试验来进行前期测试，那么，对于外科手术会有任何类似的程序吗？手术的安慰剂效应又要怎样衡量呢？

手术是个有趣的话题，根据患者的不同心理状况，结果往往会差异很大。一些精神疾病患者在进行与精神疾病无关的外科手术后，精神状况得到了很大的改善；而许多神经疾病患者的情况则恰恰相反。有一个值得注意的现象是，许多文化中都存在萨满教式的仪式治疗，在仪式中，治疗师会从患者身体中象征性地取出一个东西——"邪恶的力量"凝结在这个东西里面，只要把它移走，身体中的邪恶力量就消除了，患者也就能够康复了。这些明显的心理因素在多大程度上影响着外科手术的结果？例如，如果某人在潜意识中将手术视为一种惩罚，那么手术可能会消除他或她的罪恶感。这也许有助于解释早期反对手术麻醉的一些原因——人们认为疼痛是手术的一个必要部分：没有疼痛，手术就不会那么有效。

还有另外一种情况：不是从身体中取出什么东西，而是增加一些东西。令人好奇的是，不同文化的神话与民间传说中都有这样的故事——英雄在某次探险或旅行中得到好心人的帮助，获得

117

了某种神奇道具，完成了任务。我们可以想到宁芙仙女[1]们送给珀尔修斯[2]的羽翼鞋和隐形斗篷；或者现代的詹姆斯·邦德系列电影中，Q 送给 007 的高科技设备。在这些故事中，总有一个赠予神奇道具的好心人，他们与四处奔走的英雄们不同，通常是待在同一个地方。这像不像是我们日常的医疗互动？如果人们来到医生的诊疗室，离开时医生却没有开具处方，人们往往会感到失望——上述故事是否解释了其中的一些原因呢？

---

1 Nymph，希腊神话中的一类神祇，居于山林水泽的仙女。
2 Perseus，希腊神话中的人物，宙斯和达那厄的儿子，功勋卓著的英雄。

第六章　疾病有含义吗?

　　医生和患者经常就疾病的解剖位置发生分歧。患者可能坚称身体某部位疼痛,而医生却在那里找不到任何医学上的疾病或损伤。有时患者认为疼痛来自某内脏器官,但结果可能发现那个位置根本没有器官。19 世纪末,医生们对这些问题进行了详细研究。在他们看来,很多情况下患者感受到的身体并不是解剖学意义上的身体。然而对患者来说,这个身体是绝对真实的,因为它感受到的痛苦并非臆想。

　　19 世纪 90 年代,弗洛伊德曾提出:许多看似没有生理基础的身体症状是在隐晦地表达无意识的幻想。例如,一名患者说自己手臂麻木,尽管他手臂某部分丧失了知觉,但麻痹区域不符合神经的解剖学分布。在真正的器质性麻痹中,距离主要麻痹部位稍远的神经也会失去反应。通过测试这一点,弗洛伊德发现,患者的身体的确有症状,但他们感受到的是假想的身体,与医学上描述的身体大相径庭。

假想的身体由语言塑造。诸如"我的胃不舒服""我的心碎了"或"你真让人头疼"之类的表述可能真的会让假想的身体部位出现症状。至于究竟会出现怎样的症状，取决于每个人对身体特定部位及其功能的了解和猜测。比如，父母经常发现孩子想象的心脏部位会疼痛，而他们的回应话语也会在孩子身体上有所反映。医学生当然也不能幸免，他们了解大量的身体知识，自然也会体验到各种各样的新奇症状。想想看，医学生在学习期间平均会接触到超过一万个新专业词语，他们之中难免会有人产生各种奇异症状。

尽管看起来很奇怪，但这实际上就是"正常"发展的征象，它证明语言和思维会不断影响我们的身体。通过语言，以及家庭和环境传递给我们的表象，我们逐步形成了对身体的认知。在我们倾听成年患者的童年历史时，如果他们能回忆起小时候受到语言影响，在特定时期或特定部位出现了症状，这往往是个积极的信号。我们能够在这些症状中发现隐藏信息，它们能够揭示身体的构造方式，此外，症状的出现暗示了患者已经无法用别的方式传达出信息。有时，当其他途径被阻断，身体就会代为发声。

弗洛伊德研究了想法从意识中分裂出来的方式——比方说，我们有个令人不安的想法（也许是关于性或暴力的），当它与我们精神世界里的其他部分不相容时，可能会发生两种情况。第一种情况，它仍保持在意识中，但所有与它有关的情感被分裂并且转移到一些邻近的想法上。我们在强迫状态的患者身上可以看到这种情况，人们意识到自己有奇怪的性或暴力的想法，但认为它微不足道且无害。而相应地，一个邻近的琐碎想法却被突然放大到难以置信的程度——比如橱柜的门一定要关上，盐和胡椒必须要分开。

第二种情况，这个令人不安的想法还可能会发生转变——弗洛伊德将这一过程称为"转换"。想法会被压抑并完全从意识中剔除，但与之相关的强烈感受无法在有意识的精神生活中得到表达，就会被转移到身体中。这个想法被躯体化，因而变得不那么具有威胁性。躯体化的具体部位或过程将取决于这个想法出现时的具体情况或我们对身体的认识。一个在某时看起来无伤大雅的想法，在另一个时刻可能就显得很成问题。以儿童在成长中逐渐了解性知识的方式为例，当儿童更多地了解成人对性行为的看法时，童年期的性游戏可能会引发罪恶感和自我惩罚——哪怕这些性游戏已经终止很久了。

弗洛伊德相信，这些症状就像身体里的"纪念物"或记忆痕迹。身体见证了最初那个令人不安的思想或体验——即使当时我们完全没有意识到。那些极其令人烦扰的想法，比如对自己所关心的人的性欲或敌意，不会被有意识地表述，而是通过身体表达出来。精神分析师的任务就是从身体症状中解析隐藏的信息。值得注意的是，转换症状可能表现为患者所认知的躯体问题和疾病，所以必须仔细地将其与其他身体症状区分开来。最常见的转换症状包括背痛、头痛、肠道问题、皮肤病，以及各种形式的假性或假想怀孕。假性怀孕非常常见，可以表现为晨吐、肠胀气、脂肪堆积以及腹部隆起。事实上，任何患者认为与怀孕有关的事情——不管这些事情真的与怀孕相关，还是患者理解错误——都可以引发症状。例如，突然想吃一些不寻常的食物就可能被误认为怀孕。患者会感受到这些痛苦的假孕症状，但很少察觉自己无意识中对怀孕的渴望。

转换症状总是富含深意。视力模糊有时可能表达了不想看到某些东西的愿望；双手失去知觉可能表达了"被冷落"的想法；手臂麻木则可能表达了爱抚（或伤害）他人（或自己）身体的欲望。这些日常症状所表达的愿望、幻想、感受和禁忌，最终都可以用语言形式表达出来，它们的共同点在于对表达的渴望。弗洛伊德认为，转换症状是语言的一种形式，因此患者需要被倾听和解读。精神分析师所要做的就是去了解每一名患者进行隐藏表述的独特方式。

这些隐藏表述可能是直接的，也可能是间接的。例如下面这个病例，某位女性因丈夫的一句话引发了面部神经痛，在她听来，那句话是刻薄的侮辱，"就像打在脸上的一记耳光"。但是，一个如此具体而明显的直接转移是如何发生的？她的症状限于三叉神经第二和第三分支，疼痛会因咀嚼而加重，说话却没有影响，这又说明了什么？弗洛伊德发现，这个症状看似是伤害性话语的直接象征化，实际却是种复杂的转移。弗洛伊德把它与一个更早的事件联系起来。当时，这位女性碰巧目睹了一个痛苦的景象，然后陷入自责之中，同时感受到了面部疼痛和牙痛。弗洛伊德认为，这件事给她的特殊症状埋下了伏笔。最初的神经痛只是恰好与令人不安的想法关联起来，后来却被转换为其他无关问题的象征。

在另一个案例中，一位患者因右脚跟剧痛而无法行走。精神分析师认为，这与她先前在疗养院的经历有关。有一次，住院医师带她去餐厅吃饭，当她挽着医师的胳膊一起离开房间时，疼痛突然发作了，她很害怕自己跟在场的其他人"步调不一致"。弗洛伊德认为，这个想法并不是导致症状的直接原因，实际上她只是在当时出现的众多身体症状中，选择了一个最能象征自己想法的症状，这才使该症状成了特殊的顽疾。弗洛伊德认为，症状转移极少表现为直接且新发的病症，而是更多地牵涉患者的联想、旧疾和以前的身体虚弱部位。

弗洛伊德还注意到，转换症状通常需要一个接收对象。患者渴望被解读，所以往往只有特定之人在场时才会发病。接收对象不一定是实际存在的：可能是附近的某些人，也可能只存在于患者脑海中。重要的是，患者潜意识中认为存在一个接收者，一个可能的倾听者。而这个人往往与某种知识来源联系在一起——可能有关医学，也可能有关性。就好像，患者的症状是在寻求回应，寻求关于身体、性和爱的私密问题的答案。

转换症状具有象征意义，不过，许多精神分析师错误地认为它们不涉及实际的躯体改变。我们可以通过一个例子来厘清转移的过程和逻辑。一名24岁的女性因多种症状去纽约斯特朗纪念医院就诊，症状包括焦虑、呕吐和不明原因的哭泣，医生担心这可能会使她之前的胃溃疡加重。在体检时，医生问及她左手腕上的一小块湿疹，她解释说已经比以前好多了。她裹着一块布条把手表和皮肤隔开，还在手指上绑了布条以避免戒指和手指接触，因为她认为这些是导致皮肤过敏的原因。

经过一段时间的心理治疗，医生得知了更多的细节。她裹上布条是为了避免接触镍，因为只要接触到它，相关部位的皮肤就会红肿、瘙痒。不管她使用什么治疗方法，这片湿疹总是要持续两到四个月。当被问及过敏症状始于什么时候时，她毫不犹豫地回答说是在高中毕业前的几天，当时父亲送了她一块金表。后来，

123

她在儿童法庭工作时，将手臂放在法官席，接触到了金属条，症状就又出现了。

以前，医生曾用各种金属对她进行过敏反应测试，当把一块五分硬币贴在她背上时，皮肤出现了红肿和刺激反应，于是医生告诉她是镍过敏。此次心理治疗则是在讨论她和男朋友以及家人的关系。在整个治疗过程中，过敏症状几乎与她的心理状态毫不相干——直到她谈及了某个特殊时刻：当时，她终于和男友进行了第一次性行为，而且在这个重要事件之后，第一次带男友见了自己的家人。晚饭后，他们在厨房洗碗，她的母亲突然大声说："你戴着表干什么？"母亲不知道女儿的过敏症已经差不多完全好了，已经可以直接佩戴珠宝和金属而不会出现湿疹。听到母亲的话之后，这位年轻女性感觉世界仿佛就要毁灭了。她突然觉得手腕上戴表的地方很痛，开始抓挠。她的手臂很快就红肿起来，出现了荨麻疹，她不得不躺下休息。

那么，她为什么不直接告诉母亲她的过敏症已经好了？她向心理治疗师解释道，当时听到母亲的话语，她立即想到和男友发生的事，并把母亲的问题当成了一种指责。她的第一个念头是"我真感到羞耻"。治疗师又问及以前是否有类似事件发生，她情绪颇为激动地透露了一些细节。她 10 岁时去教堂接受坚信礼[1]，并进行忏悔仪式。她对此感到非常不安，因为知道自己必须坦承所有的罪，必须保持纯洁才能"与基督成婚"。她认为，无论如何

1　坚信礼是基督教某些教派的一种圣礼或仪式，标志着某人的灵性成熟。坚信礼之后，受洗之人才算完全成为教会成员，并以成熟教徒的身份接受自己的信仰。有些地方举行坚信礼时，女孩子会身穿白纱长裙，宛如新娘，所以下文才会有"与基督成婚"一说。

忏悔，她仍然会因为听到"不洁之语"而变得肮脏——尽管她根本不知道那些话语的意涵。她不知道听过"不洁之语"本身是否是一种罪，也不知道要如何忏悔这种她无法用语言表述的东西。这种困惑一直折磨着她。

她坚信自己是不洁的——怀着这样的想法，她领受了圣餐。仪式结束后，姑姑为她戴上了一条带有十字架的金属项链，告诉她：她已经长大了。几乎是同时，她的脖子和肩膀就起了一层皮疹。几年后，她到儿童法院工作，抱怨说自己又"听到了不洁之语"——尤其是那些人们可以非婚生子的说法。就在这个时候，她的症状重现了。讨论该病例的心理分析师指出，鉴于她对婚姻主题的敏感，她把圣餐理解为与基督的婚姻，但严格说来，只有修女宣誓时才是如此。

患者身上出现的症状转移大概与她对于性的想法，以及对这些想法的抗拒有关。在第一个事件中，宗教仪式带来了"我是不洁的，所以我不能戴十字架"这一想法，她的皮肤反应更是使之成真。这一症状既表达了对性的渴望，可能也表达了对性的惩罚。父亲在另一个具有重要象征意义的时刻送上的毕业礼物唤醒了她脑海中的记忆——她被告知，自己已经是个成年女性了。后来，在儿童法庭工作时，她听到了"不洁之语"，这让她再次面对婚姻的问题。最后，在同样的逻辑体系下，她把母亲的询问当成对自己不洁的指责。因此，出现在她身上的症状既是对她性行为的坦露，也是对之的惩罚。

这是一个转换症状的典型例子。虽然弗洛伊德的理论解释局限于特定例子，但许多早期的精神分析师将其扩大化，认为转换症状几乎无处不在。甚至像癌症这类疾病有时也被理解为象征性

表达——癌症就类似于癔症性麻痹或皮疹等，也是隐藏信息。此
类解释在今天看来很牵强，但它们确实来源于真实的临床问题。
患有器质性疾病的患者总是会把病症与以前的幻想联系起来，它
们不一定是造成症状的原因，却会被患者强加到这个症状上。在
一个病例中，某位胃溃疡患者在做梦和清醒时都会产生胃部被刺
伤的幻想。而在另一个病例中，某位女性会把她携带的结核杆菌
具象化成她严厉的母亲。在这些例子中，造成症状的原因和被强
加的"原因"并不一致。

如今，有些行为疗法也是这样进行的。医生会要求那些患有
躯体疾病的人积极地看待他们的外表、体内细胞或免疫系统，仿
佛这种加诸疾病的看法可以影响疾病进程。就其结果而言，在许
多情况下确实有效（我们将在第十四章探讨其机制）。有趣的是，
那些否认思维和幻想会引发躯体症状的医生在试图改善患者病情
时，往往也会尝试相似的方法。针对心脏病患者的一种行为疗法
就是，鼓励他们想象肩膀上有个无拘无束的家伙指挥着他们的行
动，这与胃溃疡患者认为有人试图刺伤自己的想法不是很相似
吗？在这两种情形中，都有一个想法或形象被嫁接到已经存在的
问题上。既然一个案例产生了身体影响，为什么另一个案例不能
呢？既然将症状具象化能影响免疫系统或血压，那么在疾病初期，
类似的心理过程难道就不能引发症状吗？

弗洛伊德并不认为所有症状都是转换造成的。比如说，存在
没有心理原因的躯体症状，还有他所谓的"真神经症"——症状
由挫折和不满引发，但其中没有任何隐藏信息。这就好比是收支
平衡：存在于人体的问题有那么多，在这个地方被阻拦，就会在

另一个地方出现。类似地，通过分析此类疾病的一些诱发因素，弗洛伊德讨论了情感如何导致神经系统疾病，此类疾病可能伴随器质性变化以及其他部位的问题。他的学生进一步阐释了这一思想，提出了"植物性症状"这一概念，即无意识引发的症状——它们既没有象征意义，也不是"收支平衡"的结果。正如一位精神分析师所说，这些"症状可没有在象征些什么"[1]。

弗朗茨·亚历山大花了几十年来研究这类问题，在20世纪四五十年代的美国，他的工作激发了一大批研究人员的兴趣。亚历山大曾在维也纳和柏林学习，后回到美国，成立了芝加哥精神分析研究所。他对所谓的躯体"伴随反应"（即紧随心理活动出现的躯体状态）非常感兴趣。像愤怒、恐慌和放松等心理活动都会伴有特定的身体状态，它们的核心反应各自不同。亚历山大的主要假设是：如果心理状态与生理反应之间有特定关联，那么当想法和感觉被阻断而无法表达时，伴随的自主神经系统的活动也会被阻断。积压的能量会长期保留，造成身体组织损伤。

例如，接受和给予等愿望会伴随着上消化道的活动，因为这与第一次摄入食物的经历有关。婴儿第一次感受到爱往往与喂养的最初体验联系在一起，在我们无意识的情况下，食物和爱变得不可分割。如果一个人感到被拒绝，渴望爱但又无法表达，胃部就会做出反应。高酸度的胃液不停分泌，就像在为进食做准备，这就为溃疡创造了机会。亚历山大还阐释了哮喘、高血压、溃疡性结肠炎和其他一些疾病的类似发病模型。

尽管这些疾病差异很大，亚历山大认为它们有着某个共同点：

1　此处原文为"there is no symbolism in the symptom"，应是双关。

都与冲突有关。可能是依赖和独立之间的冲突，或者是想要攻击和控制攻击欲之间的冲突，等等。我们出生时需要依赖别人，但仍然希望维护自己的自主性。我们对最亲近的人存在敌意，但又必须抑制这种敌意以免失去他们的爱。根据亚历山大的理论，这些冲突会引发紧张状态，随后对健康产生影响。亚历山大的观点一度产生了巨大影响，并引发了许多新问题。

精神分析主要涉及谈话、解析象征意义，以及破译隐藏的幻想，因此，没有意义的症状就成了精神分析的难题。该如何解决呢？如果不能用传统的方式来解释它们，该怎么办呢？在亚历山大的模型中，溃疡没有任何意义。它没有传递隐藏信息，也没有象征着任何关于被刺伤的幻想，而仅仅是心理冲突或紧张状态的生理伴随反应。亚历山大还谨慎地强调道，这些因素只是冰山一角。躯体症状的产生必须有恰当的诱发事件和一个神秘的"X因子"。X因子代表着身体是否容易得病，它可以被看作一个与体质、遗传或其他"先天"因素有关的成分。

这个想法似乎与当时生理学上许多振奋人心的发现相吻合。 ₁₂₉ 还记得吗？沃尔特·坎农对机体在紧急情况下的反应——包括心率和呼吸频率增加、肌肉收缩、出汗和下消化道蠕动增加——很感兴趣。坎农想研究人类对愤怒、饥饿和恐慌等状态的躯体反应，认为也许能找到每种状态的特定躯体表现。在研究中，他发现人类和动物都有一个共同的行为模式，即"战斗或逃跑"反应。

尽管战斗和逃跑的最终结果大不相同，但两者都涉及迅速调动体内资源，以提升生理和心理机能。愤怒居上就会战斗，而恐惧主导就会逃跑，而这正是该模型的有用之处——能够解释症状的形成。如果身体为一个永远不会到来的行动调动体内资源，就会过度刺激心脏、肾上腺和其他器官。例如，在猝死的案例中，如果没有行动的可能，而情绪化的状态又持续了很长时间，过度激活的交感神经系统（为身体行动做准备的自主神经系统的分支）可能会导致致命的血压下降。与转换症状不同，血压下降没有象征意义，也不需要任何解读。

因此，坎农和亚历山大都认为，紧张状态可以引发躯体症状。这与转换症状中特定的隐藏信息是不同的：转换症状有着某种含义，植物性症状则没有。不过，也有精神分析师认为，转换症状主要影响神经肌肉系统和感觉系统，不对身体组织造成任何实际损害；而植物性症状则可能引发病变和明显的组织变化。这里的潜台词是：论及潜在的健康风险，转换症状没有植物性症状后果严重，两者需要采取的治疗模式也不同。

但是，它们之间真的如此泾渭分明吗？如果转换症状持续多年，会发生什么情况？有没有可能导致局部组织损伤？如果一个人想要疏远某个亲近的人，又不能把这个想法表达出来，就有可能出现恶心和呕吐等转换症状，仿佛是将对方吐出来了一样。麦当娜（Madonna）在收到凯文·科斯特纳（Kevin Costner）对她节目居高临下的评论后，做了一个呕吐的动作，这可以被理解为是对这种转移的模仿：她把科斯特纳和他的评论都吐出来了，拒绝吸收。

恶心呕吐加上胃酸分泌过多，如果这些症状长期持续会怎样？会不会导致消化性溃疡？皮肤病也是很好的例子，因为它们往往具有象征性，却涉及身体组织改变。有这样一个病例，一名20岁士兵的双腿和臀部后面出现荨麻疹，且呈现奇怪的横线图案，类似于鞭笞后的肿痕。后来医生发现，他在9岁或10岁时，曾因趴在女生宿舍窗户上偷看而受到鞭笞。10 年后，他在军营驻地的护士宿舍内闲逛时被抓到，肿痕立即重现了——当时他本想去见一个心仪的护士，却被军官发现，大加训斥。不到一小时，他的皮肤就出现了体征。

这个病例中存在怎样的心身机制？这是一种转换症状吗？当皮肤受损时，典型的反应就是疼痛和炎症。但这些反应不仅涉及损伤的直接影响，还关系到造成炎症反应的反馈系统。这种反馈由逆向传导的神经活动调节——和最初的疼痛"脉冲"（来自鞭笞）沿着同样的神经纤维传递——促使皮肤的神经末梢形成化学物质，进而促进炎症反应，并影响凝血机制。如今，人们都知道，有关伤害的催眠暗示可以调动同样的反馈系统。那么，这意味着：鞭打皮肤的幻想或无意识念头所引发的转换症状也可能遵循同样的原理。

这或许可以解释，为什么以前出现过疾病和损伤的部位仍会不时肿胀、发炎，甚至出现更罕见和惊人的皮肤损伤，比如圣痕[1]。如果这些过程与其他身体系统有关，那么试想一下，系统失调问题（如湿疹和皮炎等）中，是否有许多症状也都是类似机制造成的？转换症状和其他症状之间的界限并不总是那么清晰，组织损伤不能作为区别二者的标准。如果身体任何部位受了伤，它就会获得心理表征，从而具有某种含义，这就意味着它可能会成为将来转换症状发生的部位。因此，即使是没有明显心理根源的旧疾，多年后仍可能复发，以表达一种象征性信息，或只是对令

1　圣痕，或称圣伤，被一些人认为是超自然现象，一般出现在基督徒身上，所展现的伤痕类似于《圣经》中基督受难的情况。例如掌心或头部无缘由地流下鲜血，或者双眼流血等。

人不安或难以接受的事件做出反应。

　　这个假设虽然简单，却蕴藏深意。它表明，如果我们找不到与某一症状或疾病有关的心理困扰事件，并不代表不存在心理因素。在皮肤科，医生经常会遇到这样的情况：有些人能够长年接触某种过敏物而没有任何反应，却突然在某个情绪波动的时刻患上接触性皮炎。此时，过敏物突然成了症状的"原因"，仿佛身体在表达内心的不安。在这里，时间因素至关重要。过敏反应可能在某一特殊时期才出现，这个症状也可能在日后某个没有过敏源的情况下重现。怀疑论者可能会说，它要么是躯体症状，要么是转换症状，两种解释不可兼得。但这确实是个不应被忽视的、有意义的观点。重要的是，某个躯体活动被赋予了心理表征。一旦这种情况发生了，一旦它被记录在身体里，就有可能在未来某个时刻被激活。因此，同样的症状或疾病在一个人生命中的不同时刻可能有不同意义。诸如过敏之类最常见的症状不正是如此吗？

　　过敏反应的原因可能有时神秘，有时清晰。一旦躯体反应在心理上实现记录和编码，它就可以在其他时刻被激活。心理因素可能是第一次发病时的重要因素，也可能不是，但无论怎样，我们无法预测它会对未来的疾病进程产生怎样的影响。旧瓶可以装新酒，某症状不一定总是代表同样的含义。更重要的是，对于疾病是否具有含义，我们要放弃那种"要么有，要么无"的思维模式。

第七章　当身体做出回应

一种身体症状可能扮演着多种角色。例如，患者第一次出现某种症状时，可能与情绪因素关系不大，但在康复了几个月、几年甚至几十年之后，却因心理压力而导致症状复发。在某些情况下，一旦某个症状与心理发生关联，获得表征，就可能埋下未来的隐患。疾病研究也因此变得更复杂了，毕竟，如果医生在患者患病早期没有发现心理因素的作用，可能之后就不会从心理层面进行更深入的调查了。

我们所讨论的疾病模型并不主张每种躯体症状都是转换症状或植物性症状，而是认为：病变发生的时机与部位可能十分重要。它们可能与症状直接相关，但也可能是间接相关，在症状出现之时，尚不存在象征意义。在这里，我们再次面对一个复杂的问题：在某些病例中，很容易分清楚是转换症状还是植物性症状，而另一些则不然。那么，对于可能跟潜意识有关的躯体症状，是否有更进一步的方法来区分它们呢？是否有某些症状作为问题而出现？让我们回想一下上一章镍过敏患者的病例，就像我们所推测的，患者与母亲洗碗时的对话诱发了过敏症状，这一症状是不是在隐晦地发出质问："我是不是不洁的？"抑或，它是在给出一个回应："我是不洁的。"在这里，症状的出现是否如同一个答案，一个贴在身体上的印记或标志呢？

　　在这个问题上，我们有必要区分症状代表着问题还是代表着答案吗？心身医学领域的研究者观察到，有时，一种症状——尤其是突然发作的病症——会在个人身份的某方面遭受外部挑战时出现，就像是在宣告自我存在的一个签名或标记似的。让我们看下面这两个例子。第一个病例是一位法国精神分析师报告的，在治疗患者的过程中，她一直使用法语。这名患者因溃疡性结肠炎（一种大肠内壁出现炎症和溃疡的肠道疾病）住院治疗，医生打算做手术切除其部分肠道。患者认为自己的疾病与心理因素有关，于是联系了这名精神分析师，跟她谈论了自己的生活。

　　患者透露：他一直为自己的姓氏感到尴尬，因为它听起来像一个贬义词。为了避免被人嘲笑，他对自己的名字做了小小的改动，新的名字会让他想起曾在电视上看到的一个在战争中被摧毁的村庄。这次改名发生在 10 年前，当时他遇见了那个即将成为他妻子的女人，他觉得不能再背负着之前的名字。与此同时，他还见了未来妻子的家人们，和她父亲建立了亲密的友谊。在改名后到结婚前的这段时间，他第一次出现结肠炎发作并大量失血。之后他成了家，有了一个儿子，在接下来的 10 年里生活得相当平稳。然而最近，他的肠炎又开始发作并持续失血，第一次发作时使用的可的松疗法也不再有效。因此，他被送进了医院，等待手术。

在他本次结肠炎复发的前几个月里，发生了很多事情。他得知了妻子的不忠，然后离婚了。这不仅让他失去了妻子和家，也失去了他亲爱的岳父。这位患者从未见过自己的亲生父亲，只有一段支离破碎的回忆：在他大约三岁时，他和姐姐从学校回家，一个身材高大、看上去魁梧有力的男人把他抱起来打量。姐姐告诫他不要向母亲提起这件事，因为母亲反对孩子与父亲有任何接触。这位患者描述了放学后和姐姐一起等待姗姗来迟的母亲来接他们时，自己有多么想再次见到父亲。当患者的故事讲到此处时，精神分析师打破了沉默，说了一句"Sans père"，意思是"没有父亲"。

随后，患者描述了另一段记忆。他小时候的某一天，走进家里的厨房，发现地上有一片用过的卫生巾，上面沾满了血，他以为那是他母亲的。这时，精神分析师再次开口，说了一句"Sang perd"，意思是"失血"——在法语中，这个词组的发音和"Sans père"的一模一样。精神分析师提出，正是通过这种言语的干预，患者才能够直面问题：母亲希望他与父亲断绝联系，希望他"没有父亲"。就在他改名的那一刻——也就是，在他放弃了唯一象征着他与父亲的联系的东西时——躯体症状出现了。而第二次疾病发作，则是与岳父的分离引发的。每一次发作都是因为"没有父亲"。

从这次治疗开始，患者对生父产生了兴趣。他找到了父亲，与之见了面。随着他探索生命中与父亲有关的部分，他肠道出血的次数明显减少了。后来，患者做了一个梦，梦见自己就要被一个强盗杀死，他认为这表现了自己死亡的愿望。在做了这个梦之后，疾病症状完全消失了。那么，精神分析师如何解释这一系列重要事件呢？她认为，结肠炎代表着这位患者对父子关系的、被压抑的诉求，通过精神分析师"没有父亲"这一言语干预，患者的诉求被释放出来，回到他的意识层面。一次次的失血（借助"失血"一词的干预）被转换为对父亲的渴求。精神分析师还认为，最后的梦表示患者正在意识到自己内心的死亡本能。

那么，在这个案例中，躯体症状起到了怎样的作用呢？与其说症状的出现是在提出问题，不如把它看作一种回应，一个表达了"没有父亲"的代名词。我们必须承认，精神分析师的词语选择多少有些刻意和武断，结肠炎也不是"没有父亲"的象征性表达。这些词语所起到的真正作用在于，它们在患者的躯体症状和其父子问题之间架起了一座桥梁，开启了患者生活中未经探索的一个维度。与此同时，分析师通过使用双关语干预，诱导患者用语言沟通来解决这个问题，这样就不再需要躯体代其发声。当然，我们不是说疾病是什么语言具象化出来的奇异产物。疾病就像印戳或标记一样，是对患者个人身份的认证。对于这个患者，症状反映了他身体内部的矛盾，象征他内心深处隐藏的亲子关系问题。这种象征无法获得回应时，身体给出了答案。与转换症状不同，这不是一种交流——恰恰相反，这是对交流的阻断。二者有着明显的区别，就像一边是饱含深意的长篇大论，另一边是没有深意的专有名词。

这个病例可以与早些时候的溃疡性结肠炎研究联系起来。在20世纪50年代，乔治·恩格尔发表了一系列重要研究成果，描述了他观察到的一种疾病模式。结肠炎患者会与一到两个人形成高度依赖的关系，却与其他人十分疏离。当少数紧密关系被破坏或受到威胁时，他们就会出现结肠炎的发作或复发。恩格尔还发

137

现，在治疗过程中，结肠炎患者通常会遵循同样的模式：他们与医生的关系要么非常紧密，要么冷淡疏远，而那些表现出亲密和依赖的患者治疗效果往往更好。所以说，患者与他们的肠胃科医生（或心理治疗师）绝不该彻底失联。

让我们再看一个例子。一位哮喘患者在搬到英国并开始新工作后，病情明显恶化，于是他开始接受心理治疗。他抱怨自己无法与远在异国的亲友团聚："在伦敦，没人关心我——我觉得自己成了'不存在的人'。"医生把他的哮喘加重归咎于大城市的污染，但实际上，他的病史没这么简单。这位患者的父母在他六岁时就分开了，他很少见到父亲。十几岁时，他与父亲相处了一段时间，并首次出现了哮喘症状。几年之后，哮喘又复发了，当时他接了一份周六的工作，老板冲他大喊大叫，双方发生了争吵。当被问及这次争吵的细节时，患者表示老板的表达方式非常接近他父亲的。在与父亲相处的那个夏天，他们发生过争执，粗暴而刻薄的父亲对他大声喝骂，说他的存在就是"浪费空气"。

如此一来，辱骂与哮喘症状之间立刻形成了联系，就好像父亲的话直接通过患者的身体表现出来了。哮喘再次发作是在他搬到伦敦后，那时他与原本的社交网络分离，成了孤身一人——一个"不存在的人"，而哮喘症状的出现，让他成了一个"浪费空气"的人。哮喘症就像一个名字，在他感觉自己"不存在"时，这种病症却赋予了他稳固的身份与自我。这与转换症状不同，它是一个明确的标签。它不是在问为什么父亲会使用这种表达，或者他可能在表达什么意思；它也不是性欲的隐晦表达或对此的惩罚。我们也可以思考一下第五章讨论的案例，一个男人被困在母亲的预言中（"你这样做会招致可怕的厄运"）。母亲的话语直接作用

138

在了他的身体上，而不是被压抑、遗忘或拒斥了。相比之下，转换症状倾向于揭示隐藏的问题，追寻着"我的母亲/父亲想要什么？""现在的我处于什么状况？""我讨人喜欢吗？"之类的问题。而这里讲到的身体症状却只是对所听话语做出回应，可以说是一种条件反射，就像巴甫洛夫实验中的狗听到铃声会分泌唾液一样。

此类回应通常表现为躯体症状的突然发作。某种病变可能会在生日、周年纪念日、相遇或分离时迅速出现，简直像是一个为了将事件定格的时间标记。正如在一个案例中，一名男孩即将见到当年抛弃他的母亲时，身上爆发了严重的湿疹。这种情况下，症状和诱发事件之间似乎有某种关联，但患者并未意识到其中的联系，关联更像是自然而然地发生了。心理学研究者往往会感觉惊讶，因为人们总是忽略了对这些症状的发作时机进行心理层面的挖掘或调查。

139　　而这种忽视可能会影响人们求助的方式。如上一章所说，当症状作为问题出现时，它往往会促使人们寻求关于它的各种知识，无论是医学的还是心理学的。虽然患者未必想知道这些症状的含义，但他们想要一个标签或诊断。然而，本章的案例表明，当症状作为回应出现时，虽然也会促使患者寻求一个标签，但很少会激发心理层面的诉求（有时甚至会忽视心理诉求）。在现有的很多案例中，人们在身体某处发现了可疑的肿块，却没有进行检查。有时，他们会假想这就是癌症，是对他们某些背叛或罪恶行为的惩罚。多年后，当他们接受医学检查并被诊断出癌症时，为时已晚。

有这样一个病例，某名女性 45 岁时发现胸部长有一个肿块。大约两年前，她的侄子试图强迫她发生性关系，并踢了她的胸部，造成了严重的肿胀。就在她发现了肿块之后不久，她的侄子自杀了。于是，她认为这个肿块的出现是上帝对她的惩罚，因为她对侄子的死负有责任。她说，如果她同意与侄子发生性关系，他可能就不会自杀。她在发现肿块两年后才去看医生，当时肿块已经溃烂，而她想知道该怎么处理溃烂造成的异味。

就像我们上面提到的湿疹病例一样，事件和疾病之间存在关联。尽管其他迹象可能不支持这一点，但对这名患者来说，生病和侄子的事情之间存在显而易见的联系。重要的是，患者如何理解这些事件，以及她为何放任肿块的存在，而不进行诊治。在刚才提到的湿疹病例中，患者第一次去见精神分析师时才两岁零九个月，当时的他冷淡呆滞，沉默寡言。咨询师用各种办法吸引他参与游戏，却徒劳无功，他似乎对周围的一切毫无兴趣。然而，每当他听闻母亲要来，湿疹就会严重地发作。值得注意的是，在长期的治疗过程中，他学会了以人偶模型为对象进行施虐和暴力游戏，并发展了向他人明确表达愤怒的能力，渐渐地，他的湿疹症状也消退了。

140

此类躯体症状再度印证了上一章结尾讨论的那种不确定性。如果我们假设湿疹最初是身体上的一个明确标记，是对与母亲接触和分离的痛苦的直接表述，那么，这一症状是否会在将来产生其他作用？精神分析师观察了症状的发展过程，并提出湿疹症状引发的抓挠行为包含某种性的意味。当然，我们可以追问，是不是所有躯体症状都会唤起快乐和痛苦的感觉，从而被认为包含性的意味？弗洛伊德的医生马克斯·舒尔（Max Schur）曾提出，医学家总是对这个领域嗤之以鼻。全科医生可能会问患者是否会抓挠身上的湿疹或癣，但不会试图了解患者是否享受这种行为。

任何涉及摩擦身体表面的活动都似乎具有性的意味，毕竟，对身体表面的刺激是人类愉悦感的一大来源。

这表明，一种症状可以同时在多个层面发挥作用。假设一些外部因素引起了患者的皮肤反应（此处暂时不考虑心理因素是否在最初的反应中起作用），患者会服用药物以消除症状，但无法停止抓挠行为。为了防止症状恶化，患者发誓不会再抓挠患处。然而，抓挠可能会带来一种令人不安的快感。于是，患者面临着一个新的困境：享乐与禁忌之间的冲突。"想要抓挠"的欲望与"抓挠不利于恢复"的知识发生冲突，造成紧张状态，而这一张力本身就会引出性的意味。抓挠身体表面可能是一种与性有关的活动，但禁忌也会唤起性欲望。毕竟，禁忌创造欲望。在不知不觉中，抓与不抓之间的心理斗争可能会与手淫、不正当的性幻想等联系在一起，引发一个问题：到底要不要放纵自己呢？随着这个糟糕的过程不断持续，无论躯体症状有多么令人厌恶，它都可能开始成为快乐的来源，同时也成为对这种快乐的惩罚。

这些例子不能概括我们讨论过的所有症状。任何皮肤反应都会引起与手淫相关的罪恶感——这显然是荒谬的。同样，也不能死板地认为，哮喘或溃疡性结肠炎总是以个体身份标记的形式出现。它们同样可能在提出问题，我们没有讨论过的其他症状亦是如此。举出这些例子是想说明，详细了解患者的个体成长史十分重要。医生应当探索每种独特的情况下，症状究竟起到了什么作用。我们不能用同一种理论去解释所有的哮喘、结肠炎或其他疾病。

我们只能得出这样一个结论：有些躯体症状似乎是作为问题的载体出现，有些则是作为一种回应或标记，对它们进行区分是有意义的，还有一些症状似乎是为了填补修复某种破裂的关系。弗洛伊德的论述十分有趣，他描述转换症状时，总是围绕着冲突和问题，而其他躯体症状则像是叙述中的标点符号一般不那么重要。若患者在一段关系破裂后出现疾病症状，那么接下来的问题便是，这段关系最初在患者生活中扮演了什么角色。如果这段关系本身就是一种心理防御，或者是对生命中缺少的另一段关系或维度的反应，那么躯体症状可能是接替了这段关系所起的作用。在之前的溃疡性结肠炎案例中，与岳父的关系让患者暂时回避了不可被象征化的父子关系问题。

精神分析师乔伊斯·麦克杜格尔（Joyce McDougall）提出过一个特别有趣的观点，可能与这种现象有关。麦克杜格尔是新西兰人，在巴黎工作多年，专门研究躯体问题。在讨论转化症状与其他躯体疾病的关系时，她认为，转化症状往往与性和自恋的主题有关，而另一些躯体症状可能与生存的权利有关。考虑到我们提出的两种症状，一种是作为问题出现，另一种是在生命某个特定时刻出现，作为来自身体的回应，再结合麦克杜格尔的观点，或许就能得出一个大致框架，帮助我们思考曾经讨论过的一些现象。

在临床上，学者们通常会建议医生仔细倾听患者的话语，以此来判断症状背后是否隐藏着患者希望被倾听的诉求。我们经常会看到，某位患者一次又一次地向同一位或不同的医生表达躯体不适。有时，患者的躯体问题获得了医学诊断，并进行了治疗，但随后很快又出现了新的症状。有时，医生可能会坚持认为问题出在患者的心理上，而患者却持相反意见，坚持认为问题出在身体上。随着这一僵局的持续，患者可能需要进行无休止的医疗检

查和咨询。有的患者可能会出现明确的病理情况，从而让这个僵

持的过程得到一段时间的缓解。然而，患者躯体症状所明确表达
的问题仍然没有被触及，这个问题很可能与其童年时常见的思
维定式有关，比如："我体内有什么东西吗？""我是男人还是女
人？""我是否有失去器官的风险？"

　　全科医生处理的症状中有多少比例是以这三个问题的形式出
现的呢？答案应该会很有趣。这些人类的基础性追问恰恰也是人
类常见疾病的关键。尽管在患者的一生中，它们可能永远不会催
生任何躯体症状，但它们会与患者所处文化环境对疾病的描述密
切相关。如果一个女孩每天都有数小时担心体内有什么东西在吞
噬她，她也许会对癌症感到特别好奇或害怕。如果一个男孩对拥
有阴茎的意义感到紧张，也许会对可能导致身体部位损伤的疾病
倍感恐慌——比如坏疽，甚至是简单的牙齿问题。

　　我们可以想象如下场景，一个在潜意识中包含某种成见的人
到了晚年患上了一种疾病，疾病的特点恰似让其焦虑的事物。也
许，有些疾病实际上能帮助患者厘清其所困惑的问题究竟是什
么。例如，青春期激素失调可能是患者在询问自己究竟属于哪种
性别——即使这种困惑从未在其脑海中明确出现。类似地，月经
中断也可能是在问，自己能否成为女性？我们常常把激素形容为
"化学信使"，对此我们应该思考一下，这封"信"到底是哪个部
位发出的？

　　这些问题显然与医学领域的一些关注点不谋而合，也确实存

在大量的实际病例。不过，关注症状背后的诉求，并不是说要放
弃其他的研究路径。在某些情况下，以往对转换症状和植物性症
状的区分可能很有用，但在其他情况下，我们就能看到这种区分

存在一定局限。同样的道理，我们可以区分以问题形式出现的症状和以回应形式出现的症状；或者，也可以区分与性相关的症状和与生存权利相关的症状。这是值得深思的方向，但绝非死板的划分。我们未必需要赞同所有这些区分的方式，但也许能从中获得启发，看到躯体症状所起到的作用纷繁复杂、差异巨大。正如我们所见，这些躯体症状能够在生命中扮演着截然不同的角色。

第八章　心脏

　　在人类文化中，心脏已经变成了一种符号。文学、诗歌和日常语言里，心脏承担着爱、欢喜、愤怒、恐惧、悲哀等情感。我们常说"心碎了""心直口快"[1]"心提到了嗓子眼儿""心漏跳了一拍"，等等。心脏承载了诸多意涵，这会不会真的影响它的生理机能？如果一个人说自己心碎了，之后又死于心脏衰竭，这是一个令人遗憾的巧合，还是说，绝望的心理真的能够对身体造成影响？

　　还记得我们在前两章讨论的转换症状吗？当某个部位被赋予心理上的象征意义时，在某些情况下，它可能就会出现问题。那么，语言和文化给心脏赋予了如此之多的意涵，是否也影响了心脏病的发病呢？显然，一些医学人类学家相信这一点。有许多来

1　原文是"wearing one's heart on one's sleeve"，为固定短语，直译是"把心穿在袖子上"。

自红色高棉政权的柬埔寨难民抱怨心脏不适，他们称之为"心脏虚弱"，这让西方的医生很好奇。尽管后来发现难民们心脏本身没有明显的问题，但其心悸、颤抖、呼吸急促和对死亡的恐惧都与其心脏不适的感觉有关。医生们研究这个问题时，发现这些症状与人类心脏的文化呈现有关。人们常把它想象成一辆汽车，当燃料不足时需要加油，油箱空了会发出咔嗒声。呼吸被想象成活塞式的运动，而柬埔寨的传统疗法主要是以"能量饮品"进行治疗，这就进一步延续了"心脏是需要液体燃料的汽车"这一比喻。人类学家对这种相对较晚近的"心脏虚弱"综合征进行溯源，最终追溯到了法国对柬埔寨殖民的时期，发现法语中就有"心脏虚弱"（faible de coeur）这样的表达方式。

这个例子显示了语言是如何影响躯体症状的——有关心脏的理念和意象创造了身体上的不适。如果柬埔寨难民"心脏虚弱"的例子展示了从语言到症状的转换过程，那么西方社会常见的严重心脏问题又是怎么一回事呢？它们是否也能以同样的方式被言语塑造和调控？又或许，事实上正相反，心脏问题是精神痛苦、紧张和绝境造成的，与我们在心理上如何认识心脏关系不大？

心脏病是工业化国家中人们最主要的死亡原因。2002年，近12%的英国人患有慢性的心脏和循环系统疾病，全英每年有超过25万的心脏病发作记录和大约33.8万个新发心绞痛病例。在美国，每5人中就有1人死于冠心病，每年有超过100万人心脏病发作，每年用于心血管疾病的医疗费用高达2420亿美元；而在欧盟，相应费用是1040亿欧元。仅在英国，每年会开出1.8亿张心血管药物处方。这些统计数字还在持续稳步攀升，足见心脏病是个不断升级的巨大问题。

　　许多早期的心身医学研究都致力于概括出易患心脏病的人的类型。这类人很容易生气，总是行色匆匆，对别人要求很高，对自己同样苛刻。除了这些刻板印象之外，通常很少有人再针对特定的心脏问题进一步细分。可是，心脏出问题的方式多种多样——从心律失常、心力衰竭、缺血性心脏病、瓣膜性心脏病，到感染性心内膜炎、高血压和充血性心脏病。如果说性格的影响很重要，那么，不同的性格类型是否匹配了不同的心脏病类型呢？

　　有些心脏病比较常见，据估计，冠状动脉疾病约占心脏病病例的 80%，但其病因有许多种。糖尿病和高血压（即长期血压偏高）可导致冠状动脉疾病，此外，动脉粥样硬化亦是致病原因。后者涉及动脉的增厚和僵化，可能是由于血压快速升高，造成动脉壁产生细小撕裂，疤痕组织和脂肪沉积物堆积，导致动脉直径减小。当机体忽然需要能量时，会调动体内储存的脂肪以备随时使用，心脏亦开始加速跳动。那么，"动脉粥样硬化"对应的性格类型是不是只要从那些会突然需要大量能量的人身上归纳就可以了？

　　心律失常则是另一类问题。心脏的电脉冲会引发心肌有节律地收缩，若出现干扰，就可能引发心律失常。根据心律失常的来源和性质、心跳的规律程度、心率加速还是减慢，可划分出许多不同种类的心律失常。心室颤动（一种异常的心脏跳动，无法产生有效的心脏收缩）是许多心源性猝死的原因，焦虑体验与之有明确的关系。一项针对男性医疗从业者的研究显示，高度焦虑的人发生心脏猝死的风险会增加五倍。看起来，似乎是源于自主神经系统的暴力信号脉冲扰乱了心跳节律，导致心脏失控。那么，"心律失常"对应的性格类型是不是只要从经常焦虑的人身上归纳就可以了？

在一些事件中，医学家观察到，恐惧诱发的急性心源性死亡与心律失常有关，例如：地震、抢劫，还有第四章中坎农研究过的"巫毒致死"（即巫医的诅咒）等。坎农的判断是对的。交感神经系统的过度激活促进了肾上腺素和去甲肾上腺素在心脏的急剧释放。这两种激素驱使心肌细胞打开钙离子通道，大量的钙离子引发心肌纤维痉挛，导致致命的心律失常。然而，随着技术的进步，连续的心率监测表明：哪怕是心脏健康的人，一天内也常有心律失常出现（尽管这曾被视为异常）。过于规律的心脏活动可能还不如偶尔多跳或少跳一拍的心脏有力呢。

尽管临床情况很复杂，但在心脏病研究中，性格分型还是取得了诸多成果。讽刺的是，虽然从20世纪60年代末开始，许多心身研究人员都以反对性格分型模型为荣，但到目前为止，心身研究中最流行、接受度最广的理论依然涉及性格分型。性格分型理论诞生的故事也广为流传——它并非来自某位心身医学的先驱，而是出自一名室内装潢师的随口点评。

故事是这样的：梅耶尔·弗里德曼（Meyer Friedman）和 149
雷·罗森曼（Ray Rosenman）在旧金山经营着一家颇为成功的心脏病诊所，业务繁忙，然而一直被一个恼人的问题所困扰：他们总是需要更新候诊室的椅子。有一次，一位新的室内装潢师来评估损坏情况，他以专业的目光扫视了一圈家具，问道："患者们到底是有什么毛病啊？！"人们一般是不会把椅子磨损成这样的，即便是在候诊室这种自然地使人感到紧张的环境中，也不至于如此。尤其是坐垫和软垫扶手前部的几英寸，简直"惨不忍睹"。患者一定是强迫性地坐在椅子边缘，焦躁地摩挲、抓挠扶手。

于是，心脏病专家们意识到，他们面对的可能是一类非常特殊的患者，这些人很紧张、急躁、不安，连家具上都留下了他们身陷痛苦的印迹。不过，事实证明，这个故事只有一部分是真的。弗里德曼说，他在研究开展了五年后才想起那个装潢师的评论。显然，观察到会计人员在纳税期前后的胆固醇水平飙升为其学术理念提供了思想的火花。这个故事的流传方式很有意思——故事塑造了一种与过去经历完全无关的"灵光乍现"的时刻。不过，更合理的解释或许是，这两位医生的成果建立在心身医学长久以来的研究基础之上。

言归正传，两位医生发现的是什么性格类型呢？答案是所谓的"A 型性格"。A 型性格者咄咄逼人、好胜心强、野心勃勃、活跃不安、时间紧迫感极强——他们总是紧张兮兮、匆匆忙忙。难怪他们会把候诊室的椅子磨坏，在医院的停车场停车时，车头也总朝向外侧。停车区域的照片显示了 A 型性格者的泊车方式——总是便于快速驶离：他们可没空浪费时间。时间有限而事务无穷，他们希望能尽快离开。

这些受试者希望"在最短的时间内，从环境中尽可能获取更多，质量差一点也没关系"。虽然 A 型性格的概念是在 20 世纪60 年代初提出的，用其描述今天的某类行为，尤其是工业化国家大城市里的某类行为，依然和当时一样贴切。此种行为方式似乎正适合现代消费社会，当有人提出应批驳这类行为时，甚至有些医生企图反对，说这可能会扰乱经济。正如一位医生所说："广泛减少这种行为可能会产生不良的社会经济后果，导致生产力降低和职业驱动力不足。"

先不管 A 型性格是否对经济有利，与之相关的一个重大问题还没怎么被提及。正如旧金山预防医学研究所的迪安·奥尼什（Dean Ornish）所指出的，问题不在于探究出"努力工作是否会让人心脏病发作"，而在于回答：为什么这些算得上富裕的人要如此努力工作。是什么推动着他们向前？如果不是出于经济上的需要，他们内在的驱动力又是什么？A 型性格的概念很快流行起来，在一项早期的研究中，基于心理变量评估，3400 名没有冠状动脉疾病的男性被评为 A 型性格。两年半后，年龄在 39~49 岁之间的 A 型性格的人，冠心病发病率是同年龄段 B 型性格的人（没有 A 型性格特征的人）的六倍以上。

许多关于 A 型性格的研究存在恼人的缺陷——它忽视了年龄、性别和社会经济地位等变量。没过多久，就有数项更复杂的研究声称：如果把这些因素都考虑在内，A 型性格的一些特性就不存在了。冠心病高发病率的患者们所表现出的共同特性更多是由其所处人口阶层（而不是由性格）决定的。1987 年，一项对 A 型性格研究的述评发现：事实上，只有在 20 世纪 70 年代早期和中期，A 型性格研究才涌现了大量阳性结果，而到了 1978 年，阴性研究结果开始频繁出现。总的来说，A 型性格与冠心病的联系似乎比原以为的要弱，不过，也可能是评估技术的改变造成了这种情况。

深度访谈少了，而手写的问卷增多了。问卷调查本应比访谈人员的评估更客观，但它也只能提供人类生活的肤浅掠影，而且容易出现自我报告的所有缺点。患者往往受限于既定的选项，不能顺着思路尽情发散作答。此外，还有来自医学期刊编辑的压力——他们开始发表阴性结果。在无数研究声称 A 型性格是个确凿概念之后，研究趋势显示出一波阴性结果的反弹。

如今，人们对 A 型性格分类的看法褒贬不一。网络问卷调查可以在几分钟内告诉你，你是否是 A 型性格，但这究竟说明了什么呢？一连串研究项目都试图抽离出 A 型性格的不同变量（如野心、时间紧迫性、敌意等），然后测试其中一个是否是心脏病的相关因素。这就会遭遇如下问题：假设情绪及其引发的状态可以被清晰地分离、归类和区隔，这是否合理？这类似于古人对哲人石的追求：就像炼金术士求索着将贱金属变成黄金的神秘方法，现代人则是想要一种纯粹的、明确的、单一的情感状态，来解释心脏病的原因。不过，真的能把"有野心也有时间紧迫感"的群体和"有时间紧迫感但没野心"的群体区分开吗？

一些研究者声称，针对心脏病这一问题，唯一重要的性格特征是敌意，尤其是压抑的敌意。最近还有人提出了"D 型性格"的概念，其特点是体验消极情绪（术语为"消极情感"），并倾向于压抑"自我表达"（也就是"社会性抑制"）。荷兰鹿特丹伊拉斯谟医学中心对 875 名接受血管成形术[1]的患者进行的一项研究发现，所谓的 D 型性格患者九个月后死亡或出现心脏病发作的风险是其他人的五倍。于是，我们被告知，D 型性格的人出现心脏问题和死亡的风险更高。

不管是关于 A 型还是 D 型性格的研究，都大量提到了克制、压抑或过度自制的影响。如此，在 20 世纪 60 年代中期，日本心身协会发展为全球最大的心身协会就不足为奇了。同时，一项又一项研究考察了抑制愤怒和生气等情绪对身体的影响。理查德·谢

1　血管成形术采用机械方法使病变血管重新塑形，通过球囊扩张、支架等方法，使狭窄血管或夹层血管恢复正常管径，从而达到恢复供血的目的。

克尔（Richard Shekelle）在 20 世纪 80 年代对 1800 名中年男性进行了血管造影术检查，成功地预测出，在高敌意情绪患者中冠心病发病率更高。在另一项关于冠状动脉钙化（动脉中形成钙质沉积）的研究中，研究者对 374 人进行了敌意测评，又通过 CT 扫描测量了冠脉钙化程度，发现两者之间有明显的相关性——敌意程度越高，钙化程度越重，提示存在更严重的动脉粥样硬化。

CT 扫描技术不断进步，而愤怒和敌意却一直是引起心脏疾病的常见"嫌疑犯"。我们生气时，血流量会突然增加，这不仅会在动脉壁上留下疤痕，而且会在短时间内调动身体的储备能量。这时，脂肪酸会被释放进入血液，然后可能会堵塞动脉壁，形成脂肪斑块，而后者与动脉粥样硬化有关。如果你不仅生气，还试图压抑愤怒，事情只会变得更糟。这很可能会增加交感神经系统活性，将肾上腺素和去甲肾上腺素泵入血液，造成血压升高。

最近的研究完善并挑战了一些旧有观点。据悉，"消极情感"或"态度有问题"会使得促炎细胞因子(如 α 肿瘤坏死因子)增多。它作用于局部，促进病变部位炎症反应发展，对易损动脉粥样硬化斑块的三个病理阶段（即，斑块不稳定、斑块破裂和血栓形成或凝血）均有影响——这着实是坏消息。

过去，人们认为心肌梗死（心肌死亡）最常见的原因是，高胆固醇环境下动脉粥样硬化斑块的堆积。斑块破裂、凝结，阻塞心脏供血，就会引发心梗。但最近的研究使得人们注意到，至少在一半的心脏病发作中，患者的胆固醇并不高于人群平均水平。 目前的理论是，破裂的斑块只是局部炎症反应发生的部位，炎症反应会聚集大量的免疫细胞。过去，人们以为阿司匹林能降低心脏病发作的风险，是因为它能降低血液黏稠度，现在则认为它主要是通过抗炎作用起效的。胆固醇并非无关紧要，但它只是更复杂的反应机制的冰山一角。

人们越来越认识到静脉和动脉内壁单层细胞（即内皮细胞）的重要性。它的功能包括：使血管扩张和收缩，维持血管张力，防止脂质和血小板（血液中能黏附在血管壁上的小细胞）堆积。其功能障碍可导致动脉粥样硬化、缺血和心律失常。在心脏病晚期，病变的血管接触到某种化学物质时会收缩，而通常情况下，该化学物质会使血管扩张。但是，如果身处困境，健康的人也可能出现这种反应。事实上，目前有许多研究都在探索内皮细胞与心理状态的关系，以及处理生活体验的方式会怎样影响到它。

健康状态下，受自主神经系统（ANS）信号的调控，内皮细胞的扩张和收缩功能之间维持着平衡。自主神经系统作用于动脉的平滑肌细胞，可能对内皮细胞也有直接影响。自主神经系统似乎与内皮细胞动态地互相锁定了，其信号中断会催生内皮细胞问题，导致某些免疫细胞和脂蛋白附着在内皮细胞上。两者之间的动态平衡一旦被破坏，就会引发一系列心脏问题。鉴于人的情感生活对自主神经系统有确切影响，其重要性不言而喻。

所以，情绪和心脏病之间显然存在着一条关联通路——情绪会作用于自主神经系统，进而影响心脏。但是，情绪究竟产生了什么影响呢？当我们翻阅众多有关情绪和心脏健康的机制研究后，发现有这样一个变量被一再提及：社会接触。可以说，孤独和无助感被认为是直接影响身体健康的关键因素。维也纳大学医院布丽吉塔·邦策尔（Brigitta Bunzel）的研究表明，配偶的支持是预测心脏移植患者存活率的关键，但是社交关系的影响远不止如此。多项研究指出，一个人的社会关系越少，其预期寿命越短，传染病对其负面影响越大。虽然这结论看起来令人惊讶，但在统计学上，社交关系匮乏比吸烟或肥胖的危险性更大——即便将吸烟和肥胖纳入考量，在同年龄、同等经济条件的情况下，社交关系匮乏的人的死亡可能性是拥有社会关系网的人的 2.5 倍。

在有关这一现象的大规模研究之中，最早也是最著名的是罗塞托研究（Roseto study）。研究地点是一个位于宾夕法尼亚州的小镇，由 19 世纪末来自意大利南部罗塞托-瓦尔福托雷（Roseto Val Fortore）的移民建立，人口约 1600 人。这项健康研究持续了数年，并将小镇与邻近的城镇进行了比较。令人惊讶的是，该镇心肌梗死的死亡率只有邻近城镇或美国一般城镇的一半。然而，这里的饮食并不十分健康，镇民们热爱抽烟，血胆固醇数值也和邻镇的人差不多。令研究人员感到惊奇的是，罗塞托的社区凝聚力极强，镇民们都热衷于相互扶持。研究表明，留在小镇的移民子女们就像他们的父母一样健康，而离开小镇的那些人，他们的健康状况则变得和移居地的人们一样。

156

造成差别的原因不是饮食或吸烟，那么答案似乎存在于社会关系纽带之中。在罗塞托研究之后，许多研究也得出了类似结论。在日本，20 世纪 60 年代和 70 年代的心脏病发病率很低，但那时移民去美国的日本人心脏病发病率却和美国人一样。不过，仍然与日本社区密切联系、遵循传统日本仪式的赴美移民却和以前一样健康，哪怕他们改换为美式饮食，也不受影响。

许多后来的研究都对这些重要问题避而不谈，反而侧重于更容易测量的社会接触形式。实际上，群体和社区联系似乎对健康有好处。研究发现，心率、血压和血生化指标都与当下的人际交往有关。比如：人际关系会对体内电解质（如钠和氯化物）平衡产生影响；在激素影响下，作为室友的女性月经周期会出现同步。身处团队中的人们，其体内的生理反应与孤立个体不同。例如，在压力下，团队成员产生的脂肪酸较少。动物实验显示，在严苛环境下，持续的资源竞争不仅会引发肾衰竭，还会导致动脉硬化、高血压和中风。还有一些实验展示了社会关系是如何影响生理反应的。某项研究表明，在压力下，当与另一只猴子为伴时，松鼠猴的皮质醇水平下降了 50%；当在猴群中时，数值下降到零。

20 世纪 70 年代，随着对社会关系和健康之间的联系的进一步研究，有许多人认为：社会关系就像缓冲带，能在个人面对工业化社会中常见的压力源时起到缓冲作用。它们能够催生所谓"适应性"反应，让人们适应日常生活中的压力。但研究人员很快发现，社会关系不仅仅是压力的缓冲带，对健康更是有直接影响。在一项著名的研究中，加利福尼亚州阿拉米达县的 4775 名成年人被分为四种社会关系类型。同时，研究人员预测了九年后每种类型的死亡率。在对健康基线进行调整后，人们发现，社会关系匮乏者死亡的可能性仍是社会关系丰富者的两倍。这项研究依赖受试者自己报告健康基线，因此存在缺陷，果不其然，又有另一项研究开启了。这次，研究一开始，密歇根州的 2754 位受试者接受了彻底的身体检查，健康程度大致相同。实验发现，在排除了所有考虑到的生物医学风险后，社会关系仍是健康状况的重要影响因素。

这里还要提到另一个研究，它在一些人看来可谓勇敢，而另一些人则会称之为鲁莽。在这项研究中，心肌梗死患者未在医院接受救治，而是在家中治疗。结果发现，患者死亡的风险没有增加，甚至还有那么一些下降。此类研究结果或许还受到了如下因素影响：心律失常可能与人们经历分离有关，还可能是由于人们把敌意情绪指向内在自我，而非对外抒发。乔治·恩格尔曾讲述过一个故事：一位机灵的医学生在医院急诊科目睹了患者心脏骤停的经过。人们都在庆幸医生们和患者的好运——心脏骤停时患者恰好就在急诊室里。这名医学生却注意到，患者的心脏骤停出现的时间很奇特。当时，两位住院医生尝试给患者做动脉置管，但失败了。两人离去后，患者被独自留在病房里，他私下告诉这名学生，他当时感到越来越焦虑、越来越愤怒，最后无助到了极点，便发病晕了过去。

社会关系纽带很重要，但这里的"社会"究竟是什么呢？生活中很显然会存在这种情况：人们与他人保持着日常交往，但又觉得没发生什么真实或有意义的互动。例如，针对老年人的研究得出了一个令人惊讶的结论：对他们来说，与家庭成员的接触量并不那么重要，重要的是知道有人对他们不离不弃。在许多情况下，比起定期探访，知道在自己需要时家庭成员能够联系得到并且能够赶来，对他们来说更有意义。因此，我们所说的生活里的"其他人"包括这些人的"物理存在"和"潜在存在"。某人在物理意义上存在于我们周围与某人存在于我们的社会网络之中并不是一回事。

更重要的是这些研究中潜在的政治意涵，但大多数研究都没能明确地点出这个问题。罗塞托研究给了我们哪些提示？它不是正说明了身体与社会之间存在关联吗？或者，用政治学术语来讲，身体和被称为"城邦"（polis）的政治社会共同体存在联系。这包含了一项激进的论题：身体健康与社群管理方式有关。这显然是个政治问题。那么，讨论管理城邦的最佳方式是否会成为医学的职责呢？

这些主题在 20 世纪 70~80 年代流行起来，但早在数十年前的 20 世纪 40 年代，法国精神分析学家雅克·拉康（Jacques Lacan）已经针对它们开展了研究。拉康曾在巴黎与一群医生合作研究心脏病问题，他们提出的猜想可谓是很多晚近研究的先导。拉康关注的是高血压，认为在预测心脏病方面，个人与社会群体的关系比饮食或吸烟等因素更有意义。

成员是通过什么机制实现群体认同，并彼此联系在一起的？拉康对这一点尤为在意。个人与群体的联系被编织成了一个丰富而复杂的网络，其中存在着等级关系和社会结构，这些条件又决定了他所谓的"自然的依赖"。这一点在巫毒致死的案例中体现得最清楚。一个人可能死于巫术，这表明，对于群体中的人来说，群体知识和权力所塑造的信仰与等级观念是根深蒂固的。仪式化的关系将人类群体凝聚在一起，而像巫毒致死这样的事，与其说是反常事例，不如说是信仰和群体知识被成功内化的证据，它展示了群体网络是如何连接在一起的。

拉康认为，当代社会的人正在见证这些传统社群关系的衰落。他说，信仰和群体知识内化减少了，这也就解释了为什么稳态理论（关于个人如何保持内心平衡）和自我调节理论会如此受关注。拉康延续了社会学家涂尔干（Emile Durkheim）的观点，认为在解释健康问题时，比起单纯的刺激-反应模型，更需要考虑个人是否归属于社会群体。孤立于社会群体的个人成了独立的单元，所有的规范都来自其内心，孤立程度越高，依赖于自我内部规范的程度就越深。而在社会群体之中，规范则更多来自外部关系。

在这个问题上，拉康的思想带给我们一个重要启示——压力研究项目想要探讨的是，个人在面对外在压力时如何保持内稳态，但是压力项目本身就是社会变化。

在这种思路的引导下，拉康指出了美国社会中一些移民群体的高血压发病率较低，原因可能来自他们的凝聚力和文化仪式。拉康的讨论比罗塞托研究还要早上几十年，是他把这个理论变得更加巧妙。拉康区分了两种身份认同方式：一种是比照其对手，陷于嫉妒和竞争的循环；另一种是将这些无果的斗争常规化，构建起一个意义空间，在其中，所有成员都在家庭与社群中承担相应角色，并受到社会规范的约束。在第一种形式的认同中，每个人都想获得别人的位置，因此会处于无休止且徒劳的斗争之中。而在第二种形式中，每个人在社会和家庭结构中占据一席之地，从而跳出了第一种形式中的战局。

第一种形式的身份认同呈现了当时美国学界非常流行的一种解释。无独有偶，美国精神分析学家雅各布·阿洛（Jacob Arlow）也观察到了拉康所描述的竞争循环。阿洛研究了心脏病患者的身份认同机制，并认为一些患者面对着一场无望的斗争：他们旨在"战胜"所有的朋友和对手，物质上的富足基本不会带来满足感，也不能缓解紧张。个人将不断卷入新的竞争情景，一次次地重复，只有模仿对手的做法才能掌握竞争局势。但在这里，模仿父亲不是问题的解决方案，而是问题的源头。拉康区分了实现身份认同的不同形式。如果持续处于竞争模式，不断循环的斗争和挫折可能造成血压急剧上升，并引发其他一些作用于血管内皮细胞的生理反应，导致动脉粥样硬化——即使是在儿童时期，也不能幸免。

拉康认为，人在这一阶段的发展，就是一系列需要克服的生

161

存危机。像断奶期、恋母情结期和青春期这样的关键时期充斥着可怕的挫折。如果一切顺利，个体就能通过拉康所谓的"身份认同的升华"来解决这些危机，由此走上新的人生轨道，在家庭和群体中获得一个有意义的身份。但是，考虑到拉康将涉及挫折感和攻击性的阶段设定在 2 岁、8 岁、18 岁和 35 岁，又考虑到病变发展需要一定时间，可以想见，这些年龄就会成为高血压高发期。虽然这看起来令人难以置信，但事实证明，有些人在儿童时期就已患上了高血压。

当代社会对个人主义和竞争的强调造成了个人与社会群体的隔绝，以及与传统仪式的疏远，这产生了毁灭性的影响。拉康提出了一个应对措施，即在社会管理中，应考虑柏拉图在《理想国》第八卷中指出的问题——激情与城邦结构的同化。在这一卷中，柏拉图列举了运行不良的社会将催生哪些性格类型。第一种是荣誉至上，与 A 型性格非常相似，却比它更加微妙。柏拉图认为，该类型的人成长在这样的家庭里：母亲抱怨父亲不是个真正的男人。父亲野心不足，在政治和经济事业上失败。孩子很快就跟着学会了这些指责，但同时，孩子也尊重并认同父亲的选择——父亲不想参与他眼中腐败社会的竞争。于是，孩子处于一个岔路口，被两种不相容的信念撕扯着，在关于如何评价父亲这件事上经历着可怕的冲突。而他的解决方案是，通过自己的行动来获得荣誉。[1]

1　参见柏拉图著，郭斌和、张竹明译，《理想国》，北京：商务印书馆，1986 年，第 320 页。"两种力量争夺青年有如拔河一样，父亲灌输培育他心灵上的理性，别人的影响增强他的欲望和激情。他由于不是天生的劣根性，只是在和别人的交往中受到了坏影响，两种力量的争夺使他成了一个折衷性的人物，自制变成了好胜和激情之间的状态，他成了一个傲慢的喜爱荣誉的人。"

柏拉图描绘的这种性格简直惊人地"现代"。当然，当今的性格侧写师所描述的性格类型不止这一个。现代的理论强调单一原因（如对财富的渴望），而柏拉图则看到了冲突（如徘徊于对财富的渴望与抗拒之间）。他把这些冲突视为孩子试图模仿父母的结果：应该像父亲一样还是像母亲一样？他最该遵循的是什么？反过来，父母的形象又是由不健全的社会结构造成的——他们的性格在一定程度上由其成长的社会经济条件决定。

拉康向他所在时代的心身医学界提出了"回归柏拉图"的号召，当代研究也认可了他所强调的竞争及其认同机制的重要性。哈佛社会与健康中心最近有一项研究，在12643名受试者中，所谓"竞争"态度带来的死亡风险系数比吸烟还要高。不信任和嫉妒是最主要的杀手，尤其是对男性而言更是如此，而最好的保护因素是邻里之间的凝聚力。这提示我们，医学、哲学和政治领域之间有必要就社会结构的本质开展对话。正如我们所看到的，心脏病的研究表明：社会问题会导致个体问题，甚至会通过身体呈现出来。

但是，社会和个人之间的联系又如何呢？我们是否可以说，在生命开始时，照护者和家庭对待我们的方式会对我们应对社会关系网络的方式产生影响？孤独和竞争的体验都与我们在社会中的位置息息相关，但在一定程度上，这些都由我们幼年时期与照护者的互动所决定。那么，我们幼年时是通过什么方式与他人建立联系的呢？

第九章　身体：两个还是一个？

　　在诞生之初，我们的身体就与他人紧密相连。我们在母体内孕育，接着靠照料者抚养长大。难怪在成年之后，大部分人能记得生物课的唯一内容就是"渗透"（osmosis）的概念。这个概念会唤起我们与身边人亲密无间，甚至融为一体的感觉。而在胎儿和婴儿时期，发生在母亲身上的事情也会影响我们的身体。医生教导孕妇和哺乳期女性避免某些食物和活动，因为众所周知，它们可能对孩子的身体产生不良影响。

　　对孕妇和胎儿关系的研究展示了这两个身体是如何相互影响和关联的。在孕妇腹壁上方照射强光会导致胎儿位置和心率变化，胎儿的味觉和嗅觉感受器也会受到羊水中物质的刺激。若母亲的心率发生变化，大约一分钟后，胎儿的心率也会随之变化。同样，母亲体内肾上腺素和去甲肾上腺素等激素的分泌增加（已知与心理因素密切相关）也会减少子宫周围的血流——这一点非常重要，因为它可能会抑制许多重要物质的输送。在生理层面上，孕妇和胎儿在很大程度上是相互沟通的。

　　人们曾认为，婴儿只有在出生后一段时间才能与母亲建立起
关系。但我们现在知道，母子关系开始的时间要早得多。在感官
层面上，我们一度认为听觉是在婴儿期的最初几周、几个月才出
现的，但当下的研究证明，胎儿在母亲受孕后大约三到四个月就
会对母亲所听的音乐做出反应。新生儿甚至能够区分母亲怀孕期
间给他们读的故事和在他们出生后读的新故事。此外，踢腿等各
种子宫内的运动也会与母亲的行为密切相关。研究人员认为，胎
儿的生活关涉胎儿和母亲之间的互动，双方都会根据对方的反应
增加或者抑制自己的活动。

　　影响胎儿的不仅仅是母亲的饮食，还有她的所见、所听和所
感。一个令人惊讶的研究成果是，胎儿不仅对听到的音乐有反应，
对母亲喜欢的音乐反应会更加强烈，这意味着母亲的一些主观意
识会传递给孩子。母亲的情绪也是如此，我们已经知道，母亲的
焦虑情绪会影响子宫动脉的血流。还有一些研究提出，母亲的抑
郁情绪会对胎儿产生生化影响，提高皮质醇水平，并对胎儿未来
的脑细胞功能造成直接影响。

　　所以说，母亲和孩子之间有一系列极为复杂的互动，这种
互动在胎儿出生前就已经开始。在胎儿出生之后，它以更加复
杂的方式继续下去。在互动中，双方都为对方预留了回答和响
应的空间。母亲和婴儿接下来的关系发展过程被称为"同调"
（attunement）。例如，当婴儿伸出手，试图抓住某个物体时，父
母可能会抬高声音来模仿孩子的努力。一旦孩子够到物体，父母
的发声也就停止，这体现出双方活动的同步性。再比如，当婴儿
拍打小床的边缘时，父母也会发出声音，或拍打另一个物体，以

配合婴儿的节拍。

母亲和婴儿之间的日常互动中充斥着大量的同步活动。婴儿在伸手拿东西时，母亲可能会表现出肌肉"抖动"，并在婴儿拿到东西后停止。婴儿在摇动拨浪鼓时，母亲会有节奏地上下点头。仔细观察父母和孩子的游戏就会发现，这种配合在亲子时间中占了很大的比例。一般来说，父母实际上没有意识到自己在做什么，但婴儿会在配合的节奏被打破时做出强烈反应。例如，当母亲通过视频与孩子对话，如果信号卡顿，导致声音传输延迟了几分之一秒，婴儿就能注意到，并给出消极反馈。

同调过程涉及许多不同的感官系统（视觉、声音、触觉等），重要的是，成人的感官通道与孩子的不同。例如，当孩子伸出手时，本体感觉系统（运动和定位）在发挥作用，而父母的发声回应则使用声音通道。如果父母总是使用和孩子一样的感官通道回应，那就会产生一种异常情况——双方仅仅是机械地重复与响应，而没有将感官系统与内部情感状态（如努力）相联系。儿童精神病学家丹尼尔·斯特恩（Daniel Stern）发现，只有 13% 的亲子同调过程会使用同一通道。他还提出，在同调过程中调动不同的感官通道有助于让婴儿感受到自己的心情可以传达给他人，并且会得到回应。

同调过程有助于婴儿建立信息通道，让一个感官系统获得的信息转移到另一个感官系统。这个过程也展现了接受信息的系统在生命之初就发挥着作用。一些实验表明，在"跨通道转移"（intermodal transfer）的过程中，一定存在着一个非常古老的系统，负责记录和转移这些信息。如果给婴儿一系列不同质地的橡皮奶嘴，让他们吮吸其中一个，他们就能认出自己吮吸的是哪一个——即使吮吸时无法看到奶嘴的样子，婴儿仍能够记得。这说明，由触觉收集的信息被转移到了视觉方面。其他实验还显示了从视觉到听觉，以及从视觉到本体感觉[1]的转移。在不能接触的情况下，婴儿仍然能够单凭视觉识别出先前碰触过的物体。

同调现象显示了这种转移不仅发生在个体内部，也会出现在人与人之间。例如，当婴儿更卖力地去拿某个东西时，父母也提高音量进行鼓励，那么，双方行为的强度就形成了关联匹配。我们可以说，正是这样的过程将人们彼此相连。这其中可能包括婴儿的模仿行为，但更多是涉及了不同的感觉系统之间的关联匹配。这也提示我们，人类在发育初期就开始有了身份认同行为——一方会设身处地考虑另一方的感受，或者是，双方展示出他们的感觉经验之间存在着关联。此类行为可能表现为多种形式。

我们越来越多地发现，父母和婴儿之间存在行为同步。在他们"语言-非语言"的周期性交流中，有着随时同步的协调机制。例如，父母和婴儿可以形成"出声代表看，安静代表不看"的行为机制。针对亲子互动录像的观察研究发现，刚出生20分钟的婴儿，肢体运动就会与母亲的话语节奏保持一致。婴儿与父母的各种同调反应中，最重要的可能是时间上的同步性。例如，当婴儿拿到目标物体时，父母的声音就停止；或者当婴儿不再手舞足蹈时，父母就停止摇晃小床等。这显示了父母和孩子的行为在时间上的关联性，也提示我们，互动的时间比互动的通道更为重要。

母婴之间的所有互动中，包括喂食、吮吸、睡眠、头部运

168

1　本体感觉指的是，个体对自己身体的位置、运动或静止状态等方面的深层感知，由来自肌肉、肌腱、关节等处感受器的冲动传向大脑和小脑所产生，包括位置觉、运动觉和振动觉。

动、哭泣、身体护理等活动，都能看到这种时间上的关联规律。到 20 世纪 80 年代中期，许多研究人员都认同，双向交流、同调，以及其他各种形式的规律互动都对儿童的社会能力发展至关重要。随着技术进步，研究人员能够更加细致地观察母婴互动的微观规律，并终于获得了实验"证据"——母婴从很早开始就形成了极其密切的关系，剖析他们的互动规律有助于揭示母婴关系的本质。

情况变得愈发有趣起来。虽然研究人员可以追踪监测婴儿的大量活动和反应，但他们真的能够确定婴儿的感受吗？即使我们把情感类型划定得广泛一些，诸如那些看上去似乎很明显的"痛苦"和"满足"之类，研究人员如何保证婴儿的感受正是如此呢？但话说回来，作为婴儿的照料者，监护人必须对婴儿做出回应——如同他们确实知晓婴儿的感受一般。这就意味着：婴儿的所有生理反应都被理解为某种信号，用于表达和交流他们的痛苦、快乐，或是各种心理状态与需求。因此，婴儿的身体被卷入意义和动机的循环周期之中，而这些意义和动机则是由照料者传递和塑造的。哭声被理解为对喂食的需求，伸出手臂被理解为对成年照料者的呼唤。不同的声音和手势被区别对应于不同的目标物体、人、行为和地点。"感觉"被理解为对某事物的象征，从而转化为信号。

怀疑者可能会对此提出反对意见，认为我们实际看到的是某种模糊的亲子互动循环，而不能算作一种对话。例如，摇晃一个正在吮吸母乳的婴儿，婴儿就会暂时停止吮吸，随后停止摇晃，婴儿又继续用力吮吸。那么，我们可能观察到了一种规律，但这种规律算是人类对话吗？显然，对于先前提到的各种子宫内的活动也存在同样的问题。但关键恰恰在于——即使这些互动不是对话，母亲也确实将其当作对话做出了回应。正是母亲的这种信念帮助婴儿进入了人类的互动世界，并发育出后来的语言对话能力——这将是人类主体性的一个基本条件。

如果照料者没有对孩子做出任何形式的回应，结果会怎样呢？如果孩子的反应从未被当作是在尝试和父母沟通，又会产生怎样的影响？此类情况显然是存在的——例如，母亲处于焦虑或抑郁状态，无法对婴儿做出回应；或者，母亲不断地将自己的意愿强加给婴儿。在某些情况下，婴儿的成长可能仰赖一套自动运作的系统，进食、睡眠和排泄都按照一定的时间表运行，但这个时间表不是来自孩子本身，而是依照父母或育儿专家公布的建议制订的。虽然许多父母可能没意识到这一点，但实际上此种状况相当普遍。这样的自动系统是有害的，婴儿无法像自然状况那样，把自己的身体经验当作交流的符号与手段，也无法用自己的身体与心理状态去影响其他人。沟通途径被阻断了。

早在 20 世纪 40 年代，就有一些学者强调了母婴沟通的重要性，他们认为，沟通可以帮助孩子建立身份认同感，理解自己能够获得回应。精神分析学家勒内·施皮茨（Rene Spitz）是其中之一。婴儿的身体状态表达了对回应的渴望，饥饿、口渴和体温变化都与他人息息相关。施皮茨有一些非常著名的研究，是关于那些被遗弃或与父母分离的婴儿的。抚养他们的孤儿院设施先进且齐全，但孩子们仍会在进食和发育方面遇到诸多困难。后来，施皮茨在墨西哥度假之时，注意到了一家破旧、肮脏的孤儿院，里面的婴儿却令人意外地健康成长。他观察发现，当地的女性每天都会来到这里，喂养、照料这些孩子。施皮茨认为，正是她们细心而温暖的关怀滋养了这些孩子。

施皮茨提出，即使孤儿院拥有最先进的技术设备，如果孩子们无法得到真正的关怀，他们仍会变得衰弱，甚至夭折。在缺乏关爱的情况下，儿童更易感染和患病，死亡率自然也会相应增加。而当这些孩子被转移到更受关怀的环境之后，他们就茁壮成长了。结论似乎很明显：我们需要他人的爱与关怀才能活下去。约翰·鲍尔比（John Bowlby）和玛丽·安斯沃思（Mary Ainsworth）则从另一个角度发展了这些观点，他们认为，婴儿有一种先天的生理倾向：寻求与母亲的亲近和接触。

这些结论说明了什么？乍一看，似乎在说，我们需要身体层面上的关爱：食物与住所。只有这些最低层次的需求得到满足，生命才能维持下去。但事实上，施皮茨想说的不是这个，他提出了一个更强有力的论点：要达到维持生命的最低要求，只有这些还不够。重要的不是食物和住所本身，而是提供它们的方式——有时候，问题就出在这个方面：照料婴儿的时间表没有按照婴儿的反应、状态和需求制订，而是强加给他们的。后来的研究表明，按照婴儿的要求安排时间和节律，对于建立母婴纽带和婴儿的个体独立性至关重要。这个过程的核心便是前文描述的亲子同调互动的往复。

在这个问题上，学者们产生了耐人寻味的意见分歧。英美研究人员做了大量工作来探索母亲与孩子的关系，尝试阐明同调的规律，并重点关注了母子形成的小世界，以及其中所有可能出现的问题。而在欧洲大陆，拉康则在研究母子关系如何受到第三方——父亲——的影响。他们得出的不同结论值得我们关注：英美的研究积极评价了同调机制，甚至认为儿童在发育上出现问题可以归咎于同调的缺失；拉康则提出，母亲不完全与孩子同调才是儿童取得进步的关键——这是爱和欲望之间的分裂。

正如施皮茨所说，母爱当然至关重要，但除了母爱及与之相应而生的同调过程，母亲还会渴望除了孩子之外的其他东西，这一点同样重要。在母亲离开、分心，或是被其他事物占据注意力时，孩子会意识到，母亲的世界比他们二人的小世界宽广许多。吸引母亲注意力的可能是父亲，也可能是其他事物：工作、事业、友谊等。这将在母子关系中引入一个"外部"维度，令孩子逐渐与母亲分离。因此，在这个过程中，重要的不是"完全同调"，而恰恰是"不会一直同调"。

如果母亲没有让孩子意识到"外部"维度的存在，会产生什么后果？在某些情况下，孩子会自己尝试探索。因而可能出现这样的阶段：孩子突然将父亲或其他家庭成员看作一个全能的人物——哪怕这个人对母亲来说十分不重要。这是因为孩子在试图创造一个"第三方"，一个母亲之外的"另一端"。还有一些情况中，恐惧症可以发挥同样的心理作用：围绕着对某种动物或媒介的恐惧，孩子重新塑造自己的世界。在所有这些例子中，孩子都在寻求一个外在维度——它存在于和母亲直接相关的事物之外。

那么，身体疾病会不会具有同样的功能？人们经常观察到，母亲和孩子之间的过度亲近会导致湿疹和哮喘等症状，或使之加剧。一种简单的解释是，把它视为因母亲的亲近而导致的直接身体反应，即身体没有其他办法来处理因母亲而产生的胁迫与焦虑感。但也许还有另一种解释：在一些情况中，如果孩子未能确立母亲之外的维度，疾病或许就表达了对"第三方"的诉求？在这里，我们可以回想一下前几章的案例：例如第七章的那位结肠炎患者，每当其与父亲的联系遭到质疑时，疾病就会复发；还有第一、第四章的青少年糖尿病患者，她将父亲与她的疾病视作一体。法国精神分析学家让·吉尔（Jean Guir）指出，在某些情况下，身体症状恰似"一种机体的亲缘关系"，填补了父亲的缺位。

173 　　一些研究将上述理论简单化了，学者们只关注了母子关系，而没有追问母亲如何在育儿中纳入（或不纳入）父亲的角色。这类研究中就算存在某个第三方，也大多是实验动物，而非孩子的父亲。奇怪的是，提出母子关系理论的学者们似乎总在怀疑自己的理论——除非他们在实验大鼠和黑猩猩身上找到外部证据。对于鲍尔比这样的学者来说，寻求动物实验的验证有其合理性，因为他的意图在于从进化论的角度展开论述，强调母亲与新生儿之间的纽带在人类与动物身上都存在。如果从人类和动物中获得一致的实验数据，那么他的理论就是成立的。但这样的方法同样存在一些问题——首先，我们应当选哪些动物来研究？

　　正如心理学家杰罗姆·凯根（Jerome Kagan）所说，有太多选择了。如果要建立一个母亲如何照料婴儿的动物模型，可以用猕猴；如果认为父亲是主要的照料者，可以用伶猴；如果认为代养更加符合自然状况，可以用雌狮；如果认为男人应该三妻四妾，可以用海象；如果认为女人应该处于支配地位，可以用大象；如果想把婚姻制度神圣化，可以用成双成对的长臂猿；如果认为花心才是天性，可以用黑猩猩；如果认为人天生是社会动物，可以用狒狒；如果认为人生来孤独，可以用猩猩；如果认为应该用性活动取代争斗，可以用倭黑猩猩。

　　选什么动物并不是唯一的问题。即使是那些讨厌进化论的人也会选择动物实验，好像每个人都需要用动物实验说服自己：关系对人类发展十分重要。这些实验是为了给心理学理论披上科学的外衣吗？还是说，尚有其他更隐蔽的因素？许多此类实验曾经——现在仍然是——非常冷酷无情。在 20 世纪 50 年代，威斯康星大学的哈里·哈洛（Harry Harlow）进行了许多实验，他将刚出生的小黑猩猩与母亲分开。失去母亲的黑猩猩发育缓慢，它们依附在用布做成的假黑猩猩身上，只在喂食的时候才放手。这似乎证明了，对黑猩猩来说，碰触比食物更加重要。除此之外，还有无数动物实验将母亲与孩子分开，并努力量化这种分离的影响。在一个实验中，研究小组甚至以带电的空间隔开母鼠与幼鼠，测量母鼠为了接近它的孩子，甘愿忍受多少次电击。

这些研究不会为我们揭示关于人类心理的任何奥秘，但有时会激发研究者产生关于人体生理机制的假设。哥伦比亚大学的生理学家迈伦·霍弗（Myron Hofer）开展了一些非常细致的研究，探讨了在哺乳动物中，母亲与孩子的身体之间的相互纠缠。当孩子与母亲过早地分离时，研究涉及的每个器官系统都受到了影响：心脏和呼吸频率下降，体温失衡，大脑中的神经递质水平下降，核蛋白减少，鸟氨酸脱羧酶（身体用于抵御癌症的重要组成部分）等酶的分泌量都会降低，许多生理发育过程受到阻碍。相较于正常情况，过早断奶的老鼠更有可能死于疾病；缺少社群支持的老鼠会发生更多感染和溃疡，长出更大的肿瘤。这些幼鼠在长大之后，也普遍存在更高的感染率和异常组织增生率。

尽管其中一些实验产出了重要的生物学结果，但如此频繁使 用动物实验来支撑人类心理学的研究仍然是很奇怪的。一个显而易见的原因是，有些事情可以在动物身上进行，而不允许甚至不可能拿人来做实验。但这绝不是唯一的理由。动物实验是否为理论提供了额外的合法性？描述人类情感和主观心理状态的词汇是否完全适用于动物？这都是需要正视的问题。还有一个奇怪的现象：女性灵长类动物学家会认为，连实验大猩猩都具有复杂的心理状态；而在男性心理学家眼里，甚至人类身上的心理复杂性都没那么多。我们通常认为动物缺乏主观性，但如果有人提出，幼鼠与母亲分离后迅速发生溃疡是它对母亲的责备心理所产生的生理影响，或者说得更复杂一点，是它压抑了责备母亲的愤怒情绪，从而导致溃疡——我们要怎样看待这种说法？这不正是我们想要在人类身上寻找的特征吗？

此处存在的问题在于，我们没有区别分离本身和分离的意义，就像我们在第三章所讨论的生活事件量表。我们要如何分辨到底是失去与母亲的身体接触导致了严重后果，还是幼鼠因为被母亲抛弃而感到痛苦？这种问题不正是人类精神生活的特点吗？分离和失去都是有意义的，我们永远在问对方想要什么。我们可以研究被遗弃的孩子身体会产生怎样的生化水平变化，但要如何回应亲生父母为何抛弃他们？

我们之前也提过这个问题：为什么人们会首先想到用动物实验作为证据呢？是不是有些人——包括动物实验研究者——对现实中的人际关系与情感十分淡漠，以至于他们只会采纳"远距离视角"，通过审视动物来进行思考？一个众所周知的现象是，当年幼的孩子失去亲人时，一开始可能不会表现出什么反应，直到某一天，他的宠物死去了，孩子这才展现出巨大的悲痛。许多案例也表明，人们会将与人类相关的情感和思想投射到动物身上。

动物时常为我们提供一种旁观者视角，使我们能够"远距离"思考我们对人类的感受。

虐待动物的孩子可能是在投射自己曾经的经历，或是他想对兄弟姐妹或父母做的事情；同样，爱护宠物的孩子可能是在展现希望自己被父母对待的方式，或是自己曾经被对待的方式。当我们审视动物实验这一领域时，很难不去注意：其中许多实验所给出的结果事实上不是关于实验动物的，而是关于实验者本身的。例如，哈洛的黑猩猩实验是否表现了他早年与母亲的关系？"行为科学"的奠基者之一约翰·华生（John Watson）在他孤独的童年中，大部分时间都只有老鼠做伴，训练它们完成各种任务。他很可能在啮齿动物身上投射了他所拥有或希望拥有的人类关系，而且在某种程度上，他将自己与这些可怜的小家伙归为同类。或许老鼠或猴子就是实验者本人的代表。

这必然会对之后研究人类的方法产生影响。动物实验曾是为了代替对人类的实验，但现在，对人类的实验却不过是先前动物实验的代替品。发育和爱被简化为有限的成分，可以被监测、测量、添加或减去。这不正是曾令施皮茨感到震惊的研究做派吗？由于177实验者混淆了爱与身体护理，在某些情况下，身体机能可能会停滞。这也是生物学的有趣之处：身体中的化学变化不仅仅是缺乏营养的结果。在一项开创性的研究中，乔治·恩格尔观察到，有一个15个月大的住院患儿呈现出抑郁和怠惰的心理状态。患儿的母亲很年轻，也患有抑郁症，她很难对孩子展现热情。这个名叫莫妮卡的孩子患有一种被称作"食道闭锁"的先天性缺陷，即她的食道形成了一个盲端，使得她无法从口腔进食，只能通过手术建立的胃瘘进行喂食。

莫妮卡对医院的一些工作人员产生了感情，但遇到陌生人时，她不会哭泣，而是变得疏离、没有反应。与此同时，她的肌肉丧失张力，胃液分泌水平改变。通过胃瘘，研究人员监测并仔细分析了她在五个月内的胃液分泌。他们发现，莫妮卡不仅在进食时胃酸水平升高，在有她所熟悉且喜爱的人接近时也会如此。同时，她的肌肉张力也会立刻恢复正常。

看起来似乎是，莫妮卡的消化系统也是她对外沟通的一部分。当她情绪低落时，胃酸分泌就会减少，甚至对本应刺激胃酸分泌的组胺也没有反应。这表明她的胃拒绝任何东西。然而，当她最喜爱的实验员到来时，她的胃酸再度增加了，组胺也能起到正常作用了。她的身体对人际关系做出了生理层面的反应——她的胃会响应人际接触的状况，从而影响她的基本生理机能。这可能会产生严重的后果，例如，在没有食物的情况下，如果胃酸分泌被持续激活，就可能损坏肠道内壁，为溃疡等疾病创造条件。恩格尔认为，这些结果可以激发一个新的生理学研究领域，旨在探索婴幼儿所表现出的、和与照料者最初的关系相关的躯体反应。

针对莫妮卡的研究清楚地表明了，身体结构如何参与到人际关系的动态系统之中。当莫妮卡心理状况发生变化时，研究人员能够通过胃瘘追踪到她体内的一些生理变化。这种心身的相互影响会直接左右孩子的成长。随着测量技术变得更加精确，研究人员掌握了测量血液中生长激素水平的方法，并发现它对心理因素高度敏感。生长激素紊乱是非常罕见的，但一些研究表明了心理因素对其分泌水平的作用。1967年，约翰·霍普金斯大学医学院的杰拉尔德·鲍威尔（Gerald Powell）和同事们对13名发育不良的儿童的案例进行了回顾性研究，这些孩子都是在动荡不安

178

的家庭环境中长大的。当他们被转移到一个具有更多关爱的环境中时，他们的生长情况出现了明显的反弹，生长激素水平也恢复正常——在短短六个月的时间里，他们长高了足足 10 厘米。

在另一项著名的研究中，拉蒙特（Lamont）和同事们让对家庭灰尘过敏的儿童住院治疗。随后，研究人员从这些孩子的家中收集了大量的灰尘，将其散布在患儿的病房中。结果，在 20 名研究对象中，有 19 人没有出现哮喘发作。许多类似的研究也提出，过敏并非仅仅是灰尘的问题，而是灰尘加上其他因素；甚至在某些情况中，根本不是灰尘导致的过敏。研究发现，孩子与父母——特别是与母亲——的关系似乎是个关键变量。据观察，此类过敏症状高发于三岁左右，这个年龄的孩子恰处于一种纠结的心理状态：一方面想要获得某种独立自主的空间，另一方面又不想与父母分离。179

恩格尔认为，心身医学研究主要依赖于两种理论：一个是强调自主神经系统作用的"战斗或逃跑"模型；一个是谢耶所提出的，强调"下丘脑-垂体-肾上腺轴"作用的一般适应综合征（见第三章）。但这两个理论严重地限制了心身医学的发展。在一些情况中，它们可能是有用的，但要解释母子早期关系所产生的躯体效应，以及过往经验的复杂影响时，它们就远远不够了。虽然"战斗或逃跑"模型的机制很有趣，但人类婴儿的特点不正是无法战斗，也无法逃跑吗？毕竟人类与大多数实验动物不同，在生命的最初阶段是弱小无助的，只能依赖照料者。在恩格尔看来，当面对不可避免的失去与分离之时，退缩的生物本能才是基本反应。既然许多人生病之前都经历了失去与分离，我们怎能不考虑患者绝望、悲伤和难过的感受呢？

沿着这一思路，学者们进行了一系列的研究，其中，罗切斯特医院的威廉·格林（William Greene）关注了儿童白血病和淋巴瘤的病例，提出这些疾病常常伴随抑郁和失去的经历出现。格林没有将儿童看作一个个孤立的存在，而是强调了他们与其他人的关系。其中，重要的是孩子的父母如何应对失去的经历，以及孩子如何受父母的精神状态影响。格林开展了许多研究，审视患儿身上发生的压力事件。他不仅探究患儿遭遇了什么，也追问他们父母在那一时期遭遇了什么。他发现，当孩子成为父母一方无意识投射的对象（例如，被当作一个已故的孩子或成人），或者，当一个已形成的投射（例如，被当作另一个孩子的代替品）突然被终止，孩子的健康就会受到严重影响。

尽管在今天看来，格林在解释此类状况的生物学机制时，显然牵强附会，但他的研究留给后人一条重要思路，即关注代际之间的动态关系。一个人的健康会与其周围的人有关（不仅是现在处于他身边的，还有过去曾在的），这表明，被压抑的哀悼情绪也可能是导致疾病发生的重要因素。最近一次关于白血病的学术会议讨论了这样的情况：开着灯睡觉的行为似乎与白血病的发生存在明显的相关性。对此，直接的解释可能是将疾病归咎于日常生活规律或是昼夜节律。正如我们在第二章中所讨论的，褪黑素水平会在夜间达到峰值，以刺激细胞免疫系统。光线可能会干扰这个过程，抑制免疫系统对受损细胞的监视，从而增加患病风险。但是为何大家对一个明显的问题视而不见：是什么使得这些孩子——或他们的父母——要在睡觉时开着灯？

后来对其他疾病的一些研究也提出，失去与悲伤的经历可能为身体疾病埋下了隐患。当一个人感到无助和无望时，身体就会变得虚弱，滋生放弃的情绪和被抛弃的感觉，进而导致挫败感，认为不会有人来帮助自己。恩格尔认为，这种无助感会影响机体中涉及吸收和储存的生理系统，还需要注意的是，这种心理也会影响到当事人与其他人的关系。无助感意味着没有人会回应你；无望感意味着所有人都放弃了你，因为你没有满足他们。这两种感觉都会唤起人们婴儿时期的经历——婴儿无法控制父母的意愿。

这是一种追问自己对他人有何价值的方式。我们看到，缺少社会认同感可能导致疾病。也许在这个社会问题背后，埋藏着一个关于童年记忆的个人问题：别人怎样看待我们的存在？通过社会互动，这个问题再度被唤醒。我们对他人来说是什么呢？我们的生命对他们有何价值？在生命之初，我们就与他人身体相连，我们与他人关系的变化势必也对身体产生着影响。如果母亲没有将"活下去"的信念传达给孩子，他们要怎样生存呢？如果感觉他人抛弃了我们，我们"活下去"的意愿还会一如既往地坚定吗？这至少会在一定程度上影响我们的生理系统。

关于这一点，我们能想到的最温和的例子或许是孩子们设想自己离家之后，父母会有什么反应。或者，我们再来看一个极端的例子：一名女士得知了母亲在怀着她的时候曾想要堕胎，随后就发生了严重的车祸。在这两种情况中，人们所追问的都是他人如何看待自己的存在。第二个案例就是，母亲希望孩子不要出生的愿望被戏剧性地表现了出来。我们如何看待自己对他人的意义，也影响着我们自我存续的意愿。

让我们再举个例子。有几项针对女性类风湿关节炎的研究表明，被研究的患者们经历过一段"男性化反抗"时期，她们拒绝接受自己的女性身份，坚持自身的男性气质，并对男性表示愤恨。

且不论我们是否认同这个结论，这里应该关注的是，为何这些研究都没有将人际关系的重要性纳入考量。研究者假设这种反抗是个体问题，然而，想想我们一直讨论的他人的重要性，如果纳入这一点，是否能够得到一个更加完善的理论解释呢？亦即，患者对自身性别产生怀疑，是不是因为她们在某种程度上相信，父母期待她们生为男性？或者，是不是因为她们的母亲过于重视父亲，以至于她们强烈希望自己与父亲一样？我们要问：身体是否也会受到他人意愿的影响？

这个问题并不像它乍听起来那么奇怪。我们只需想想青春期身体的激素变化，或者是人们在一些重要时刻（例如月经初潮、射精或离家的时刻）经历过的常见问题。这些时刻既是象征性的，也是躯体性的。身体的变化意味着新的象征地位，如男性和女性的角色。在许多文化的成年仪式中，人们会在重要时刻在身体上文上文身或刻上伤痕，作为标记。而身体上的疾病有时类似这个过程：在面对一个不可能解决的状况或冲突时，疾病或功能紊乱为身体打上了标记。

例如，出现了内分泌（激素）紊乱的情况，就像月经不调或停经，通常要考虑这样的问题：患者在潜意识中是如何理解父母的愿望的？如果他们认为父母不允许他们长大成人，那么他们可能就会对性成熟的生理界限产生抵触。并且，任何与成为女人／男人有关的事情都可能引发问题，影响到生育功能、性功能，甚至是生长发育。原本是围绕象征性地位的问题，却会导致躯体失常。因此，很有必要确定患者的躯体疾病是否发生在某个具有象征意义的时刻——在这一时刻，患者在世界上的身份地位发生了改变。这种时刻小到发表演讲，大到怀孕或退休，皆有可能。

还有一个例子是，在孩子离家的那一刻，父母往往会受到影响。所有象征分离的时刻都是重要的，在一些案例中，父母甚至在孩子婚礼当天疾病发作或遭遇车祸。这种事情相当普遍，也从侧面论证了，孩子的婚礼是一种与父母分离的象征。在许多文化中，婚礼所采用的仪式与葬礼相似，此类婚礼仪式不仅体现了新人的结合，也确立了代际之间的分离。父母很难面对孩子"越走越远"——无论他们在意识层面对这桩喜事感到多么高兴。

母亲失去儿子或父亲告别女儿，此事非同小可。这些悲伤之事越是从意识层面隐去，越有可能以另一种形态显现出来，如疾病或事故。无论是突然发作的流感病情，还是导致行动不便或骨折的家庭事故，我们总能从这些案例中看到潜藏在意识之下的情绪状态。尤其常见的是内分泌紊乱和其他失调性疾病，当孩子们离家时，面对突然空下来的房间，父母就有可能出现这些疾病。医生太热衷于为病痛寻找医学疗法，往往错过了这个重要的触发因素。他们没有想过，对于一个母亲来说，失去孩子究竟意味着什么。当事人在世界中的位置或生活方式发生了改变，而这一次引发问题的关键依然是他们应对改变的方式。

说到象征性界限对人体的影响，最常见的可能就是怀孕一事。怀孕意味着即将成为母亲，也意味着与自己的母亲分离。孕产妇与母亲的关系强烈影响着她在怀孕和分娩期间的身体健康。这也为我们提供了一条线索，来解释为何会有无法生育的女性在获得领养资格后立即怀孕的案例。通过评估程序以获得领养资格本身就是一种象征性的认可，可能正是这种认可令身体开始为获得孩子的怀孕过程做好了准备——简直就像是上诉法院[1]推翻了臆想中不许怀孕的判决。可悲的是，医学家不屑于把时间花在这种研究上，他们只对单个身体感兴趣，而不在乎两个身体之间的关系。

然而，这种关系可能至关重要。我们只需想想恒温箱里的婴儿对人类关怀的反应，相比于仅仅提供身体所需，抱起他们并对他们说话更有利于婴儿的存活。他们的成长速度也会比没有受益于这种照顾的婴儿快上近50%；同时，他们因呼吸衰竭而夭折的风险也降低了。尽管已发表的研究报告非常清楚地阐明了这个现象，但令人惊讶的是，不同的新生儿病房之间仍然存在很大的差异。在一些病房中，我们看到工作人员急于让父母远离婴儿所在的机器，或者勉强同意他们来抱抱孩子——只是为了让家长之后能消停一会儿，这样，病房的秩序才能继续维持。在另一些病房中，工作人员却十分鼓励父母接触和照顾孩子，并会为此提供便利。

如果我们正视这种临床上的细节，可能就会对那些看起来很古怪的做法有所改观。例如，有这样一位美国外科医生，他习惯在手术中跟患者说话。许多人嘲笑他的做法，但这一行为真的如此可笑吗？除了恒温箱婴儿的案例，研究人员还对术后从麻醉中醒来的患者开展了一个非常简单的实验，并观察到，相较于其他曲调，他们对在麻醉时听到的音乐更有反应。这似乎也证明了那名外科医生的行为并非如此荒谬。我们可能会认为，一名将患者当作机器的外科医生会比将患者当作人来对待的医生表现得更

185

1　Court of Appeal，在不同国家的语境下翻译不同，类似于我国的二审法院。

好，但不管怎么说，人类的声音对手术患者仍是非常重要的。声音可能成为维系一个人活下去的纽带。就像对一些宇航员来说，仅仅听到收音机里的人类声音就可以让他们永不放弃。

第十章　模仿

186 还记得上一章的莫妮卡吗？她长大成人，成了一位母亲。在她用奶瓶给孩子喂奶时，总会以一种怪异的方式抱着孩子。她本人并未意识到自己的姿势有何不自然之处，医生们却对此感到诧异，后来他们发现，莫妮卡幼年时，喂食者便是以这种姿势借助胃瘘给她喂食的。在这个故事里，莫妮卡下意识地模仿了另一个人，而且根本没有意识到自己在这样做。我们在上一章中讲述了，与他人的关系会显著影响我们的身体，而模仿正是其中最重要的机制之一。但究竟什么是模仿？它又如何影响我们的身体健康？

从最简单的层面解释，模仿意味着我们变得像另一个人。电视上一波又一波有关人们互换角色的节目展示了这个过程多么具有吸引力。农夫变成领主，王子变成贫民，害羞的学生变成迷人的花花公子：这些转变都涉及一个人尽最大努力去模仿别人的礼仪和习俗。身份被看作是流动的、可改变的，只要有合适的道具和环境，我们可以成为自己喜欢的任何样子。但是，模仿他人的机制在更深的层次上运行。大多数时候，我们意识不到它的发生——我们不知不觉地变得像别人了。而正是这些无意识的模仿影响了我们的身体。

模仿有许多方式，儿童从出生起就会模仿父母的某些特征：模仿他们的面部表情，之后是模仿他们的语气、说话风格或观点和品味。儿童在形成自我身份的过程中会从父母那里吸纳不同的特质。这些特质就像砖石一样，最初来自他人，后来成为构筑我们自身的基本要素。这种模仿父母的古老形式常常被描述为"同类相食"：就像婴儿总想把外面的东西放进口中，也会"摄入"周围人的性格特征和举止细节。

还有一种模仿，发生在强烈情感关系被打破或受到质疑的时刻。想象一下，某个孩童骄傲地说，他（或她）总有一天会和妈妈（或爸爸）结婚，或者，孩童跟父母其中一方特别亲密。当他们意识到，实际生活中不会出现孩子与父母结婚，或者当心爱的家长似乎在与他们保持距离时，孩子可能就会开始吸纳那个让他失望的家长身上的一些特征或行为细节——仿佛，模仿取代了他们之间特殊的情感纽带。孩子通过将对方的某些方面融入自我，来化解失望或挫折所带来的痛苦。

施皮茨和其他心理分析师注意到，当一个孩子被所爱的人离弃时，他们往往会模仿那个人的行为。研究者们认为这解释了某些特定的问题，比如反刍，或称"反刍综合征"（婴儿强迫性地反刍食物）。反刍的孩子像是在模仿哺乳期的母亲，他们把吞下的食物送回嘴里，仿佛既在摄取食物，又在喂养自己。他们同时是两个人：喂养者和被喂养者。在许多反刍综合征的病例中，都存在突然与母亲分离或中断母乳喂养的情况。婴儿有时表现出的强迫性摇晃也可以用类似原理来解释。照护者曾经这样摇晃他们，然后又与他们分离（或者就是不再摇晃他们了），现在婴儿自己模仿这游戏。

毫无疑问，如果母亲的照顾突然停止，模仿的特征或行为会更加明显。在这样的时刻，婴儿既是母亲又是孩子，仿佛在执行一种非常原始的防御措施。孩子成为自己失去的那个人，来保护自己免受失去的伤害。不过，反刍和摇晃不能仅归结于这些因素。摇晃会使得人体产生内啡肽，所以有时可能类似一种"自助嗑药"行为。也就是说，有节律的活动能控制痛苦。施皮茨的反刍综合征理论也并非十全十美，因为很多患者的心理状况都十分复杂，存在许多混杂因素。不过，这些解释理论的好处是，它们提醒人们注意幼儿教育中的许多模仿过程——从模仿别人的行为，到形成某个特定的习惯（比如，孩子可能会养成与另一个小朋友类似的哭闹习惯）。

这些童年时期的模仿行为强烈影响了我们个性的形成，以及我们对身体的实际掌控能力。用克劳德·贝尔纳（Claude Bernard）的话说，生命的头几个月充满"生理上的痛苦"。婴儿几乎不能控制自己的运动功能——我们经常可以看到他们试图伸出手或改变姿势，却以"悲惨"的失败告终。婴儿往往会对成人的运动敏捷性日渐着迷，而那是他们自己暂时无法做到的。在这里，视觉至关重要，婴儿的目光往往会被周围的运动吸引。拉康认为，新生儿会处于这样一种张力之中：一边是自己未充分发育的身体，另一边是在其眼中完满自足的他人形象。

类似的视觉形象还包括儿童自身的镜像，众所周知，大约在六个月左右，婴儿开始对他们的镜中影像感到好奇，会笑呵呵地、喜悦地打量镜子。

在"镜像阶段"，婴儿开启了这样一种模式：视觉形象被视为一种摆脱生理状态的方式。婴儿越能模仿图像并成为它的样子，就越能超越自己从出生起就处于的脆弱和不协调的状态。当婴儿被这些镜像形象所吸引，可能会开始习得运动能力——仿佛这些形象是种激励，是他们理想中的模样。这个过程将为我们与自身身体形象的关系打下基础：自身的外部形象，就如同镜子中的形象或周围他人的形象，会吸引我们，并以我们所不具备的、完满的形式发出诱惑。同时，镜像阶段展示了：这些形象确实能帮助我们提高身体的协调性。大多数人每天早上做的第一件事就是看看镜子里的自己，这难道只是个偶然吗？

这让我们想到了另一种模仿：人们希望与他人身处相同境遇，所以才会模仿他人。我们借用弗洛伊德的例子，来看看一所女子寄宿学校中的咳嗽流行事件。一个女孩收到了秘密情人的信，也许是信件内容引发了她的嫉妒心，她开始咳嗽。很快，周围的女孩们也都咳嗽起来。弗洛伊德认为，其他女孩并非真的咳嗽，她们只是对收到信的女孩产生了特别的兴趣——这种兴趣不是同情心，而是想和那个女孩处于同样的境地，即拥有一个秘密情人。所以，她们模仿了咳嗽的行为，即便这样做并不舒服。或许，咳嗽被视为罪恶祈愿的代价。

这种形式的模仿与我们已讨论过的其他模仿不一样，因为它不需要有关各方存在任何真正的情感纽带；即便是存在，问题的关键依然是进行模仿的人希望与别人处于相同的境况。在一项研究中，学者们考察了男性在妻子孕前、怀孕期间和孕后就医时的

190

行为特征。他们之中有 20% 以上是因恶心、呕吐、腹痛、腹胀，以及其他类似怀孕的症状而就医的。人类学家将这种模仿行为称为"拟娩"，丈夫"变成"了妻子，或者说他们模拟了妻子怀孕时的特征。

这种无意识的模仿是人类生活的基本组成部分。令人惊讶的是，它们不仅涉及积极的品质和特性——我们可能期望孩子只模仿父母好的特质，但事实远非如此。孩子们往往会关注那些生活节奏被打乱的时刻，或者说，父母的形象忽然出现问题的时刻：比如善良的家长生气了，健康的家长生病了，或坚定自信的家长遭遇了滑铁卢。孩子们常常会模仿变化时的事，例如愤怒家长的高声叫骂，生病家长的身体症状，或一些与变化相关的背景的细节，仿佛他们被困在了节奏被打乱的那一刻。鉴于疾病通常会打乱家庭生活和家庭关系模式，它常常成为孩子模仿的内容。

精神分析师们多次证明：如果某疾病出现在同一家族的不同世代中，其潜在机制可能就是模仿。如果一个病人被告知，因为他的父母或祖父母有某种疾病，他也患上了这种疾病，或有更大的可能患上它，这不就正好促进了模仿的发生吗？而我们本来应该研究、探讨"模仿"这件事的。如果模仿可以影响人的身体，那么我们需要非常认真地对待它。我们最好考虑一下有可能是模仿在起作用，而不是急于下结论说：如果我们在一个家族中看到同样的症状，就是因为遗传的缘故（即使，某些情况下遗传可能是重要因素）。子女不只遗传了父母的基因，他们也会"遗传"父母本人的习性。援引遗传学通常是为了排除人的主观性，不过，我们对遗传因素了解得越多，就越会发现它们的表达可能取决于心理因素——就像模仿一样。

模仿过程曾是心身医学研究的经典课题，但如今已越来越被忽视。比如，最近的一项研究发现，当受试者处在打哈欠的人附近时，与身边无人打哈欠的对照组比较起来，他们更有可能会打哈欠。从打哈欠、眨眼、口吃，到肢体动作，甚至到心跳，近百年来，类似的研究结论一次次被报道。早期研究会关注无意识模仿的机制，但现代的研究则指向完全不同的方向。媒体上关于打哈欠实验的文章认为，这些研究已经证明了打哈欠是会传染的。换句话说，其解释机制已经从无意识的互动变成了细菌的传染模型，人与人之间的关系被重新描述为生物体和细菌之间的关系。

一个人"变成"另一个人，在生理上会产生什么影响？正如192我们前面提到的镜像阶段的例子所示，从最寻常的日常生长发育中就能观察到身体的变化。家长们都知道，如果自家的幼儿跟年龄稍大一点、已经会走路的孩子一起玩，就会更快地掌握运动技能。幼儿在模仿其他孩子的同时，他们自己的身体也在发育。这种对另一个孩子的形象的模仿常常伴随着新的嫉妒心和需求：一旦小孩把自己放在另一个孩子的位置上，就会想要得到那人拥有的东西。

其他形式的模仿也会以不同的方式影响身体。许多研究发现，在模仿的过程中伴随着自主神经系统和内分泌水平的显著变化。例如，女性室友的月经周期会同步（据说，这一常见现象是由信息素促成的）。值得注意的是，如果室友们喜欢对方或者讨厌对方，这种内分泌学上的"模仿"就更有可能出现。如果室友之间缺少情感交流，那么经期同步的可能性就会降低。把自己放在对方的位置就意味着内分泌功能会发生改变。我们在第四章中讨论的周年纪念日反应也可以被看作模仿的案例：一个人把自己放在另一个人的位置上，而疾病成了他们之间的联系。

我们也可以联想下丧亲后的抑郁状态。长期以来，人们总会观察到甫丧亲者常常会出现内分泌和免疫学变化。而在这段时间中，模仿机制也有很强的影响。丧亲者可能会不自觉地模仿逝去的亲人，仿照他们的特征，比如说话的语气或走路的方式。丧亲者还可能陷入全方位的模仿中：仿佛他们已成了逝去的亲属本人。他们拒绝外出，与世隔绝，不肯进食，穿着死者的衣服，渴望随死者而去。

这一点也可以从甫丧亲者的自责中看出来。他们可能会因为失去亲人而陷入无休止的自责，那种控诉、责备、惩罚自己的劲头常会令亲友感到困惑。而当我们认识到他们持续攻击和指责的人其实是死者时，这一点就能说得通了，死者的形象已经吞噬了丧亲者的自我。正如弗洛伊德所说，仔细注意自责的具体形式，往往能发现这一点。"我需要的时候，你不在我身边"，这种心情也会反过来变成自责——"你需要我的时候，我不在你身边"。虽然这种反应很寻常——失去亲人后，任何人都可能会出现此类反应，但它可能会被放大，甚至使丧亲者的生活暗淡无光。

当一个人在亲人或挚友去世后不久也随之离世，通常有模仿机制在起作用。不管表面上的死因是疾病还是自杀，丧亲者已经进入了其所失去的那个人的角色。医学研究者可能关注了身体对丧亲的反应，而精神分析师则在研究某人在不知不觉中"变成"逝去的人的方式。医学研究者倾向于回避一个人的求死之心，这就是为什么有关安乐死的辩论总是异常复杂。但丧亲之痛后的求死之心不应该被忽视。演员比莉·怀特劳（Billie Whitelaw）曾坐在重病的儿子的床边，随身携带着一瓶药片，以便在他死后随他而去。思考这些问题，可能有助于理解患者的生活状况——而数据测量和统计永远做不到这一点。

模仿他人可能关涉生死。最近一项有关心脏不适的研究发现，情绪冲击似乎会引发心脏问题，最常见的诱发因素是听到别人的死讯。调查人员试图建立一个假说来解释其中机制，例如，会有大量的儿茶酚胺涌到心脏。但他们没有考虑，死亡的消息究竟是如何被传达的。如果患者说，他们的心脏病发作是从胸痛开始的，那么就很有必要搞清楚：传达消息的人向他们描述的死亡是否也提到了胸痛？心脏问题是由情绪冲击引发的？抑或，它受到了文字和语言的影响？换句话说，心脏问题是不是一种模仿？

我们在第八章中讨论的一些心脏问题也牵涉到模仿。表面上看，是 A 型性格的竞争意识和野心，但如果将之视为两种不同形式的模仿，将使得分析更为合理：一方面，如果某人模仿竞争对手，陷在竞争的循环中，那么挫折感会愈发严重，僵局也无法被打破。一个人想要的东西就是他对手拥有的东西——这将是场无休止的彼此艳羡之战。另一方面，正如我们在第八章中所看到的，模仿社会结构中的某一特定角色则会缓和竞争的影响。某人一旦在社会结构中占据一个象征性的位置，就意味着他模仿他人的兴趣会减少。

这第二种形式的模仿可以为我们提供关键的参照点，它甚至可被认为是身体健康的要素。在《荒岛余生》（*Cast Away*）中，汤姆·汉克斯（Tom Hanks）饰演的联邦快递飞行员遭遇海上飞机事故，被困在一个荒岛上。他试图在这个荒凉贫瘠的地方为自己创建一个生存空间，但他手头没有任何城市生活中的常见工具。奇妙的是，飞机上的一个联邦快递包裹——一个属于文明社会的标识——和他一起被冲上了岸。当他最终获救，重返文明社会时，却只感到格格不入和疏离。他的未婚妻已经嫁人，在和她深情告别后，他离开了。不过，他没有完全放下过去。

在与未婚妻痛苦分别后，我们可以看到男主角开车穿越了一片荒芜的土地。车上的收音机播放着猫王的《无人查收》(*Return to Sender*)，观众此时意识到，他要亲自去送那个他一直带在身边的、褪色破损的联邦快递包裹。把包裹送到收件人家里之后，他来到了一个十字路口，第一次面对真正的自由。关于模仿，这个故事能告诉我们些什么呢？在电影开端，我们看到汉克斯对自己联邦快递员的身份充满热情。而从荒岛返回后，他还是把包裹送达了。与其将其视为单纯的联邦快递植入广告，我们不如正视其在男主角荒岛求生过程中的核心价值：尽管他孤身流落荒岛，但仍保留了信使这一象征身份，他依然是个联邦公司快递员。在身边没有其他文明社会物品的情况下，这是他可以持有的一个象征性信物。或许，在某种程度上，这就是他能活下来的原因。因此，在送完他的最后一个包裹后，他的面部表情混合着恐惧和释然：他已经超越了曾经支撑他的身份。他不再有任何牵绊之物，第一次获得了真正的自由。

尽管听起来很奇怪，但模仿可能并不总是指向某人或象征性角色，也可以是模仿身体某部分。以移植手术为例：在移植手术刚开展不久的时代，医生们注意到，当患者正逢某段重要关系破裂之时，移植后器官排斥的概率就会大大增加。在这种病例中，患者在意识层面和无意识层面可能都将被移植的器官当成了另一

196

个人、一个异体。在一个病例中，患者感觉他移植的肾脏在迫害他。还有一个病例，某男孩得知肾脏是由他疏离的父亲捐献的之后，就死掉了。不幸的是，当一段重要的关系破裂或受到质疑时，与它相关的感受可能就会在移植者体内"爆发"。脏器被拒之在外，呼应了与他人感情破裂的经历。

身体的内容物也可以被视为"他者"。如果一个人在爱人离开时出现腹泻或便秘，他的肠道内容物就可能代表了另一个人，然后被顽固地抓牢（便秘）或猛烈地推远（腹泻）。在生命之初，我们最先拥有的是什么？答案是排泄物。我们被训练控制大小便，我们被鼓励着将肠道内容物理解为我们持有的东西。正是由于这个原因，它们可能被等同于他人——那些我们不想放弃的人。儿童常会认为婴儿从肛门出生，且由粪便组成。基于类似原理，身体的各部分与其他人联系在一起，而我们栖居于自己身体的方式也受到这些联系的影响。

我们的身体表面是最早被照护者赋予价值的。某些部位会被触碰更多——触碰中带着或多或少的爱、关注、反感或敌意。正是通过别人的行为，我们的身体部位得以被划分、被表征：身体得到关注和照顾，有些部位就变得与众不同。身体内部器官及其功能能亦是如此。成年人会担心身体内部的状况，寻找疾病迹象，仔细检查排泄物，或采用医疗手段检测治疗。父母的既往史可能决定了孩子对身体的想法，比如，（外）祖父母患有某种疾病，父母可能会特别注意身体的相关部分（这种想法可能有道理也可能毫无根据）。而且，父母通常都不会意识到自己的这种行为。

在一个病例中，某男子因为总是轻微骨折而成为急诊科的常客。最终，他因为别的原因，开始接受精神分析。在分析的过程中，医生发现了他与外祖父的相似之处。男子只知道外祖父曾经是个出色的运动员，不过很容易发生运动事故：家里唯一一张外祖父的照片上，他的手臂缠着绷带。尽管这个男人从未见过外祖父，但他收集到的信息碎片已经足够组合出某种症状。在本案例中，男子母亲与外祖父的关系对他来说至关重要，他的多次骨折已让他不自觉地身处在素未谋面的外祖父的位置上。不消说，在他成长的过程中，母亲对儿子的小伤特别关注。不过，母亲没有明确地把儿子的小伤和父亲的伤联系起来。家庭中传递的东西远比我们所知道的要多得多。

我们还可以看一下青少年发病的糖尿病的例子。研究表明，母亲的抑郁症会对一些糖尿病儿童的糖代谢产生影响，因为母亲的情绪波动会在孩子身上体现出来。在某些病例中，是通过特定的思想链条产生影响。比如，有个小孩将"血"的概念与血统的概念联系起来：一个人的身份是通过血液建立起来的。对这个孩子来说，血意味着亲属关系的网络，而且，血在她的生命中具有特殊意义。对她来说，血唤起了她与母亲的唯一联系。如她所说，血液使她成了母亲的女儿。换句话说，血液是她属于母亲的身份证明，因此，正如她的主治医生观察到的：她对母亲的想法和幻想的变化影响着她的糖尿病病情。

容易受到这些因素影响的话，就会导致许多后果。例如，在20世纪50年代到60年代，作为当时正在进行的皮肤病研究的一部分，有几个实验考察了婴儿皮肤对许多刺激的反应。不过，这些实验遗漏了一个关键点：在研究什么会引发婴儿反应之前，应该研究一下对母亲来说，皮肤有多重要。比如，在某些案例中，母亲饱含感情地抚触婴儿的皮肤，那么婴儿可能会不自觉地将皮肤当作一种与母亲保持联系的方式，就像刻在身上的记忆痕迹。勒内·施皮茨认为，如果母亲爱抚婴儿的皮肤，婴儿可能会在母亲不在的情况下，继续以某种方式刺激自己的皮肤——甚至通过皮肤病来达成这一点。儿科医生也认为，在某些情况下，当孩子拉扯自己的皮肤时，可能代表他们在母亲的爱抚缺失之时，尝试给自己的身体划定边界和限度。

正如我们所看到的，我们的身体部分与他人相连。在某些案例中，母亲照顾婴儿的身体，却无法对其任何一种心理或情感需求做出反馈。那么，身体和疾病就成了母婴之间唯一的沟通方式。199让婴儿吃饱、穿暖、整洁、安静可能是父母的首要任务，仿佛人类的存续只关乎这些。父母与孩子身体的关系可能为孩子与自己身体的关系奠定了基础。一个母亲执着地给孩子洗澡，可能是为了减轻自己的焦虑，或者是她不自觉地幻想自己很脏，这意味着孩子身体的某些部分将与母亲的心理状态相关联，孩子可能就会不自觉地认为身体的一部分属于母亲。此外，如果我们身体的某部分不舒服，我们不是常会对它发怒，就像对另一个人一样吗？这为我们拓开了一些新的视野，也帮助我们更好地认识：当身体某部位出现疾病时，实际发生了什么。

弗吉尼亚·伍尔夫（Virginia Woolf）的嫂子、精神分析学家和医生卡琳·斯蒂芬（Karin Stephen）在1933年出版的一本开创性的著作中，阐述了她建立的解释这种模仿机制的模型。与营养、排泄和呼吸有关的器官——嘴、肛门、尿道和肺——以及嗅觉、视觉、触觉和听觉器官都会影响我们与照顾者最早的情感关联。当然，除此之外，它们还负责营养、呼吸、排泄等生理功能。如果儿童和照顾者之间的情感关系出现问题，就可能对这些功能造成影响。举例来说，如果口腔成为痛苦和快乐发生冲突的位置（比如等待喂食的挫折感），就可能会影响食欲。每当不愉快、挫折与满足感混杂在一起，器官或身体机能可能就会付出代价。

每个婴儿都会经历这种挫折，作为快乐来源的身体部位同时也是潜在的痛苦之源。而与痛苦相伴而来的是愤怒和暴躁。斯蒂芬的想法是，这些身体部位（而非照顾者）成了婴儿的第一个敌人——这种对身体部位的憎恨早于任何对未来"外部"敌人的恨意。人生第一次感到真正的不快，便是针对给自己带来快乐的部位。在失望情绪的作用下，它们被转化为体内的敌人。因此，人体这些部位的生理功能和与之相关的机能可能会受到影响，甚至可能会危及自身安危。而对它最好的防御就是将仇恨外移，制造外敌。

换言之，身体是冲突发生的场所。在这个场所中，我们与自己的身体及其部位、机能建立了关联。在我们意识不到的情况下，仇恨和敌意成了这些关系的基础。此后，它们会影响到我们和他人的交往经历，不仅关涉到我们对照护者的无意识的印象，还关涉到我们和周围人的关系。即使有人怀疑这是否真的会引发疾病，但不可否认的是，它肯定影响了我们对疾病的某些反应。在第十二章中，我们将会看到：事实上，人们被教育要将患病的身体部位视作死敌，并想象它们的灭亡。由于这个原因，有时候手术切除了目标部位，甚至会把不相关的症状也一起消除。通过切除身体的一部分，实施了某种形式的复仇或驱逐。

在追溯病人的病史时，还常会发现另一种形式的模仿——不是模仿一个人或身体的某部位，而是模仿人际关系中想象的角色。我们已经观察到，当人们维系多年的关系因分离或丧亲而破裂时，人们往往会生病。在心理咨询中，可能不会立刻发现其中原委，要经过几次访谈才能发现患者是因为怎样的关系而生病。我们可能会发现，患者需要配偶、家庭成员甚至邻居的陪伴，当前述关系有破裂的危险时，他或她就病倒了。除了显而易见的爱和依恋问题，我们有时会发现，患者在前述关系中承担了某个特定的角色。或者更准确地说，它让关系的每一方都承担了一个角色：例如，一个人可以是乞怜者或是帮助者，而另一个人则是被帮助者。

这与我们前面讨论过的汤姆·汉克斯在《荒岛余生》里的例子不同，并非那种象征性的模仿。汉克斯在一个大的社会结构中，心甘情愿地担任着他被分配的角色。即便没有工作装备，他也能维持自己的社会角色，仿佛这已经被先天地植入他体内。而想象的角色模仿往往需要表面的线索和其他人的存在。它们没有那么坚实的先天基础，这也就是为什么，它们更容易受到人所处环境变化的干扰。同样，与其说是角色模仿的人接受了分配给他的位置，不如说是他为自己发明了一个位置。在一般意义上，想象中的角色模仿可以说是对象征性角色的表层模仿。

在研究角色模仿时，我们发现它们可能贯穿了某些人的一生。它们就像是人们遵循的一种既定模式——尽管人们通常意识不到。几十年来，它们就像救生衣或安全带那样，维系着一个人的存在——它们可能填补了某人心理生活中的裂痕。面对无法忍受的家庭状况和无法将之象征化处理的创伤经历，唯一的安全之处可能就是藏身于角色之中。

有这么一个病例，一位女士在压抑和暴力的家庭环境中长大，对她的狗有很特殊的感情。她将自己视为狗的救星，鼓励它学习新技能，保护它免受威胁和危险。离家后，她谈恋爱了，在感情中，她的男友扮演着和她类似的角色。她描述了他鼓励她、保护她和教导她的方式，所使用的词汇和表述就跟她描述心爱宠物时一样。很明显，这两段感情的共同关系模型就在于，一方是满怀爱意的师长兼保护者，另一方是学生。本来，她栖身于这种关系模型之后，以此抵御家庭中的暴力和忽视。与男友分开后，这一模型难以为继，导致她患上了自身免疫性疾病。

对一个人来说，他或她能够在此类模型中获得一个角色，并和另一个人发生关联，从而在他们的世界中为双方各自确定一个位置。他们的关系甚至可以是一个受害者与一个加害者。重要的是，它提供了一个支撑框架。当一个人可模仿的角色消失了——通常都是因为外界因素的缘故，比如这个人或重要的另一半搬走了——模型坍塌了，疾病就可能接踵而至（尽管不一定是身体疾病）。在临床上，敏锐地关注这些问题颇为有用。例如，如果患者最近不再是某位亲戚或朋友的"帮手"了，而这个角色对他们来说似乎有特别重要的意义，那么就可以要求他们成为医生或医院的"帮手"，每月提供关于他们的健康或其他主题的信息。这可以作为一种工作策略，也有助于帮患者实现某种形式的社会认可。这个例子看起来似乎相当简单，但它很好地展现了功能角色理论的作用。

到目前为止，我们讨论的所有形式的模仿有一个共同点。它们都涉及某种依恋的情感，无论是对一个形象、一个角色、一个身体部位还是一个人。精神分析学家把人类依恋的强度称为"力比多"[1]，它广泛存在于个人和社会活动中：比如恋爱、性取向、爱好、毒瘾、运动热情，以及构成我们日常生活的所有动力和兴趣。力比多并不一定要指向某个人，可能存在于我们生活中的方方面面。这使得我们能够疏导和塑造我们幼年时期兴奋、不安、苦恼和激情的经历。它们被固化为具有个人特色的某种模式。

那么，当这种模式被干扰时会怎样呢？通常认为，力比多贯注[2]可能受到挑战和破坏。如果我们失去了一个角色，或者是忽然被迫质疑一些对我们很重要的意义或形象，力比多会转移去何处？在这种时刻（通常是分离、失去的时刻），就需要重新安置力比多。患者的世界发生了一些变化，打乱了力比多贯注的模式。这可能会在身体上引发奇怪的反应——躯体疾病。

让我们来看个例子。一个男人和一个女人一起生活了 30 年，他说，她总是有一切事的答案。她是家里的主要经济支柱，总是自信、冷静和自持。他时不时会抱怨她的无所不能，不过，他显然也很适应这种状态。但是，后来她在一次意外中病倒，他的世界就陷入了混乱。他在她的形象上投入的一切——连带着其中的大量幻想——都受到了质疑。现在，她是一个连日常活动都需要帮助的女人，一个软弱的形象已经取代了过去有力的形象。之后，他因为心脏问题病倒了，我们可以怀疑：或许是投入到强大女性形象中的力比多必须被引导到其他地方。或许，力比多利用了男

204

1　Libido，弗洛伊德的精神分析学术语，指人的心理器官自觉接受唯乐原则调节、追求快乐的性欲的本能力量，它通过各种方式表现出来，是一种原始性的力量。最早于 1905 年出现在弗洛伊德的《性学三论》中，后来经荣格等人又扩展了这一概念。

2　Libidinal investment，亦对应单词 cathexis，在精神分析学中固定译为"力比多贯注"。在此处，为便于理解上下文，可按照"力比多投入"理解。

人已有的心脏不适，并转移到了身体的这个问题部位。

显然，这不是解释本病例的唯一理论，但力比多贯注的问题不容忽视。有的患者会在陷入爱情和疑病症之间不断摇摆，也是源于力比多的问题。患有疑病症的人在恋爱时通常就不再担心自己的身体，当与对方的关系破裂时，疑病的心态就会重现。就好像投入给爱情的力比多又转移回到身体，滋生了忧虑——毕竟，忧虑也算是某种兴趣。当不再"为对方投入"时，身体本身就变成了一个对象。我们会坚守力比多贯注，不愿意放弃。这方面的一个例子是孩子对父母生病的反应。父母生病时，孩子除了有爱和关注，还可能感到愤怒，这表明：对孩子来说，父母的软弱形象或许是难以忍受的。这对孩子在父母形象上贯注的力比多形成了极大的挑战，正如我们在上面那个妻子生病的男人身上看到的那样。

当某种力比多贯注受到质疑时，其所释放的愤怒会怎样呢？是否会变得针对自己的身体？它要么完全转换方向，驱使我们去保护那个又爱又恨的人；或者是因为我们自己体内已经存在着代表那个人的某种东西，对自己的攻击可能就包括了对对方的攻击。在这里，我们可以想到一个年轻女性的例子，当她意识到，和母亲在一起时自己咬指甲的情况会更严重，她就不再咬指甲了。她明白了，她真正想咬的是母亲，但她无法这么做，所以就咬了自己。

这样的事能发展到什么程度？攻击欲望的分裂或逆转是否能在细胞水平上产生实际影响？像免疫系统这样错综复杂、晦涩难懂的存在，会被卷入到模仿的变化之中吗？我们可以观察到一个有趣的现象，当我们描述自身免疫性疾病时，常会说自身被当成

205

了他者——人体攻击"自身细胞"，仿佛将它们误认为是危险的入侵者。那么，这类词汇用在这里合适吗？在免疫系统网络中，"自我"和"他者"的概念会在细胞层面产生任何影响吗？这将是我们下一章要讨论的问题之一。

第十一章　免疫系统

　　免疫系统是身体的一道重要防线。漫画作品有时会将它描绘成一支军队，在体内巡逻，每当出现入侵威胁就会召集部队进行抵抗。一些免疫学家曾想要用管弦乐队的形象来代替军队，但在流行的图像描绘中，军事词汇总是占据上风。身体被视作受到细菌敌人威胁的战场，而免疫系统则是一支爱国防御军团。长期以来，医学界认为免疫系统是一股自主的战斗力，独立于大脑和神经系统运作。但如今，这一观点发生了巨大转变。

　　早期关于免疫系统的研究经常是借助体外实验进行的，这样，科学家就可以在受控环境中观察担任"人体卫士"的白细胞如何工作。这些实验揭示了大量信息，阐述了免疫细胞如何锁定受损细胞或入侵异物并摧毁它们的过程。研究者们都倾向于认为，免疫系统或多或少是自主运作的。然而，到了20世纪70年代，新的研究表明，免疫细胞与神经系统有着非常密切的联系。人们发现，大脑中活跃的肽类（一些调节体内多种反应的重要信号分子）

受体同样存在于免疫细胞表面。那些分布在脾脏、肠道和淋巴结等部位的免疫组织也通过一个复杂的神经网络与大脑相联系。

因此，大脑与免疫系统之间存在潜在的沟通渠道，并借由神经电信号传导和化学通路的激素作用得以实现。这些化学信使将免疫系统、神经系统和内分泌（激素）系统联系了起来。认识到这一点，我们就再也不能将免疫系统视作一个与身体其他部分相隔绝的孤立实体。这也意味着，精神生活可能持续影响着我们的免疫系统。

为什么免疫系统对我们的身体健康如此重要？这是因为，它的主要功能就是清除体内的抗原：包括功能失调的细胞，以及细菌、病毒、寄生虫等入侵者。没有它，身体将会迅速地被感染和疾病击垮，最终走向死亡。免疫系统担负着如此重要的任务，相应地，它的运行机制也极为复杂，主要包括两大体系，即细胞免疫和体液免疫。细胞免疫作用于受损和受感染的细胞，目标是消除已被病毒或细菌感染的自体细胞。而体液免疫主要负责对抗细胞外的微生物危害，如非侵入性的细菌和真菌，以及它们所产生的有毒物质。

免疫系统的防线也被分为如下两类，即先天性免疫和获得性免疫。先天性免疫的主要作用是阻止入侵者进入身体，或在它们进入身体后迅速将其消灭。例如，唾液中的酶可以消灭细菌，身体孔道上被称为"纤毛"的细小毛发可以阻止外来颗粒进入。在血液中，某些白细胞（如嗜酸性粒细胞）也在努力消除对身体无益的细菌，并释放化学信使，召唤免疫系统的其他部分前来协助。

先天性免疫基本上从出生起就存在，而且不会随着应对"入侵者"的经验增多而变化。在与传染性病原体进行斗争之后，它的防御机制不会发生改变。例如，有一种被称为"吞噬细胞"的免疫细胞，能够识别外来微生物和自体细胞，它无论遭遇何种"入侵者"，都会采取同样的应对机制。同属此类的重要细胞还包括自然杀伤细胞和肥大细胞，前者对付被病毒感染的自体细胞和一些肿瘤细胞，后者属于体液免疫系统，能与过敏原结合并释放组胺等炎症物质——对昆虫叮咬有严重反应的人会很熟悉这个过程。

获得性免疫与先天性免疫共同作用，形成了一个高度复杂的防御系统。与先天性免疫相比，获得性免疫能够更加精妙地辨别自体与他者，并能从经验中不断学习。例如在体液免疫系统中活跃的 B 细胞，它在骨髓中发育，能够产生抗体。因其结构特点，每个 B 细胞的使命就在于锁定异物的表面蛋白。人体会产生数以百万计的 B 细胞，它们装载着不同的受体，以此来应对威胁身体的多种危险微生物。相关基因的排列组合造就了 B 细胞的多样性。这一随机过程当然也会产生一些"失灵的"B 细胞，它们的受体与自体细胞（即需要保护的对象）表面蛋白匹配，从而可能消灭正常细胞。因此，在所有 B 细胞进入血液之前，都会经过检验，那些可能伤害自体的 B 细胞就会自我销毁。

当 B 细胞遇到与其受体相匹配的外来蛋白时，就开始产生数量众多的子细胞。这些子细胞是它的克隆体，其中一些会迅速产生大量抗体——即能够锁定异物复制体的免疫分子。一旦抗体附着在目标上，就会召唤免疫系统的其他细胞，以消除入侵者，其余的克隆体则作为记忆细胞留在体内。当你第一次遭遇微生物入侵时，免疫应答可能需要一些时间，以组织充分的防御工事；

209

但由于这些记忆细胞的存在，机体第二次感染同一类型的微生物时，就会激起更快速的免疫应答。

B细胞在骨髓中成熟，而T细胞在胸腺（位于心脏上方的一个小器官）中成熟。T细胞有三种类型。一种是"细胞毒性T细胞"，它能够通过细胞表面蛋白，识别并消除已损伤或被感染的自体细胞。另外两种是1型和2型辅助T细胞（记作Th1和Th2）。正如其名所示，这些细胞负责协助免疫系统的其他部分完成工作。Th1细胞在细胞免疫中发挥作用，辅助细胞毒性T细胞，以及与先天性免疫有关的、执行扫尾工作的巨噬细胞，来共同对抗受感染的细胞。而Th2细胞则在体液免疫中发挥作用，它们能刺激B细胞产生抗体。同样，识别大量潜在入侵者需要Th2细胞具有高度的多样性，这也是通过基因排列组合实现的，随后也有类似的筛选过程，过滤掉那些会伤害自体细胞的Th2细胞。

与B细胞一样，当T细胞被调用时，也会产生记忆细胞。这两种类型的记忆细胞成为免疫接种得以起效的基础。接种过程是将一种无毒抗原注入体内（或者吃下），以刺激机体产生免疫应答，而这种无毒抗原的表面蛋白类似于我们想要预防的病原。之后，当真正的病原出现时，身体就已做好准备，能够非常迅速地处理入侵者。脊髓灰质炎、伤寒或腮腺炎等疾病的疫苗就是这样起作用的。

辅助性T细胞会使用被称为"细胞因子"的信使分子作为信号。细胞因子不仅能作为召唤增援的信号，还能够引导某些类型的免疫细胞离开。事实上，最近的研究发现，免疫系统的两大机制利用信使分子实现了相互调节：细胞介导的免疫应答

210

会抑制体液免疫应答，反之亦然。因此，在 Th1 活性和 Th2 活性之间存在着动态平衡，这一平衡以 24 小时为周期持续波动，并由循环系统中的激素水平变化所驱动。通常情况下，女性的 Th1 活性比男性的强，而且随着年龄的增长，我们的 Th2 活性会增强。

一张非常简略的免疫系统属性表

免疫类型	细胞	体液
针对目标	受损和感染的细胞	寄生物、毒素、一些细菌
	细胞种类	
先天性免疫	自然杀伤细胞 巨噬细胞	肥大细胞 嗜酸性粒细胞
获得性免疫	细胞毒性 T 细胞 1 型辅助 T 细胞（Th1）	B 细胞 2 型辅助 T 细胞（Th2）
调节激素	脱氢表雄酮和褪黑素	皮质醇
昼夜峰值	夜晚	白天
过敏反应	多发性硬化 类风湿关节炎 I 型糖尿病	哮喘 过敏症

211　　　免疫系统必须迅速反应，以防止危险入侵者引发感染；同时还要避免对无害异物过度反应，或攻击自体细胞。例如，花粉症就是免疫系统对花粉的过度反应，其他的过敏症和哮喘症状也是如此。在这些情况中，免疫应答本不该发生。这一过程被称为"变应性致敏"，可谓记忆细胞的弊端。一些个体体内的 Th2 活性较强（即所谓"特异性个体"），往往就会出现这些过敏症状。他们的体液免疫对外部的防御过于激烈。相比之下，细胞介导的免疫

则会以另一种方式产生过激反应：在 Th1 活性的驱动下，可能出现对自体细胞的攻击——一些疾病便是如此发生的，如青少年糖尿病和类风湿关节炎。由于女性的 Th1 活性更强，因此类似的自体免疫性疾病多发于女性。

有几项关键的实验结果显示了免疫应答和精神状态之间的关联，其中之一在于科学家发现：免疫细胞的功能会受到神经系统调控。免疫学家罗伯特·阿德（Robert Ader）和他的同事尼古拉斯·科恩（Nicholas Cohen）将一种抑制免疫应答的药物与含糖饮料混合，给一组免疫系统过度活跃的小鼠服用。如我们可预见的，小鼠的免疫功能降低了。然而，当他们只给小鼠喝含糖饮料而不使用免疫抑制剂时，小鼠的免疫应答同样也降到了较低水平。这表明，免疫应答反应是可以后天训练的。经过后续更完善的实验检验，这些结果得到了重复证实。一个简单的例证是花粉症患者的免疫功能增强现象。花粉症，顾名思义，涉及免疫系统对花粉的反应。有这样一些患者，当他们看到干草场的图片或是人造的花朵，病情就会加重。在他们身上，仅仅是因为看到的东西与花粉存在关联，假性刺激就引起了免疫功能变化。如果免疫系统可以被诱导，以产生如此的反应，那么更进一步，心理暗示会不会导致它永久地失灵呢？

尽管有这些重要成果，许多研究人员还是选择忽视甚至否认免疫系统和中枢神经系统之间可能存在关联。罗伯特·阿德在 1980 年写道，免疫学本身就带有还原主义的色彩，对免疫过程的解释建立在体外实验的基础上，而缺少对试管外部世界的关注，人体中相互作用的系统与生理过程被忽视了。阿德还指出，苏联科学家从 20 世纪 30 年代开始，就积极研究神经系统对免疫反应性的影响，但冷战阻碍了科学对话。事实上，早在 1926 年，梅塔利尼科夫（Metalnikov）和柯林尼（Chorine）就已经通过给皮肤加温或是抓挠，激发了腹膜的炎症反应，在此之前，他们已经在微生物身上完成过类似刺激的研究。有趣的是，在冷战期间，《心身医学》期刊刊登了一些"反动"小广告，表示可以免费翻译苏联杂志文章。我们不禁好奇，有多少人会去索要译文。

免疫系统是个动态网络，它在不同层面持续运作，并与其他系统相互协作。像生态系统一样，它的运作遵循一定的节律，其中一些由激素系统驱动。身体在不同时期会遵循不同的节律。例如，女性的月经周期大约为四个星期。众所周知，每年动物体内的激素水平也有周期变化。此外，还有一些生命活动遵循日度或称昼夜周期，即以 24 小时为一个周期。针对感染的免疫应答产物可能令你昏昏欲睡，但即使没有受到病毒威胁，免疫系统同样会在夜间自然地切换到 Th1 活跃模式，此时，褪黑素和脱氢表雄酮（DHEA）的分泌值达到高峰。然后在你早上醒来之时，皮质醇在循环系统中的水平会突然升高，并在醒来后 30 分钟左右达到峰值，使免疫系统切换到 Th2 活跃模式。

免疫系统的信使——细胞因子——在调节睡眠模式方面发挥着精妙的作用。而睡眠，反过来又能调节我们的免疫效率。一个成年人通常每晚会进入两到三次的"深度睡眠"状态，此期间触发两种激素（生长激素和催乳素）的释放，而这些激素能够增强免疫功能。也就是说，如果睡眠模式受到干扰，也会损害免疫功能。夜间的部分睡眠损失可能影响皮质醇周期，导致第二天晚上的皮质醇水平更高。在正常情况下，身体会在清晨时分通过抑制

213

皮质醇的水平，切换到 Th1 主导的模式，这就解释了为何干扰睡眠节律会影响到 Th1/Th2 的平衡。我们了解到，女性夜班工作者的乳腺癌发病率更高，这可能就是原因之一。我们将在下一章具体讨论这个事例。

我们身体的生物钟会受到时间信号（zeitgebers，字面意思是"报时者"）的影响，其中最为重要的是清晨的光线。当一个人处在屏蔽时间信号的感觉剥夺室中，身体的主要节律以大约 25 小时为周期。但是，在感觉剥夺室中待上几天，身体的主要节律就会失去同步，有节奏的生物功能也会波动失调。耐人寻味的是，除了晨光能影响激素分泌，社会因素在调节日常节律方面也十分重要。在一项实验中，受试者们独自一人待在房间里，每天早上房间里的灯都会按时打开，但受试者们依然出现昼夜节律紊乱的情况。直到一项新的机制添加进来——每天以打铃提醒受试者提供尿液样本——他们的昼夜节律才恢复正常。这是一个非常重要的细节，表明了光线本身并不足以设定人体生物钟。

科学家也深入研究了空勤人员，以确定身体生物钟变化会导致怎样的症状。任何一个坐过长途飞机的人（特别是从西飞到东的人）都感受过时差的影响，可能出现白天疲倦、夜晚睡眠困难、注意力不集中、头痛、易怒和胃肠道不适等问题。不过，社会因素似乎有助于加快身体生物钟的重新设定。如果一个人在抵达新时区时，需要与其他人打交道，那么其时差调整会更快。也就是说，重要的不仅仅是光线，还有语言和人际互动。

对于丧亲者来说，他们的生活里明显缺少了语言和互动。在亲人去世后，丧亲者可能突然失去了平常的互动和交流机会。随后的几个月里，他们常常会出现免疫水平下降，其中一个重要原

214

因可能就是社会接触的丧失。当然，免疫力下降可能受到许多因素的影响，包括失眠以及连带的身体修复功能缺失等。但我们应当谨慎地看待这个问题，不要落入本书前面提到的那种陷阱——也就是说，我们对身体系统了解得越详尽，就越容易忽视整体情况，忽视这个人本身的境遇。以丧亲者为例，他们不仅仅是失去了一种涉及神经刺激的日常互动模式，更重要的是，他们失去了所爱之人。在这里，我们有意识地放弃了那种还原论的术语，使用了带有情感色彩的语言。

理解了昼夜节律，我们就会明白为何人类的免疫能力在一天之中会有变化。其他哺乳动物也是如此。赫伯特·韦纳给小老鼠在不同时间注射了肺炎球菌，他发现，上午四点注射组小老鼠的身体机能比下午四点注射组的要好得多。那么，我们已经知道，疫苗接种的作用机制是激起身体的免疫应答，既然如此，注射时间一定也存在重要影响。的确，认识到身体日常周期所起的作用，就可以在一天中最合适的时间进行医疗干预。这种时间调控法现已应用于白血病儿童的化疗之中。人们发现，将大剂量抗癌剂的施用时间安排在一天中最有效且对身体其他部分毒性最小的时段，可以使患者的生存时间延长一到七倍。因此，在面对如何从免疫、手术和基于药物的疗法中获得最佳效果的问题时，时间调控法为我们开辟了广阔的前景。

对于此，考虑个体差异具有重要意义。并不是所有人的身体都严格地遵循这些昼夜节律，许多人的峰值会相对平坦，或是更加突出。一些节律会变得彼此不相匹配，周期的长短也可能发生变化，有时甚至还会发生波峰和波谷的游移。导致节律紊乱的原因有很多，但学者们认为，最重要的一点是皮质醇和其他激素所

215

引起的 HPA 轴机能失调，这与长期的忧虑情绪、创伤经历等心理因素有关。

这将我们引向一个关键点——实验结果表明，影响免疫系统的可能不仅有感染和抗原，还有我们所处的环境和与他人的关系。我们看到，飞往另一个时区后的社会接触对身体产生了有益影响，而经历丧亲、失去后的社会隔绝与悲痛情绪则造成了有害影响，这些事例清楚地表明了上述结论。心理困扰会影响到我们免疫系统的运作，扰乱它的节律，令其向特定的方向偏移。还有一些理论认为，母亲的抑郁和婴儿的皮质醇水平增加之间也存在着关联（我们已经看到皮质醇是如何影响免疫功能的）。如果母亲没有回应孩子，或对孩子的需求反应消极，孩子可能就会放弃交流。他们不再表达痛苦，而是退缩到自己的小世界中，这种行为与皮质醇水平的增加有关。这是否表明，拥有表达精神痛苦的机会更有利于免疫系统的运作？据研究，当鼓励哮喘患者写出他们的困扰经历时，他们的病情会有所好转，其中的原理是否也可以这样解释呢？

不过我们应该注意，写作总是要假定有读者的存在。换句话说，痛苦的表达总是需要一个对象存在。鼓励哮喘患者写作的实验不仅引入了写作，更是引入了读者——读者正是研究者，他们在期待着患者书写日记或描述他们的困难经历。在这里，我们再一次看到对话在人类生活中的重要意义。正如前几章所述，如果人们沉默着消化自己的人生经验，无法形成任何对话，这些经验就很难得到恰当的处理。哮喘患者的实验结果也表明，倾听者的存在至关重要。因此，人类的对话——以及对话的缺失——会对免疫功能产生影响，似乎并非毫无道理。

近期免疫学研究的主要发现之一在炎症领域。20世纪30年代，迈克尔·巴林特曾预言，总有一天，所有重大疾病都会被看作某一种炎症。到如今，人们发现似乎有种类众多的疾病，如关节炎、阿尔茨海默病、糖尿病、冠心病，以及多种癌症等，都涉及免疫系统的炎症反应。如果我们被荆棘刺伤，伤口周围的皮肤会迅速变红，局部伴有酸痛和轻度发热。这就是免疫系统的作用——它在努力阻止微生物感染我们。一旦完成了杀灭微生物的工作，特定免疫细胞就会释放信号，终止炎症反应。随后会有其他免疫细胞清理该过程产生的碎屑，宣告紧急情况的结束。

虽然这种炎症反应较为显眼，但实际上，它主要发生在身体内部，可能的部位包括动脉、神经末梢、肺部支气管，乃至大脑。如果免疫系统没有发送信号关闭炎症反应，那么麻烦就来了。类风湿关节炎就是一个例子。在健康的膝关节处，有着几层细胞构成的滑膜；而在患病的关节那里，成群结队的免疫细胞聚在一起，形成叶状集群。关闭炎症反应的指令未能传达，防御机制持续运作。就像《魔法师的学徒》（*The Sorcerer's Apprentice*）中的魔法扫帚——一个潜在有益的行动展开了，却没有在恰当的时机停止，反而带来了灾难。

此外，一些心理上的困难情况很可能导致自身免疫性疾病的剧烈发作，当我们考虑到这些时，问题就变得更加耐人寻味了。据观察，婚姻失败、与亲人分离，以及人际关系中的摩擦都会加重关节炎的症状。但这是如何发生的呢？心念、境遇，或是情绪，它们究竟如何引发了体内的复杂反应？如果头脑能够导致躯体症状发作，那么是否也意味着，这些症状的产生也与之相关？

如前几个章节所述，自身免疫性疾病时常受到心理状况的影响。例如我们在第三章讨论的那位类风湿关节炎患者，每逢涉及与父亲关系的情景，他的病情就会显著加重。数以百计的案例研究都详细地描绘了这种关联，所涉疾病不仅有关节炎，还有（部分）糖尿病以及其他自身免疫性疾病。最近在瑞典进行的一系列研究证实了糖尿病与分离、失去和其他重大生活事件存在关联。1 型糖尿病与 β 细胞（胰腺中产生胰岛素的细胞）的自身免疫性破坏有关。包括心理困境在内的一些因素都可能导致胰岛素需求的增加，而悲痛情绪会降低胰岛素的敏感性，给 β 细胞带来额外的压力，从而可能导致自身免疫反应——压力下的 β 细胞可能会被免疫系统识别为其他异物，而免疫系统本身可能也同样受困于心理状况，从而导致自身免疫反应。

再考虑到疼痛问题，情况会变得更加复杂。在医学上看来可能是相同程度的症状，在疼痛方面却会产生差异。当人们说症状加剧时，到底是什么在加剧？是疼痛，还是导致疼痛的细胞变化？医学界曾经一度认为，疼痛是一种外周感觉，由疼痛受体介导，通过疼痛纤维传递到疼痛中心——因此，疼痛的加剧就意味着症状的恶化。但这种观点并非一成不变，到如今，疼痛更多地被看作一种感觉或情绪。这意味着一旦疼痛在心理上得到呈现，它就可以在头脑内部激活，而不需要任何外周刺激。组织损伤可能保持不变，但疼痛会加剧。因此，大脑对疼痛开关的控制，既可能是响应了感觉信号，也可能是独立于躯体的。

这一理论似乎可以解释许多无法用现有医学知识解释的疼痛 变化现象。那么，如果出现了自体组织本身的损伤加剧，又是怎么一回事呢？实际上，心理因素影响免疫系统并导致自体组织损伤的情况，最有可能通过两个应激反应系统产生。这两个系统分别是：HPA 轴和自主神经系统——包括坎农所研究的交感神经分支和副交感神经分支。免疫系统必须猛烈地攻击感染因子，容不得半点犹豫。因为通常情况下，就算是部分自体组织遭到破坏，也好过被感染侵袭。在胸部 X 光片上显现的结核疤痕就是这种行为发生的证据：感染激发了身体的炎症反应，疤痕便是"战斗"的痕迹。身体在这场斗争中宁可损害自己，也要固守防线，抵抗感染的入侵。

当然，还需要有相应的机制来阻止这种好斗的防御体系过度反应。方法便是向血液中释放类固醇皮质醇，让 HPA 轴最终接管并控制过度的炎症反应。有诸多疾病——包括癌症和心脏病——都涉及慢性炎症反应，而大脑会扰乱 HPA 轴的活跃并阻碍其关闭炎症反应，因此，许多心理神经免疫学家都专注于探究大脑对 HPA 轴的影响。

这带来了一些问题。医学家们知晓类固醇能够抑制炎症反应，而在治疗中，医生很少关注患者的心理。有时候，类固醇疗法似乎非常不细致且危险。长期使用类固醇药物来应对哮喘或湿疹，真的是明智之举吗？我们注意到，长期使用类固醇似乎会干扰 Th1/Th2 的平衡，令其偏向 Th2 主导状态。而此类疾病患者已经出现了 Th1/Th2 的不平衡，药物治疗最终可能使情况变得更糟。神经系统、免疫系统和内分泌系统形成了错综的网络，其复杂程度不亚于一个生态系统。长期简单地使用类固醇疗法，就好比是向大气中添加二氧化碳，试图以此来改善气候。此举在短期可能令气候更加舒适，但终将导致完全相反的效果——大气层中过量的二氧化碳最开始会给予我们温暖，但逐渐会使墨西哥湾暖流消失，导致局部严寒气候。

HPA 轴绝非大脑与免疫系统之间的唯一通路，坎农所谓的"战斗或逃跑"机制就是另一条路径。海量证据表明，交感神经兴奋也促进了平衡向 Th2 方向倾斜。这部分是由于（对肾上腺素和去甲肾上腺素敏感的）β-肾上腺素受体介导所致，这些受体广泛分布在与 Th1 活性相关的细胞上。实际上，交感神经信号抑制了细胞免疫，使体液免疫有了更大的发挥空间。例如，一些患者的交感神经系统对心脏产生了过度刺激，他们就可以服用β-受体阻滞剂，来为心脏提供保护屏障。这些药物也会阻断交感神经对 Th1 活性的干扰，从而减缓平衡向 Th2 偏移，因此能够用来控制充血性心脏病（该疾病部分由 Th2 细胞的积聚引起）。

一个对面部疱疹患者的研究很好地说明了交感神经系统对免疫力的影响。这些患者表示，当他们看到脏杯子和脏盘子时，会感到非常痛苦，从而导致症状发作。研究人员向其中 10 名患者展示了脏杯子的幻灯片，然后要求他们去检查实际的杯子，又向另外 10 名患者展示了"中性"物体的幻灯片，并让他们去检查实物。第一组中有四人在 48 小时内出现了疱疹症状，而对照组中没有人发病。正如实验者所预期的，受试者体内都没有发现 HPA 激活的迹象；但值得注意的是，第一组中的大多数人出现了交感神经系统激活的典型特征，如出汗、脸红和手部颤抖。据推测，他们体内的 Th1 活动减少了，无法压制原本休眠的疱疹病毒，从而产生了疾病症状。

最近的研究还重点关注了副交感神经系统，补充了对交感神经系统的现有研究。交感神经系统能够起到减少炎症的作用，这已经不是新知了；但现在看来，副交感神经系统也能发挥类似的功能。有趣之处在于，交感神经系统的作用是全身性的——其广泛作用于身体的各个部位——而副交感神经系统更多地在局部发挥作用。这一过程的实现依靠迷走神经——通过迷走神经，大脑能够检测到体内各部分状况，并向肺、心脏和肠道等器官，以及免疫系统发出指令。副交感神经活动的中断（通常与放松状态有关）可能会对所有这些部位的炎症反应产生严重影响。对副交感神经系统的研究有望成为心身研究中最有前景的领域之一，它开辟了一种可能性，即头脑可能会影响身体特定部位的疾病或康复。

222　　脏杯子尚可避免，但是那些陷入长期困难关系的人，又要怎么办？研究者对 90 对新婚夫妻进行了调查，询问了当他们面对关系冲突时，会做出怎样的应对。研究发现，消极或敌对行为与免疫功能受损之间有很强的关联，在女性中尤为显著。例如，一名女士的丈夫对她的情感消退了，另一名女士的丈夫则会回应妻子的情感，前者血液中的皮质醇水平可能会达到后者的两倍。正如我们前文所述，这会扰乱 Th1/Th2 的节律，从而干扰免疫功能。

　　关系恶化给健康带来损害的典型例子是伴侣一方患上阿尔茨海默病，另一方不得不担任照顾者的情况。一项研究发现，照顾阿尔茨海默病患者的人，伤口愈合时间比对照组要长九天。他们的许多免疫机能不仅在照顾患者期间出现弱化，甚至在伴侣去世多年后，仍未恢复到正常水平。事实上，有人认为这种长期困境会使免疫系统过早老化，令身体如老年人的那般更加脆弱。许多研究表明，此种困境对照顾者的健康造成的不利影响与敌意和愤怒造成的影响类似。虽然照顾者有时可能很难承认自己的感受，但他们确实会对其照料的所爱之人不时产生强烈的愤怒。

　　照顾者可能是因所照顾之人不再是过去的模样（或是曾经想

象中的模样）而感到愤怒。当亲近之人的形象改变了，可能会带来一系列影响，如我们在第十章中讨论的那样，其中也会包括愤怒的情绪，即认为这个人不能再被依赖。这种缓慢酝酿的怨恨可能在意识层面上难以接受。爱与责任发生冲突，而这种冲突可能会对健康产生不利影响。当医生发现某人在长期担任照顾者期间，或是丧亲之后出现免疫力下滑时，他们应当非常认真地对待这些因素。要知道，美国约 2400 万个家庭中有需要被照顾的慢性病患者，照护压力不言而喻。再加上有抑郁症患者的家庭人数，形势不容乐观。

社会支持对于解决这个问题非常重要。社会应当给予照顾者相应的机会，令其能够与家庭以外的人保持对话。不过，这在很大程度上也取决于照顾者对其所负责任的看法。目前，一项正在进行的研究发现了耐人寻味的现象：我们可能会认为阿尔茨海默病患者的自我认知会受到损害，但实际上，即使是病情严重者，受损程度也不像预期的那么高。研究人员录下了他们的谈话，并对录音进行处理，去掉他们说话之间长时间的停顿，再拿给旁人来听。相较于未处理之前，听众会认为他们的谈话有条理得多。如果照顾者能够以更大的宽容性来倾听，让患者有更多的时间进行回应，那么他们也许能够保持更良好的健康状态。

我们看到，免疫学的发展为研究心理因素的影响铺设了卓有前景的道路。但我们应该走多远呢？当免疫学家谈到免疫系统"识别自我的细胞"和"消灭外来者"时，能否从字面意义上理解这些话语？自我和非我、识别和拒绝、个体和外来者……这些词汇显示了，心理学理论的术语已被直接地嫁接到了对身体细胞结构的描述中。这些都是为了区分自我和非我吗？当机体出现问题时

224　（例如，自身免疫性疾病、慢性炎症），原因之一是否在于免疫系统促成了某种自毁机制？在阐释弗洛伊德式的死亡驱力时，自身免疫性疾病可能是最好的范例了："自我"正在攻击"自我"。

　　我们应当警惕那些被嫁接到免疫功能理论上的隐喻，但也不应忘记，大量自身免疫性疾病的恶化甚至发病，都可能是由心理事件引发的。来看这样一个例子。一名三十多岁的男子被诊断为自身免疫性脉管炎，这种疾病会影响血管壁，产生皮肤肿块等多种症状。在初步咨询后，他找到了一位专家。这位专家是该疾病领域的世界级权威，他也很高兴能够遇到这样一个典型病例——该男子出现了皮肤肿块，但在此类疾病中，皮肤通常是无关部位。专家采集了患者的血液样本，并在一周后将其注射回患者体内。结果与他预测的一样：患者对自己的血细胞产生了过敏反应。

　　进一步的研究和几种药物测试均不成功，专家只得告知患者，他将不得不在余生中服用强效免疫抑制剂来控制病情。患者在互联网上查询了这种药物的副作用，结果发现，一些研究表明，这种药物会使患白血病的概率增加 25% 左右。震惊之余，他决定放弃这种药物。而很快，他的症状消失了。疾病并没有按专家预想的进程发展，看上去，很像是患者所认识到的东西促成了症状的消失。再后来，他只在一些特定的情况（如感到焦虑或情绪不
225　佳）下，才会出现症状的复发，并且适当服用药效较弱的药物就能够控制病情。在此患者身上，病症的发作模式和严重程度都出现了戏剧性的变化，可能与其免疫机制有关。他是一个很好的例证，展现了心灵和免疫之间的互动。在这里，我们不必假设患者"对自己过敏"，也即在细胞层面描述他对自我的概念或形象过敏。

　　但这个想法仍然很耐人寻味。研究人员在几个自身免疫的案

例中发现，患者和身边之人的关系十分密切，简直像粘在一起。法国分析师玛丽-克莱尔·塞莱里耶（Marie-Claire Célérier）指出，当一个人由于冲突、分离或一些其他事件，不得不面对自己与重要之人间存在的分歧时，疾病经常会紧随其后。塞莱里耶还发现，这种人际分离的困境在过敏症病例中也有出现。在这一点上，一位皮肤科医生提供的病例也许可以作为例证。当这位医生建议一位自身免疫性红斑狼疮的患者接受心理治疗，以处理她的焦虑和失眠问题时，患者答道："我不需要。我姐姐已经在看心理医生了。"换句话说，她和姐姐之间的同一感是如此强烈，以至于她感觉到，其中一个人做了某种治疗，另一个人就不需要做了。

我们未必要在细胞层面使用"自我"和"他人"这样的概念，但在自体免疫性疾病中，关于自我的问题确实值得探究，它很可能与某些临床表现的细节相呼应。例如，自身免疫性疾病患者总是会在另一个人的陪同下前来医院咨询，即使身体状况允许他们独自前往。或者举另一个例子，人们注意到，左撇子和自身免疫问题之间有一种奇怪的联系。学者们将其初步解释为睾酮等激素分泌会影响大脑发育、惯用手以及免疫系统发育。可是，为什么不换一个思路，考虑一下惯用手是否会与自我认知过程有关？这有可能是基于与人类形象有关的视觉系统。例如，众所周知，婴儿在出生两小时内，就会模仿眼前人的面部表情。类似地，即使是成年人，当我们面对一个过度眨眼或结巴的人时，我们也更容易多眨眼或结巴。这些例子表明，我们以一种无意识的方式捕捉视觉图像：我们并没有想要多眨眼或结巴，却下意识地这样做了。

精神分析学家们详细研究了婴儿如何认识自己的镜像及他人

的视觉形象，并认为这个过程从出生起就开始进行了。如果情况确实如此，那么在某些情况下，惯用手的养成必然与这种视觉认知的方式有关。如果你模仿面对你的人（相当于看到镜像），你的左边就是他们的右边，如果他们是右撇子，你的视觉认知则会是左撇子。但是，如果你模仿的是他们看你的角度，那么你理解的左和右就与他们一致。在这里，人类模仿的动态机制可能有助于理解许多解释惯用手的理论。遗憾的是，在这个问题上，医学和心理学领域的研究者往往不知道精神分析学家们的研究，以及他们所建立的数学模型。

关于自身免疫性疾病的问题，让我们再多谈一点。在上一章中，我们看到了模仿过程的重要性。如果有人无意识地模仿了他人，并对这个人产生敌意，接下来会发生什么？考虑到模仿的机制，敌意似乎会被引向自己。就算搁置细胞自我攻击的假设，对无意识模仿的干扰也会产生下游效应，影响细胞的自我识别过程。

心理神经免疫学研究已经得出了相当令人信服的结果，表明心理因素可以影响免疫功能、对过敏性疾病的易感性、过敏的持续症状，以及潜伏感染的再次发作。对时间节律与免疫力之间关系的研究也表明，人类互动的基本形式至关重要。在此问题上我们不应忘记，在生命最初的几周和几个月中，我们是在与另一个人的密切关系中建立起生命节律的。若是把睡眠或进食节律当作自主过程，就会掩盖照顾者在其中的作用和影响。

人际关系会如何影响错综复杂的免疫机制将是一个丰富且具有潜在革命性的医学研究领域。当我们更多地考虑先前被忽视的心理因素时，也许就能逐渐澄清免疫机制的一些看似神秘之处。人们一度将身体视作完全脱离心灵的系统，而现有证据有力地证明了，身体通过一系列的途径与心灵相关联。即使是那些曾以为完全无关之处，也发现了心理因素影响的证据。那么，身体的其他机能（或是机能紊乱）是否也受到心理因素影响？对于一些看起来似乎不受心理影响的疾病（诸如癌症）来说，是否也存在心理机制的作用？

第十二章　癌症

　　在当前的发达国家中，每四人中就有一人死于癌症。据世界卫生组织估计，2020 年这一比例将上升至三分之一。据悉，届时英国每两人中就有一人会患上癌症，其中最常见的是乳腺癌、结肠癌、肺癌和前列腺癌。当下，肺癌和恶性黑色素瘤的患病人数持续攀升，这可能是 20 世纪以来，西方国家的吸烟和度假习惯造成的。目前已较为确定的是，这些因素是癌症的致病因素，那么，心理因素又对癌症的发病或加重产生了什么影响呢？

　　这个问题向来都会引起极其激烈的争论。数以百计的书籍和自助手册告诉我们如何避免癌症，不仅仅是要健康饮食和锻炼，还要有积极的态度并表达自己的情绪。罹患癌症的患者会看到，大量产品声称能干预癌症进程，而主流医学之外，还有许多补充或替代医学的治疗方案。肿瘤专家会推荐其中一些疗法，而另一些则遭到抵制，被斥为歪门邪道。

　　人们的态度分布就像是一个光谱：一端是那些坚信希望、

信仰、信念和战斗精神确实可以抗癌的人；而另一端的人们，则将这些情绪视为"人类面对癌肿生长的残酷现实，所产生的孤注一掷的心理防御"。用他们的话来说，出于对癌症威胁的恐惧，人们会期待任何能带来治愈希望的事物——或者至少，人们会希望有某种说法，来解释人为何会抽中癌症这个下下签。细看之下，这些看起来偏激的观点比表面上要复杂得多。例如，在某些情况下，不问缘由地接受癌症的生理解释，不啻一种宗教盲信——相信存在某种更高层的力量，而我们要服从它。有的患者信奉"自救成功"的大师，正恰似另一些患者信奉主流医学的医师。

　　这些两极化的看法有一个共同点，就是他们看待世界的方式。两者都相信存在某种高于我们的东西，我们无权影响它：对某些人来说，这个东西是命运，对另一些人来说，这个东西是生物学。还有一些人介于两者之间：认为我们多少能左右发生在自己身上的事，而且我们永远都在参与塑造自己的生活。那么，我们能从癌症研究中，了解到这些想法所带来的后果吗？它们真的能影响我们的健康吗？我们的心理状态，我们对待疾病的态度，能改变癌症的病情发展吗？在某些情况下，我们的心理情况是否真的会引发癌症呢？

　　在医学史上，癌症常常和精神状态关联在一起。早在公元 2 世纪，盖伦[1]就观察到：抑郁的女性比开朗的女性更容易罹患癌症，18 和 19 世纪的一些研究也指出了长期的悲伤和抑郁是导致癌症

1　Galen（约 129—约 200），希腊内科医师，在解剖学和生理学方面有重大发现。

加重的因素。1870 年，詹姆斯·佩吉特[1]写道："在人们经历了深深的焦虑、失望和沮丧之后，很快就会出现癌症病例的增长和原有病情的加重，我们几乎可以确信，精神抑郁是促进癌症发展的重要因素之一。"沃尔特·沃尔什[2]在 1846 年指出，"精神焦虑不安"与某些癌症病例有如此明显的联系，"我认为，质疑它们之间的确切联系就是反理性的"。

至 20 世纪 50 年代中期，多个研究团队都试图找到证据来证明前文提及的联系。心理因素和癌症之间真的有联系吗？如果有，产生关键影响的心理状态又是什么？根据最常见的说法，最关键的影响因素是癌症患者的生活状况，以及他们与人互动的方式。癌症患者常被描述为殉道者：乐于助人，不擅表达敌意。在生活中，他们在承担某个角色，或经营某段关系时投入了巨大精力。当角色不复存在、关系破裂，或角色和关系受到威胁时，患病的风险就会急剧增加。许多研究都发现，乳腺癌患者往往无法对外表达愤怒，在他们身上，"内心的动荡"被"愉悦的表象"所掩盖。据观察，那些彬彬有礼、逆来顺受之人的病情常常进展迅速，而转归最好的似乎是那些性格比较"怪异"的人。

由于这些早期研究的方法存在缺陷，患者样本量小，如今已很少有人采信。但是，后续研究却一再重申了其中的基本观点。在某项较早的大样本研究中，约翰·霍普金斯大学医学院的卡罗琳·托马斯（Caroline Thomas）和卡伦·杜申斯基（Karen Duszynski）评估了 1337 名医学生的健康状况，发现那些后来

1　James Paget（1814—1899），19 世纪英国外科名医、病理学家，乳房的湿疹样癌（佩吉特病）、佩吉特骨病等疾病均以他的名字命名。

2　Walter Walshe（1812—1892），19 世纪爱尔兰解剖学家、医生，癌症研究的先驱。

罹患癌症的学生心理状况特征最为明显。研究者从 1948 年起开始记录学生们的状况，最初评估时，他们身体都很健康。1972 年，学生们再次进行了健康检查。尽管研究人员没有刻意寻找癌症和情感表达之间的相关性，他们还是发现，罹患癌症的学生在童年时与父母不够亲密，且无法表达强烈的情感。

当然，这是回顾性研究得出的结论，而一些前瞻性研究也发现了类似问题。20 世纪 70 年代，有若干个研究团队到医院门诊对患者进行了心理测试，以了解是否可以提前预测患者的活检结果。其中，在 1978 年，霍恩（Horne）和皮卡德（Picard）的一项研究指出，心理风险因素就像吸烟史一样，对活检结果有预测意义。在 130 名胸部病理检查的受试者中，心理测试在 80% 的良性肿瘤患者和 61% 的癌症患者身上都体现了准确的预测价值。回顾研究时，他们发现最稳定的预测因素是：失去重要的人际关系、无法表达情感，以及缺乏与父母的亲密关系。

在另一项研究中，约翰·霍普金斯大学的研究人员纳入了近 1000 名医生，他们发现，在情感上缺乏表达能力的人患癌症的可能性是其同龄人的 16 倍。而在伦敦国王学院医学院的一些著名研究中，史蒂文·格里尔（Steven Greer）和同事们论证了情感上的隐忍不发（特别是过度控制愤怒情绪）与乳腺癌患者的生存时间之间存在相关性。160 名女性在胸部活检前接受了访谈，研究人员发现，极度压抑愤怒情绪的行为与癌症之间有明确关联，而且，在 40 岁以上的患者中，压抑其他感情也会产生类似影响。一次又一次的研究发现，此类患者总会为了他人压抑自己的感受或情感表达。

例如，有这样一名癌症已扩散到全身的绝症患者，他坚持每天吃鲨鱼软骨，但并不是因为相信鲨鱼软骨可以治愈他的疾病。

他讨厌鲨鱼软骨的气味和味道，却解释说必须得吃它。原来，这个人曾是一家鼓吹鲨鱼软骨能治疗癌症的公司的首席执行官。虽然他很鄙视这种产品，但他认为，如果他不再"相信"鲨鱼软骨能治癌症，他的生意伙伴会觉得很失望。因此，即使生命已经进入倒计时，他还是把别人的快乐放在了自己的福祉之前。

随着研究不断深入，另外两个因素逐渐成为人们关注的焦点：抑郁和斗志。例如，伊利诺伊大学的一项研究追踪了 2000 多名中年男性，发现那些时常抑郁的人更容易在未来 20 年内患上癌症并死亡。在另一项细致的研究中，布伦达·潘尼科斯（Brenda Penninx）和同事每隔三年评估一次受试者的抑郁水平，共对 4825 人进行了三次评估。在最终的测量记录中，虽然抑郁水平并不能预测癌症发病率，但三次评估都显示，抑郁的 146 人罹患癌症的概率显著高于其他人。在精细地去除了吸烟习惯这一因素的干扰后——毕竟，抑郁的人显然会抽更多的烟——研究者发现，实际上长期抑郁的非吸烟者比吸烟者更有可能罹患癌症。

在癌症的精神心理研究中，"斗志"的概念也引发了很多讨论。格里尔发现，比起那些表现出无助或默默接受乳腺癌诊断的患者，具有斗志或否认乳腺癌诊断的患者似乎预后更好——在确诊乳腺癌的五年之内，他们更有可能存活，癌症也更少复发。这是个有趣的现象，因为人们通常会认为否认得病是个消极的迹象。然而研究者认为，它就像斗志一样，体现了一种对待生病之事的积极态度——这一点与默默接受形成了对比。这里说的拒绝接受是指主动否定任何有关自己被诊断为癌症的证据，甚至包括切除

乳腺。正如一位患者所说："我的情况并不严重，他们只是预防

性地切除了我的乳腺。"

在格里尔的研究中，那些否认诊断的患者显然没有表现出痛苦情绪。而有斗志的患者则表现出乐观态度，并积极搜索有关乳腺癌的信息。例如一位患者说："我可以和癌症战斗并打败它。"研究团队又开展了进一步研究，这一次关注了恶性黑色素瘤患者。他们发现，默默接受诊断的女性和无助感、无望感更明显的男性在18~20个月后的随访中，疾病预后都明显较差。一项又一项研究都得出了类似结论，很快，这种类似的特征就被概括成了一种易患癌症的性格：C型性格。

研究者把C型性格与以下特征关联在一起：

（1）沉默寡言、善良、勤奋、完美主义、善于交际、墨守成规。

（2）不擅长表达情感。

（3）持有认命或无奈/无助的态度。

C型性格者与第八章讨论的心血管研究中的A型性格者不同，他们的社会适应性相当好，不会打扰他人，一般也不会造成任何麻烦。事实上，他们是"理想的病人"。我们了解到，C型性格者有一个明显的倾向，就是把世界看成一个和善、温馨的地方。他们不像高血压易患者们会把别人看成危险、不值得信任的人，C型性格者不太会惹是生非、顶嘴或以负面的眼光来看待社交情境。就算他们抑郁了，也不是以恰当的方式抑郁：有什么东西阻挡了他们关注重要事件和情境，所以他们无法理解自己抑郁情绪的核心。这是否也说明：偏执的人不太容易得癌症？

234

莉迪娅·提摩萧（Lydia Temoshok）和同事们发现，在某些癌症中，C 型性格与肿瘤快速生长以及较差的淋巴细胞反应相关，之后的许多研究也都采纳了类似的 C 型性格模型。在一个项目中，研究人员对乳腺发现可疑肿块的女性进行了访谈，访谈时间设在她们做活检之前。参照 C 型性格标准，研究人员能够预测哪些女性在活检中会发现恶性肿瘤，准确率达到 80%。一个类似的英国研究项目对 2000 名接受胸部检查的女性开展了心理测试，发现那些相信自己必须要控制情绪，以及在过去两年中经历比较多困难事件的人更有可能患癌症。

到这里，事情变得非常棘手。把 A 型性格者的心脏问题归咎于他们自己，并谴责他们的无情、野心和钻营，这似乎无人反对。然而，面对 C 型性格者，却很难做到这一点。在癌症的问题上，似乎连最轻微的责备这些患者的想法都是不可接受的。不过，奇怪的是，在日常生活中，总有人鼓励我们纠正自己、朋友和熟人身上的 C 型性格特征。"要更自信！""不能让人骑在你头上！""不要压抑自己的感情！"——这些几乎都成了文化要求。

那么，C 型性格到底是不是健康风险？性格类型真的能预示对某种疾病的易感性吗？将性格类型分类列出的做法备受争议。性格就像字体风格一样，当然可以进行分类，但它们真的能准确对应不同的疾病或疾病类别吗？ 20 世纪 50 年代，在性格理论的鼎盛时期，一名患有溃疡性结肠炎的病人甚至向他的医生抱怨说，根据目前的专业研究，他应该得消化性溃疡才对。温良和自我控制这类特征曾被与类风湿关节炎关联，但它们也与高血压、骨关节炎、帕金森病和多发性硬化症有关。这些疾病是否都有一些共同的性格特质，或者说寻找特性只是一场幻觉？性格该如何分类？人们又为什么如此相信研究者列出的分类标签呢？

自不同的人格理论诞生以来，就一直伴随着无尽的分歧。许多心身医学研究者早期投身性格模型研究，后来又远离了这一领域；而如今，研究者们似乎又回归到这里，又有许多人重新关注性格类型的概念。不过，我们还要面对一大难题：即便性格类型研究发现，抑郁、认命、对人缺乏亲近感和不擅长表达情感等因素会影响疾病，也无法将之与特定的疾病相关联。许多抑郁或不擅表达情感的人都不会得癌症，将性格特征与疾病的相关性简单化，并不能详尽地解释生病的原因。大量的反例否定了将性格与疾病一一对应的做法。

还有一个重要的问题是，如果性格分析表明你容易患癌症，那具体会患上哪种癌症呢？癌症这个词让人联想到某个单一的、不可分割的实体，但它实际上有着许多不同种类，一些分类规则甚至区分了超过 150 种癌症。虽然我们经常把癌症与细胞过度增殖关联在一起，并认为它和接触致癌物（如石棉、紫外线或尼古丁）有关。但鲜为人知的是，大约 15% 的癌症病例的发病原因是感染。236例如，宫颈癌就可能是由人类乳头瘤病毒引发的。类似地，某些癌症——比如某些类型的乳腺癌——对激素的敏感性比其他癌症高得多。因此，对这类癌症来说，内分泌系统的作用变得尤其重要。

对性格分型理论的怀疑，以及对单一因素（如抑郁或不善表达情感等）致病理论的反对并不意味着我们要停止寻找心理状态与癌症之间的联系。相反，人们对癌症了解得越多，就越发现性格与癌症相关，但这种关系并不是简单意义上的一一对应。肿瘤是怎么出现的？人又是如何对抗肿瘤的生长？这些问题涉及多个过程，它们显然都和心理因素有关。肿瘤的侵袭性部分地取决于如下因素：病变部位的组织、细胞破坏机制（即所谓"细胞凋亡"）的强大程度，DNA 修复机制和肿瘤给自身创造血液供应的能力。宿主的抵抗力则关系到免疫能力和内分泌系统的功能。而所有这些因素都会受到心境的影响。但是，这并不意味着某种心境必然导致癌症，而且我们应该记住：心身医学的视角只是在告诫我们要时刻保持开放态度，亦即，在考虑一个人为何会患病的时候，也要纳入心理因素。

人体有几道防线来抵御癌细胞生长，学者们已经开展了大量研究，探索心理和社会因素对免疫功能有何影响。研究以动物实验居多，其中一些结果颇有价值。研究人员先给动物注射"灭活"的肿瘤细胞，再注射有活力的肿瘤细胞，动物往往不会长出肿瘤；而如果只注射后者，动物则会长出肿瘤。这宛如接种疫苗的反应显示了适应性免疫系统至少在预防某些癌症中起到了作用。至于先天性免疫，已经有大量研究表明：参与免疫系统新发肿瘤监视的自然杀伤细胞在生活不顺利时会受到影响。NK 细胞的杀伤能力（即它的细胞毒性）在精神波动或压力较大时会降低。研究发现：即将参加考试的医学生、孤独的年轻人，以及缺少社会支持的孤立的护工，NK 细胞功能都比其他人差。

心理因素还可能会影响到其他癌症预防机制。在一个实验中，研究者对取自抑郁者和对照组成员的血液样本进行 X 射线照射，发现抑郁者的血液修复细胞 DNA 的能力有所下降。类似地，有证据表明，在个人经历困境时，细胞凋亡程序可能会出现问题（细胞凋亡是由某种细胞损伤引发的程序性细胞破坏过程）。研究发现，医学生在考试期间，抽取的血样中很少发现有细胞凋亡。类似地，一项动物实验发现，与压力较小的对照组相比，压力大的动物脾脏内淋巴细胞中的甲基转移酶（一种对抗致癌物质对 DNA 的损伤的酶）水平要低得多。

在证明心理因素会导致癌症方面，这些研究是否提供了充分的证据？跟一些研究者曾经的认知不同，这个问题的答案还远不够清晰。免疫抑制的患者（比如那些感染了艾滋病病毒的人）不一定会得癌症，但如果他们患上癌症，通常都是由病毒引起的。这一现象或许支持了下述观点：如果心理因素是通过降低免疫力来影响癌症发病，那么最常见的癌症病因应该是病毒感染引发的那种。然而，最近的研究却提出了另一种关键因素，它与更多的癌症类型相关。

238

这个关键因素就是炎症（没错，又是炎症）。学者们发现，炎症在许多肿瘤的生长中都起着至关重要的作用。慢性炎症部位为肿瘤生长提供了理想条件。这种联系看起来令人惊讶，因为我们通常会将癌症与辐射或化学污染引起的基因突变关联在一起。但实际上，炎症才是至关重要的。石棉肺和慢性支气管炎可能会导致肺癌，肠道炎症可能会导致结肠癌，幽门螺杆菌感染可能会导致胃癌，日晒损伤的皮肤炎症也可能会导致黑色素瘤。即使是那些激素诱发的癌症亦是如此：乳腺炎也会增加患乳腺癌的风险，前列腺炎症也会增加患前列腺癌的可能性。

想要理解炎症导致癌症的机制，所谓的"疤痕癌"是个不错的选择。疤痕癌由长久不愈的疤痕组织发展而来——事实上，癌症通常也被描述为"永不愈合的伤口"。若要伤口愈合，需要刺激细胞增殖以形成新组织，同时也要促进细胞免疫和细胞凋亡以保护组织，还需要形成新血管来为组织提供葡萄糖等营养物质。

但如果伤口不能愈合，炎症反应过度，就会导致附近细胞 DNA 受损。细胞免疫能够杀死人体自身受损的细胞，而在这种情况下，假如局部的体液免疫占据了主导地位，环境条件就会变得适合肿瘤形成——我们肯定不希望出现这种情况。

现在看来，在很多类型的癌症形成过程中都会发生这种情况。通常，单个基因的突变不会造成细胞恶变，但慢性炎症会对附近细胞的许多基因造成明显损害。这当然是个坏消息。首先，DNA 修复和细胞凋亡受到抑制。然后，随着肿瘤发展，它对周围免疫系统的运作有了更强的控制，使得体液免疫占据了主导地位，并重塑了局部血管网，改变血液供应来滋养自己。那么最关键的问题是：在这个过程中，大脑有参与吗？

如果我们把癌症的疾病模型视为一个不能愈合的伤口，那么我们可能会注意到，心理问题对伤口愈合速度的影响非常重要。在一项实验中，研究者在一群牙科学生的口腔顶部打了孔，一次是在假期，一次是在考试前。同一个人的伤口愈合时间在考试前，比在考试后平均要长出 40%。如果考试期的压力都能对伤口愈合产生如此明显的影响，那么想象一下人类经受的长期、慢性的痛苦影响该有多大。正如加拿大医生加博尔·梅特（Gabor Maté）所指出的那样，有些人的一生仿佛都在一个强大的、挑剔的考官注视下度过，他们必须不惜一切代价讨好这个考官。

动物实验表明，即使是短期的"压力源"也会产生明确影响。研究人员对实验小鼠进行了一系列残酷电击，随后给它们注射了可能导致癌肿的恶性病毒，结果表明，小鼠杀灭自身癌肿的能力变差了。原本 80% 的小鼠都能通过免疫系统清除注射导致的癌肿，而若在注射前三天对它们进行电击，则会明显降低癌肿清除的成功率。但是，若在注射病毒之后再对它们进行电击，反而会增加这一成功率。这表明，在关键时刻对免疫系统的干扰可能会对癌症进程产生巨大影响。 240

这个动物实验的结果在多大程度上能够解释人体内的癌症形成过程？我们在第十一章中已经看到，心理问题能够影响 HPA 轴的活动，扰乱昼夜节律，导致细胞免疫机制减弱，而体液免疫机制增强。就算心理因素的影响没有使人更易患癌症，至少也可以说，其体内阻碍癌症发生的条件受到了破坏。如果慢性炎症导致的危险在于局部的免疫系统被限制于不那么有效的免疫反应中，那么我们可以预见：对癌症更有抵抗力的人，在细胞免疫和体液免疫之间的波动相对较小，免疫功能更为稳定。当乳腺癌、卵巢癌、前列腺癌、胃癌和结肠癌等癌症出现时，免疫功能的节奏已经被打乱了，神经内分泌活动的日常波动规律也已被打乱。而我们提到的很多研究都表明：最初可能就是这些因素促使癌症出现。

一些研究表明，应激激素皮质醇可能会促进癌症生长：在皮质醇的作用下，癌细胞能够限制邻近细胞利用葡萄糖，从而更好地从血液中吸收葡萄糖。这一机制也意味着，大脑也许能够通过控制血流之类的潜在机制影响癌症生长。我们在脸红等时刻会意识到自己脸颊的血流变化，但实际上，有时候血流变化是可以自主控制的。研究者曾通过所谓生物反馈的方法教会兔子控制一只耳朵的局部血流，让它们可以出现单耳发红的情况。这种控制机制可能与癌症中肿瘤部位的血流有一定的相关性。在某些情 241
况下，对体内生理路径的心理记忆可能会影响那里的局部生理活动——虽然这种影响可能不是自主控制的。这种影响局部癌症发病的理论会在下面这个例子中得到贴切的展示：一个小女孩自五岁起就经常通过钥匙孔偷看母亲和别人偷情；七岁时，她眼睛里长了肿瘤。

许多学者细致地研究了皮质醇和肾上腺素等所谓压力激素的作用。我们已经知道，这些激素可能会造成免疫系统功能紊乱，接下来，免疫紊乱又降低了对癌症的抵抗力。除了皮质醇外，肾上腺的一种产物 DHEA（脱氢表雄酮）也被证明与乳腺癌有关。一项研究以向血库献血的一些女性作为研究对象，检测了她们血液中的 DHEA 水平，并随访了这些人的乳腺癌发病率。研究发现：DHEA 水平高的女性，九年后乳腺癌的发病率也更高。考虑到 DHEA 与肾上腺皮质系统的活动有关，它很可能受到心理因素的影响。心理状态调节不佳会导致某些激素水平升高，扰乱免疫功能的可能性也随之增大。

很显然，通过免疫系统和内分泌系统的介导，心理因素和人体的抗癌能力之间可能存在联系。然而，探索相关机制的方法已经大不如前：早期尚有心身医学家的研究工作，如今却依赖过度简化的人格模型，而且假设任何相关变量都可以被测量。再者说，即使我们信服国王学院的研究结果，认可"斗志"的重要性，又该如何将它理论化？更别说将它量化了。在一个专注于研究免疫力等错综复杂的生理机制的医学领域中，真的会有人认真对待"斗志"这样的概念吗？

医学人类学家凯博文[1]发现，虽然世界上其他医学体系都有

1　Arthur Kleinman，精神病学、人类学、全球卫生以及医学人文领域最著名的学者之一，著有《照护》《苦痛与疾病的社会根源》等作品。

一些类似于"生命力""能量"或"意志"的概念，但现代西方医学就是不承认这些。因此，大多数西方肿瘤学家看到"斗志"这一概念，除了嘲笑还能有别的什么态度呢？事实上，西医学就建立在对此的拒斥之上，而且尤其排斥那些明显无法测量的概念。但是，这对医患双方都是无益的，不是吗？如果大家都承认有"生命"这个东西存在，那么肯定会有与生命相关的态度存在。如果这个态度是积极的，不就是我们所说的斗志吗？

尽管表面上看起来很简单，但实际上斗志是个复杂的概念。乔伊斯·麦克杜格尔在讨论母子关系的主题时，对一种经常被观察到的现象做了有趣的解释。那种现象就是：一个病态的个体看起来完全放弃了挣扎。她指出，放弃挣扎可能就是一种屈服，当事人决定"与母亲同化"，不再对内心的无意识形象采取抵御的态度，不再对抗那股入侵、控制和征服的力量。许多儿童在感受到威胁时，会回击、抵抗，而另一些则会屈服，沉浸于母亲的世界里，仿佛被她控制。麦克杜格尔认为，这可能是出于对母亲的爱，或者纯粹是由于疲惫。但只有将这种"放弃"放在当事人和他人的关系中，我们才能理解它。

如果麦克杜格尔关于"放弃即屈服"的说法是正确的，那就表明：斗志与我们对另一个人（对麦克杜格尔来说，是母亲）的部分或全部心理表征有关联。这意味着，我们最基本、最重要的定位与如何感受他人与我们自身的关系有关。他们重视我吗？他们想把我吞噬掉吗？他们想否认我的存在吗？这些问题可能看起来很奇怪，但正如我们在第九章中看到的那样，这确实是我们童年世界的一部分。那么，在医院环境中（尤其是在手术后），患者经常会产生被工作人员迫害的想法，就并不令人意外了。在这种状况下，确实存在"他们如何看待我的存在"这种问题，这将不可避免地唤起和加剧患者的童年焦虑。

如果对癌症进程的描述依赖于"我们"和"它们"这些术语，这种情况就会持续存在。一方是决定和影响肿瘤生长的因素，如被侵袭的组织种类、DNA修复机制和局部供血的转移；另一方是与宿主抵抗力有关的因素——主要是与免疫和内分泌有关的因素。在文化中，癌症被视为入侵我们私人空间的敌人，必须与之战斗并征服它。重点在于，这种肿瘤和宿主之间的完全分隔是如何被构建的？

或许，这些疾病的形象化和人格化不仅可以反映心理上的紧张，而且还会使之加强。这让我们联想到吉恩·怀尔德[1]，他在妻子吉尔达·拉德纳（Gilda Radner）因卵巢癌去世后，发现她留下了一张字条，标题为"右手提问题，左手给答案"，问题是拉德纳用右手写的，答案是她用左手写的。右边的问题是："癌症是不是你母亲在你体内？"左边的答案是："她不想让我活着。"我们不必因此假设是这些想法导致她患上癌症的，但仍然可以思考：这种将疾病人格化的方式会如何影响疾病的进程，影响患者寻求和接受帮助的方式？它向我们展示了疾病是如何被视为一种外在的存在，疾病关联着另一个人，而那个人的主体性至关重要（如"她不想让我活着"）。

通常，癌症患者对身体病变部位的愤怒可能与他们对另一个人的愤怒有关。毫无疑问，我们在精神分析实践中遇到的案例

1　Gene Wilder（1933—2016），原名Jerome Silberman，著名美国犹太裔演员、导演、编剧、制片人。

有时可以证明这一点：随着分析的深入，对自己身体的仇恨会转移到别处——比如，变为对父亲或母亲的仇恨。对一些癌症患者来说，癌症不仅仅是意味着投降或放弃，还意味着屈从于他人的意志。这不一定是个有意识的思维过程，因此，鼓励患者尝试将这种想法说出来并加以阐释是合乎情理的。如果我们相信那些声称"许多癌症患者会把别人的利益置于自己之前"的研究，那么，让患者敞开心扉明显不是件容易的事。这种经常被提及的利他特质可能与癌症的发病没什么关系，但是如果某人已被诊断出癌症，将疾病人格化，是否会催生屈服的态度——就像是患者为别人做出牺牲那样？很可能是某种机制阻止了人们满足自己的欲望，而更多考虑别人；同时，亦是同一机制阻碍了患者质疑和深思这种心理。在对癌症患者的研究中，人们已经注意到了有关宗教信仰、宿命和命运的看法会影响癌症，前述机制难道不是为我们提供了思考的线索吗？

如果想要详细阐述斗志的概念——而不是试图测量它——那么，合理的做法就是研究人际关系的动态变化。我们不能只评估患者的斗志，还要了解患者以前或现在的照护者的斗志，以及患者是如何看待他们的斗志的。这样就有可能探究，患者如何感知他们被别人需要或不被需要——正如我们此前所看到的，这会引出许多关于健康和社会关系的研究，其中的一个问题就是：一个人的存在是被如何看待的。我们应该记住：我们进入这个世界的标志是从出生起母亲赋予我们的价值，她们是如何向我们传递"活下去！"这一信息的。

这也为我们提供了一种新的方式，来理解癌症医学文献中多次提到的、与父母缺乏亲密关系的问题。我们可能会发现，某些患者对父母缺乏亲近感，但他们的父母是否同样对他们缺乏亲近感呢？在这里，我们可以把亲子关系因素囊括进来，以扩大视野，并发现更多微妙的问题，深入理解人与人之间的关系（乃至对这些关系的无意识看法）是如何影响健康的。

"斗"还意味着某人正在跟某个东西对抗，这一事实有助于解释为什么许多人将疾病人格化，将其视为必须与之战斗的巫婆或入侵的恶魔。虽然这可能与癌症发病完全无关，但不代表它不会（对病程）造成影响。媒体和我们的文化通常也在加强这种人格化。有时，患者对疾病的想象和对医疗人员的态度之间确实有一种连贯性：两者都被认为是邪恶的迫害者。当我们问及人们为什么会生病时，必须考虑到人类的经验：不仅仅是我们与他人的关系，还包括我们如何将他人与自己的关系内化，或者更准确地说，是我们如何理解自己与他人的关系。我们如何想象别人眼中的自己，这对我们的身体健康至关重要。然而大多数时候，我们在意识层面上对此浑然不觉。

若是忽视这些观点，就意味着对心理因素如何影响癌症的研究只会产生出性格类型之类的解释模型，这些模型所掩盖的远比它们所阐明的多得多。患者无意识的生活经验被忽略了。我们将在下一章看到更多关于象征意义，关于我们如何处理经验的问题。心理因素与癌症之间是否存在相关性？答案不是非此即彼的。因此，研究者应该对心理因素可能产生的作用持开放态度，并警惕性格类型模型的缺陷以及有关情感的概念混淆。如果说情感表达能力在癌症中有任何意义，那么其中的基本机制不在于我们是否坦率或是否善于倾诉，而在于我们如何理解自己的生活经历。

第十三章 保持正常的健康风险

表达自我的方式会如何影响我们的身体？许多研究表明，我们处理愤怒、苦恼或悲伤的方式在一定程度上预示了我们最有可能患上的疾病。压抑愤怒会增加患关节炎的风险；而毫不保留地宣泄愤怒，则有导致心脏疾病的风险。研究者们早已发现其中具有复杂关联，不再总结简单的一一对应规律，不过他们始终都在强调，每个人表达自我的方式对健康影响巨大。

研究人员迫切希望找到引发疾病的那些情绪，这往往导致他们将人的情感视为明确且清晰的存在。他们假定恐惧、暴躁和愤怒可以被泾渭分明地区分开来，以至于在实验中，可以将每种情绪与一个特定的生理状态相匹配：暴躁——手掌突然被浸泡在冰水中时的情绪；愤怒——受到侮辱时的情绪；恐惧——遭受轻微电击时的情绪。此类实验的思路，就是假设特定刺激可以引发特定的情绪。生活被简化为一种机械过程，我们接收到的刺激都对应着明确的情绪反应。

但是，人的情感真的是如此边界清晰、划分整齐的吗？日常经验表明，我们经常对自己的情绪状态感到困惑。我们可能会在积极与消极的两个极端之间摇摆不定，或者陷入混杂的情绪之中。如果我们察觉到对所爱之人产生了敌意，可能会试图回避这种情绪，从而产生一种奇怪的状态，令柔情与怨怼在头脑中相互撕扯。事实上，正是因为我们不能理解自己的情绪和感受，整个咨询行业才能应运而生。媒体文章和电视节目经常指导我们，要将情感理解为某些事件的结果——包括我们吃了或没吃某些食物，做了或没做运动，抑或其他与无意识的精神生活关系不大的事情。

然而，情感是复杂的，它们的成因通常需要仔细研究。如果在某天下午感到抑郁或焦虑，我们可能会回顾当天的事件，以解释自己为什么会产生这种感觉。我们可能会想到工作中的一些事件，或者只是模糊地认为自己承受了很大压力。找到一个具体原因可能会让我们感觉稍微好一点。但如果这个"具体原因"仅仅是个烟幕弹呢？例如，当我们仔细探索后发现，这种不快之感是在早上接了一通电话之后不久产生的，而这个电话来自父母或兄弟姐妹。我们屏蔽了这一联络中令人不安的某个方面，因为我们不想知道关于它的任何信息。取而代之的是，我们产生了抑郁或焦虑的情绪。之后，我们又为之寻找托辞。事实上，当我们无法面对某些记忆，或不愿在想法之间建立联系之时，往往是情绪填充了这些空隙。

对于作家丽贝卡·韦斯特（Rebecca West）来说，每当看到地平线上隆起的山脉轮廓时，她就会被一种莫名其妙的伤感俘获。在精神分析的过程中，她突然意识到，在她小时候，父亲每天早上吃早餐时都会焦急地盯着铜股价格涨跌图，而股票折线恰与山脉的形状吻合。所以说，她在意识中体验到的感觉是由被遗忘的记忆和相关的情绪导致的。通常，需要进行长时间的精神分析才能找到这种关联，因此，通过在实验室搞一些心理学实验来掌握情绪的奥秘，基本上是不可能的。

在这里，患者使用的语言至关重要。而语言之所以重要，不是在于它们指代了某种人们都知晓的、共通的心理状态，而是因为它们是患者的生活和经历的某些方面的回响。如果患者说"我感到失望"，这可能呼应了他或她过去的某种经历：在那段经历中，父母曾对他或她如此评价。这种无意识的联系可能在很大程度上决定了患者情绪状态的性质与强度。正如丽贝卡·韦斯特的故事所展示的，语言并不只是通向情绪状态的渠道，而是在网络中与其他语言、图像及相关事物紧密相连。我们在意识层面的感受往往体现了无意识网络中搭建的关联，这些网络将语言和感受与我们的过去联系在一起。

我们在上一章提到的几项癌症研究试图将"情绪"与"情绪的压抑"相区分。这种做法与流行的观点相呼应，即，如果你将情绪"密封起来"，必然会对你的心理产生影响。通常，压抑的情绪被视为消极的情绪，几乎所有疾病（从癌症到心脏病，再到关节炎）的发生都和它有关。一份研究报告声称，在导致死亡的"全部原因"中，压抑的相关性超过了任何其他因素，占据榜首。但在这里，究竟是什么在起作用呢？是情绪的实际效果，还是情绪的表达方式？

事实上，"情绪"和"情绪的表达"并不那么容易被区分。情绪本就牵涉到交流时的表达方式，因而将我们与他人联系起来。当我们在婴儿时期学会微笑或皱眉时，我们的身体表达被赋予了某种意义，也得到了照顾者的回应。如果一个人没有表现出任何情绪，这是否意味着此人与他人断绝了一切社会性关联？抑或是，如果一个人没有表现出应有的情绪，是否说明此人无法理解他或她所面临的状况？毕竟，一个事件之所以重要，是因为当事人认为它有意义。比如，一次痛苦的分离之所以"痛苦"，在于当事人认定它是痛苦的。这意味着，当事人内心有这样两点意识：（1）分离的含义；（2）离开的那个人对当事者的重要意义。同样，谈及失去，必定是我们认为自己失去了某些东西。换句话说，这意味着我们为自己的处境赋予了象征含义。

这听上去似乎理所应当，但赋予象征意义从不是个简单的过程。因为很多时候，我们并不清楚自己究竟失去了什么，而且往往不明白失去之人的象征意义。乍看上去，分离或死亡可能没引起任何情绪反应，但随即，当事人可能就会对某个新的人物（朋友、情人或工作同事）产生强烈的爱或恨。这些显而易见的新情感依恋可能是对失去之人的情感转移，但当事人浑然不觉。类似地，接纳失去的过程，也需要借助一些与"铭记"有关的系统，可能是墓地的墓碑，或是人类的感言。许多心身医学工作者都曾遇到过一些令人震惊的状况：有些患者似乎完全无法谈论"失去"的经历。他们在描述自己的生活时，好像一切都平平无奇，他们茫然地说着有人离开或有人死去，随即就转移话题。他们没有流露任何情感。

患者是否因为太过震惊而无法讲述？或者，这种失去无法用普通语言表述，于是被患者安置到了其他地方？它是不是已被记录在身体里面了？又或许，它被储藏在记忆系统某处，但无论是我们的意识还是无意识都无法触及？这里似乎存在一种情感缺失：在应该出现最强烈反应的生命时刻，我们却完全没有反应。这也是研究人员一直感到惊奇的一点：某些身体患病的人似乎无法触及自己的情感生活。

这里存在一个危险，即把一种关于"人类应该如何感受"的规范性强加于人。沿着这个思路，我们可能会误入歧途，即认为：面对情感生活变化，人们应该以某些既定的方式做出反应；如果有人不这么反应，那他们一定是不太对劲。

我们观察到，几代心身研究者对其患者做出的描述惊人地相似。他们记录了不能表达情绪的关节炎患者、从不表达愤怒的癌症患者，或是极度善良的多发性硬化症患者。这些相似的描述排斥任何形式的个人特殊性，而且看上去，每当他们提出某种性格类型与某种疾病有关时，就会在另一种疾病的患者身上发现相同的性格特征。例如，类风湿关节炎对应的性格特征与高血压、骨关节炎、帕金森病和多发性硬化症所对应的大体相同。

20世纪60年代，这个未解之谜忽然摇身一变，从问题成了答案。学者们推测，也许那些隔绝了自身情感的人就是更容易生病——他们不是容易生某种特定的疾病，而是整体上对所有疾病都易感。巴黎的皮埃尔·马蒂（Pierre Marty）和米歇尔·德·穆于藏（Michel de M'Uzan）提出了"操作性思维"的概念。操作性思维者在日常生活的操作方面非常出色：他们能比大多数人做得更好，正是因为他们与自身的情感和想象生活相隔绝。事实上，这些人是完全正常的。他们是如此的正常，以至于达到了"超正常"的状态，极好地适应了任何情况。无论发生什么事，他们都会振作起来，继续做事。唯一的问题是，这些人也最有可能患上躯体的重病。

这些描述引起了许多国家临床医生的共鸣。他们很熟悉这类患有躯体疾病的患者，对于这些患者，如果你问及他们的父母是什么样的，他们只会简单回答最少的事实，仿佛这些简化的、公式般的回答就已足够。他们认为，没有必要再说更多的信息。例如，当乔伊斯·麦克杜格尔问一个患者他的母亲是什么样的时，对方回答道："她很高，金发。"她问另一个患者："当你得知你的父母、未婚夫在一场车祸中死亡时，你有什么反应？"患者回答说："嗯，我想我必须得振作起来。"还有第三个例子，她问又一个患者："你开车碾过那个抱着婴儿的女人时，是否感到不安？"得到的回答是："哦，我已经投了第三方事故保险。"在这三个案例中，患者被问及的情况似乎都与他们的躯体疾病发病密切相关。然而对他们来说，却像是什么都没有发生过一样。所有的情绪反应都被抽离了。患者丝毫没有将暴力事件与身上的疾病联系起来。

麦克杜格尔期望患者对她的这些问题做出详细回答，患者却无话可说。麦克杜格尔注意到，这些患者在使用语言方面具有"病态共鸣"，特点表现为：情感格外疏离与匮乏。她所提到的患者都把注意力放在了外部现实中的事实和事物上。对麦克杜格尔来说，这种伪正常是一个危险的信号："一个人如此夸张地使用这种逃避手段，却往往会给人一种正常的感觉，因为他们（在神经症的意义上）没有症状，而且由于情感的抽离，他们往往看上去能够对所有情况应对自如。"

从很多角度来看，麦克杜格尔的观察都很有趣。多年来，反对用心理疗法治疗躯体疾病的临床医生们总会声称，他们的患者心理健康且适应性良好，这似乎是关于身心问题的一种常识。而麦克杜格尔揭示了，这个问题并非如此简单。亚历山大曾论说，心理冲突会影响溃疡性结肠炎等疾病，反对者则以溃疡性结肠炎患者缺乏神经症的症状（如强迫症或焦虑症）来反驳他。他们声称，患者没有症状就证明疾病不可能是冲突或内疚等无意识的驱动力导致的。然而，根据新的操作性思维理论，恰恰是这种良好的适应性预示着躯体问题背后可能存在心理原因。痛苦的情绪状态没有被压制（因此没有出现神经症），而是实实在在地被消除了，仿佛从未存在。于是，它们绕过了思维过程，直接印刻在了身体上。

询问一个操作性思维者最近是否发生了不愉快或不安的事，他们会回答："没有。"询问是否有什么事困扰着他们，他们也会回答："没有。"而且，如果他们回答"有"，使用的总是"预先包装好"的语言，以迎合对话者的期待。如果他们预计采访者对创伤或压力等术语感兴趣，那么他们可能会非常流利地使用这些术语。反过来说，这倒是可以解释一个明显的悖论：有时候，神经症患者患上某些躯体疾病的风险反而较低。这是因为神经症的发病原因之一往往是某些令人烦扰的想法侵袭了患者的生活。但在操作性思维者这里，不安的想法已经被完全消除了。

到这里，我们来到了关键节点：要把一些东西从脑海中赶出去有许多不同的方式。我们的大部分心理活动都不是发生在意识层面的，而且除了最基本的意识和无意识，可能还存在其他层面的心理功能。这说起来似乎很复杂，但事实上，我们前面提到的许多理论家最后都得出了类似结论。压抑机制作用于思想和观念，禁止它们出现在意识层面。我们精神生活中关于性或敌意的念头被认为是令人不安的，超出了我们的处理能力，因此被置于无意识层面。之后，它们可能会在口误、梦境，或某些形式的症状中重现。然而，似乎还有更强大的防御形式：一个想法可以被压制，

254

但也可以被消除，就像它从未存在过一样。

这就意味着对此类患者来说，探索"被压抑的信息"的常见方法不再生效。精神分析学家的传统解读方式失去作用，所有对患者生活史的仔细探究都无法释放预想中"被压抑的个人记忆"。但这些素材可能以另一种形式重现，如幻觉或切实的躯体症状。对患者来说，幻觉和症状往往是完全陌生的，仿佛是从外部强加给他们的。这一事实表明，此种防御机制极为强大：其成功地将相关记忆与患者的思想拉开距离，乃至这段记忆似乎完全与患者的主观意识隔绝开来。

无意识是由被压抑的信息组成的，但那些被埋藏得更深的信息呢？人们是如何处理它们的？患者生理上的反应能否提供一个答案？对于这些患者来说，某个情绪反应不会被记录在无意识中，而是直接印刻在身体上。持有这种观点的学者认为，这就解释了为什么在许多身体不适的人身上几乎找不到无意识的冲突和幻想：在他们这里，最关键的不是无意识，而恰恰是未能在无意识中被记录的经验、冲突或分离。那些探索患者无意识精神生活的研究者们一直找错了方向。

在美国，马蒂的"操作性思维"概念引起了学界瞩目，并获得了新的名字——"述情障碍"（alexithymia）。该术语源自古希腊语的 a（没有）、lexis（语言）和 thymos（情绪）。这个概念是波士顿的精神分析师约翰·尼米亚（John Nemiah）和彼得·西弗尼奥斯（Peter Sifneos）在 20 世纪 70 年代初提出的，指这样一种现象：许多身体不适的人在思考和描述他们的感受或想象生活方面存在困难。他们的交流风格中最引人注意的就是其"波澜不惊"和"有所保留"的特点，而且他们似乎无法表达自己的感受。他们的认知风格是"基于刺激"和外部导向的，想象力和幻想能力也有限。正如格雷姆·泰勒所说："他们像是机器人一般，以机械的方式生活，几乎像是在遵循一本说明书似的。"

精神分析学家罗西纳·德布雷（Rosine Debray）在与糖尿病患者的互动中注意到，不少患者具有上述特征。尽管很多患者的疾病是在重要事件（如分离、丧亲或其他一些生活变化）后不久开始的，但患者没有在它们之间建立起任何关联。相反，他们将其描述为巧合，并以一种平淡、疏离的方式描述自己的情感生活。在一个案例中，一名男子在他第二个孩子出生时患上了糖尿病。他原本不希望妻子生下这个孩子，但在提及他的第一次低血糖发作恰逢孩子出生的那一刻，他却认为二者没有任何联系。

一些认同"述情障碍"概念的研究声称，它与严重的躯体症状相关——尤其是当事人经历了困境之后。尽管塑造这个术语的学者们并不相信，述情障碍和躯体疾病之间存在简单的一对一关系，但他们认为，它与溃疡性结肠炎、消化性溃疡、哮喘、皮肤病和心脏病等疾病有关。还有一些研究质疑这种关联，学者们对"述情障碍"的评估方法也存在分歧。令情况更加复杂的是，由于述情障碍者可能会以众人预期的方式做出反应，表现出对现实的极其良好的适应性，那么这就意味着，他们所适应的"现实"也可能包括了那些评估方法。

不管怎么说，一个重要的问题在于：是把述情障碍看作一种防御机制，还是一种基本缺陷？大多数美国研究者和一些法国研究者将其理解为一种生物缺陷，即大脑中缺少了某些东西。而麦克杜格尔则将其视为一种非常原始的防御机制，在这种机制中，创伤性事件导致了太大的痛苦，令人无法承受。当事人以一种绝望的方式逃离这不可言喻的痛苦，即剥离自己的情感。述情障碍不是一个预置的生物故障，而是无可奈何的最后之举——可以说，是最极端的逃避方式。

是什么让这种机制得以运作？心理分析学家很早就观察到，孩子在开始与母亲分离时，需要在母亲离开的时候发展出自己的幻想活动。这可能包括一些基本的游戏，如扔出一个物体，然后把它拉回来，或者任何涉及"使某些东西不存在，然后又重新出现"的游戏。这样的过程使得孩子能够表达"母亲离开"这一事项，随后这一表达将会被详尽分析并编织到我们无意识的精神生活之中。尽管学术界提出过几种不同的理论来解释这些活动，但学者们普遍认为，思维和表征的过程是围绕着缺失和挫折的经验发展的。正是缺席的母亲（或她的一部分）所留下的空间形成了思维和表征的重要平台。

那么，如果婴儿未能顺利地探索这个空间，会出现什么问题？一些情况下，母亲可能在无意中阻碍了孩子的思考，拒绝让任何东西取代她的位置。她可能不希望孩子在没有她的情况下行动，甚至阻止孩子寻找替代品：比如玩具、碎布或任何可能代表或取代她的物体。孩子没有东西可玩，当然也没有与之相关的想象活动，因此他们无法在没有母亲的空间建立起自己的平台。在这种情况中，母亲可能把自己当成了孩子唯一、独特的需求对象，孩子甚至没有其他可考虑的对象。麦克杜格尔以法国分析家米歇尔·费恩（Michel Fain）的工作为基础发展了上述想法，她发现，在她所诊治的患有躯体疾病的患者中，前述情况相当普遍。

在此类情况中，孩子有时会决定与母亲划清界限，就好像在孩子的世界里，母亲的心理感受不存在，也不能存在。母亲成了一个遥远的、外部的人物，更像一个生物有机体，而不是一个人。因此，在孩子之后的生活中，他们会毫无波澜、不带感情色彩地描述起母亲。他们的母亲不一定都是我们上面描述的那样，也有的母亲放任孩子独自成长。由于重度抑郁或其他原因，她们在孩子的生命中缺席。因而对孩子来说，与母亲的接触太过沉重，他们不得不做出一种"要么全有，要么全无"的选择，最终导致孩子不仅屏蔽了母亲的心理感受，而且屏蔽了她（以及其他人）可能具有心理感受的想法。一旦孩子做出了这种选择，他们可能就会发展出一种惊人的缺陷：无法意识到他人具有情感。

我们经常在这些孩子身上发现一个伴随现象：他们的感官尤其细腻，无论是材料、颜色或任何其他感官细节，甚至是声音的语调，都能引起他们的关注。仿佛这些分散的感官碎片填充了缺失的亲子关系。孩子专注于这些感官细节，仿佛物质材料、视觉或运动感觉所激发的情感可以作为参照点或锚定点。这可能源于母亲的"过度缺席"或"极端在场"，婴儿最后绝望地选择否定他人具有心理感受。他们会将自身精力维系在一个特定的感官维度，以及与该维度相关的物体上。

法国的研究者就此问题提出了所谓的"本质抑郁"概念，这是一种非常原始的状态，当事人似乎放弃了与生命的联系。在他们的世界中，没有得到回应的希望，也没有前进的希望。每条途径似乎都被封锁了，他们也就放弃了挣扎。这与那些传统的抑郁症模型不同。根据精神分析学家热拉尔·斯威克（Gérard Szwec）的说法，经典的抑郁症可能涉及"失去重要之人"的表征，但本质抑郁涉及的不是"失去的表征"，而是连表征本身都缺失了。

例如，患者可能会对"母亲的表征"这一概念本身产生抗拒。在斯威克讨论的一个案例中，一个男孩在即将见到他母亲时出现了湿疹。由于他根本无法设想母亲，身体直接做出了反应，就好像思考母亲这一表征的过程发生了短路。

其他的精神分析师认为，母亲对孩子缺乏回应，或是过度关注孩子的身体护理，可能会令孩子产生一种心理防御，即用对外部现实的感知取代情感关系。如果一切需求都被归结为身体护理，那么孩子的情感和欲望要置于何处？孩子要如何得知，母亲的世界里也并非应有尽有？如果没有这个过程，母亲岂不是仍处于一个全能的，同时也具有威胁性的位置吗？换句话说，让孩子意识到这一点是至关重要的：尽管母亲掌管着一切，但她并不拥有一切，她自己也缺少一些东西。

在我们讨论的一些情况中，母亲似乎没有把"母亲并非全能"的观念传递给孩子。于是，孩子对感知与感官的过度投入可以被理解为：他们对接近或远离母亲感到难以忍受，因此建立起一种防御机制。这样，实际的身体感官取代了内心的情感。因此，这样的孩子可能不会对陌生人产生焦虑。当遇到陌生人时，他们表现自如，就像是这个人与其他任何人并无二致。这种对现实的适应性与其说是一种成功的发展，不如说是一种绝望的防御机制：由于他们已经将自己的情感生活与现实割裂开，所以可以出色地应对现实。

有这样一名 52 岁的男子，在他的描述中，他的童年是快乐平淡的，没有发生过什么大不了的事情。他和父母、妹妹们一直住在同一所房子里，学校教育和社会生活也都很"正常"。他的父母被描述为平平无奇的人物，每天规律地上下班、准备饭菜、看电视。他有两个妹妹，都被描述为讨人喜欢的人，没有与他发生过冲突，他们也从没有关系紧张的时候。起初的详细问询显示，他的叙述前后一致，从某种意义上说，他的成长过程没有任何波澜。他是在妻子的催促下才约见治疗师的，妻子担心他对安眠药的依赖性越来越大，他的用药量已堪称危险。260

事实证明，他的生活史其实更加复杂。在他最初的叙述中，完全没有提到这样一个事实：他的母亲在怀着他的时候，曾因感染而住院治疗。医生们非常担心她，并告诉她孩子可能无法存活。虽然她对药物治疗反应良好，生产也没有问题，但在医生的预言之后，她开始相信孩子出生后会死亡——何况这在她的原生家庭中确实发生过：在她出生的前几年，她的母亲就曾产下过一个死胎。

因而，当她生下一个健康的婴儿时，她表现得就像是孩子实际上已经死去一样。她无法与孩子接触，而是陷入了深深的抑郁并躲避家庭生活。她几乎不和孩子说话，冷淡而机械地提供他需求的东西。所以，孩子基本是独自一人成长起来的。这位患者描述了自己对某些形状和感官体验的兴趣，例如，他记得把冰冷的金属勺子放进嘴里的感觉，或是观察到高对比度的线条可以形成网格和图案的现象。这些记忆取代了那些家庭成员之间的互动，仿佛人际关系的维度已经被清空。他冷静地描述着那些感官体验和图案，仿佛它们是别人生活中的细节。在治疗过程中，在反复询问了他早年的具体事项后，他才提起了这些感觉。

当患者最终长大成人，开始工作时，他选择了图形设计领域——他小时候异常着迷的网格和图案成了他设计的一个特点。冰冷的金属感也在他的生活中留下了痕迹，有时，他会将一个金261

属物体，如钢制的名片盒，压在妻子的裸体上，并要求她对他做同样的事。但他从未想过这些行为与什么有关联。它们与各种情景或情感的记忆无关，仿佛与他精神生活的其他部分是割裂的。这样的生活节奏他保持了几十年，似乎只是在公司倒闭而他被迫停止工作时才被打破。在这个年龄，他无法找到另一份设计工作，于是开始用安眠药来打发白天和黑夜。

从履历来看，在那之前，他的生活一直颇为健康：没有发生过实质性的冲突或人际矛盾，工作勤奋，也没有遭遇大的创伤或动荡。然而，他与周围世界的关系疏远，缺少融入感，他把人只看作一个个有生命的身体，这些迹象表明，他在幼年时期做出了将自己隔绝于世的选择。他没有尝试与严重抑郁的母亲建立关系，而是将自己隔绝，专注于某些孤立的感官，如金属的触觉，或网格和图案的视觉。当他不再能通过工作来宣泄这一行为时，他不是变得焦虑、抑郁或愤怒，而是简单地在身体层面做出回应：用安眠药来消除他的躯体感受。

这是一个很好的例子，在其中，失去的经历不是被处理、被思考，而是刻印进了身体。当事人没有出现神经症，而是发展出躯体疾病，还有些病例中，患者对能够改变躯体感觉的物质产生依赖。麦克杜格尔认为，在这些患者身上，思想和感觉不是被压抑或遭到对抗，而是从心理中被"排除"（foreclosed）出去了。它们"被抛出了心理，并通过躯体和躯体功能释放出来"。"排除"是一种比压抑更极端的防御机制，如其字面所述，是将一些元素从心理中剔除出去。这些元素没有被记录在无意识中，它们可能会以幻觉的形式重现，抑或如麦克杜格尔提到的，以躯体症状的形式再现。想想我们讨论过的那位糖尿病患者，他的低血糖发作

262

恰逢女儿的出生。令人不安的知觉实际上是被屏蔽的意义和心理状态，因此，这些意义和心理不会被患者忆起，也不会在他的言语中被阐述出来。

像"排除"这样极端的心理机制也给了我们一些启示：导致躯体疾病的某些因素会绕过无意识层面。毕竟，无意识是由被压抑的思想和欲望组成的。但在这里，没有什么被压抑，而是直接从心理上被剔除了。这与过去的观察相吻合，即某些躯体疾病背后并没有什么象征。意义与象征织成的网络构成了无意识世界，而这些导致躯体疾病的因素根本不存在于无意识中。因此，寻找其背后隐藏的复杂意义或符号无异于缘木求鱼。如果真的有什么，也会更直接地刻印在身体之中。这也意味着，在临床治疗中，经典的旧式精神分析方法将会失效。

那么，这种儿童心理发展的模式是否能够阐明，人们在之后的生活中如何生病，以及为什么会生病？正如我们在本书中讨论的许多其他理论一样，使用这个理论时也要警惕，不要妄图寻找某个情况和某种疾病之间的一一对应关系。大多数发展了"操作性思维"和"述情障碍"概念的研究者们都认为，这些概念在某些情况下是重要的，但绝非适用于每一个案例。重要的是，我们应该对个人生活史进行考察，以此判断这些人的事件分析能力是否对其健康状况产生了影响。患者能为发生在自己身上的事情赋予象征性的含义吗？或者相反地，他们会否认与其有关的现实情况吗？

1963 年，麦克杜格尔的同事们出版了他们第一本关于心身疾病的重要著作，拉康对此书做了一些评论，为我们提供了新的

263

解读。尽管拉康也曾阐述过"排除"的概念，但他放弃了这个术语，而是选择了"单词句"（holophrase）一词。他的一些学生随后又发展了此概念。"单词句"一词取自语言学，原本指儿童在能够表达更复杂的语言结构之前所使用的单个单词或短语。他们用单独的词来指称整个东西，这种"单词成句"通常与请求或问候相关。例如，孩子说"脚趾"，可能是要表达一句"把我的鞋拿来"。这是一种语言的压缩。

单词句涉及语言表达的简化形式。使用者舍弃了多个单词或短语的表达方式，而选择一个单词或短语，这可能表明，使用者剔除了词与词之间的差异——虽然这些差异在人类的语言中是必要的。语言依赖于这样一个事实，即词与词之间是有区别的，不同的词组合在一起，形成更大的语义单元。当我们在一个句子中添加词语时，意思会变得更加清晰，人类的对话也就由此建立。那么，如果组合词语的过程被阻断，会发生什么？让我们扩大"词"这个术语的含义，用它来囊括所有心理表征或记忆痕迹。然后，让我们加上卡琳·斯蒂芬强调的一点，即所有与生存相关的身体区域都和我们与照顾者的关系有关。如果一个身体区域或功能受到刺激（比如，口腔或肺部），就会留下对此刺激的记忆痕迹，其中不仅包括了生理活动的痕迹，也结合了我们与照顾者的感情痕迹（比如，愤怒或快乐）。

接下来，单词句的概念就变得有趣了。让我们假设这个复杂的记忆痕迹（或是某段记忆的一部分）可与其他的记忆痕迹联系起来，形成联想的链条和网络。这与儿童认识事物的过程类似：儿童可能会将夜空中的月牙状物体命名为"月亮"，然后用这个名字来称呼柚子瓣、几何形状，甚至其他不是月牙形的图像。随

264

着表征被纳入联想网络，它们不再与最初所指的东西相捆绑，而是开始自由发挥。这正是人类语言的主要特点。一个个词语在复杂的联想系统中与其他词语相连，我们依靠词语彼此的差异识别它们，而不是其最初的语境。这种语言网络的创造是无意识思维的一个方面，它接收身体活动的原始记忆痕迹，并将这些痕迹与其他记忆、希望和思维轨迹联系起来。

但是，如果这个连接记忆痕迹的过程受到影响，或者建立关联网络的过程被阻碍了，又会发生什么呢？这可能意味着，这个原始记忆痕迹被隔绝起来，无法与任何其他记忆产生联系，围绕它的只有最基本的神经回路。该记忆痕迹可被视为一个神经回路，或是某种生理反应模式。我们先前所讲的"某个情景无法被赋予象征意义或不能被理解"就是在说这一回路无法与其他回路相联结。因此，这个回路有可能被直接地激活：就仿佛它被印刻在身体里，没有心理阐述和无意识网络的缓冲，也没有关联它原始回路的其他记忆痕迹。换句话说，没有人类语言所需要的表征差异。结果就是，它成了一个"单词句"。

让我们举一个例子。一名 11 岁男孩因右肘内出血被送往芝加哥大学医院儿科。虽然他在幼年时就患有血友病，但医生找不到诱发出血的外伤。他的右肘长期有出血症状，在过去两年里，就已经有超过 15 次发作。他的母亲否认存在任何可能导致男孩病情恶化的家庭问题，也否认存在令人烦扰的状况。

当儿科医生与男孩沟通时，他们发现，男孩第一次肘部出血发生在父亲外出时。他的父亲是名兼职赛车手，经常离家在外，与儿子联系很少。但显然，当男孩生病时，父亲就会回家。医生还发现，男孩的症状首次出现是在他目睹了父亲的一次严重赛车事故之后。有一段时间，人们认为他父亲的右臂必须做截肢手术，而此时，男孩的右肘出现了活动受限问题。在经历了一次家庭治疗后，男孩的出血基本停止了。而当治疗终止时，他的右肘再次出现内出血，随后又有几个月的正常期。

在进行病例回顾时，儿科团队认为，鉴于男孩的血友病病情较轻，频繁出血是不正常的。他们指出，男孩持续出血的部位发生在右肘部绝非偶然，单纯参照生物医学的理论无法给出合理解释。在他们看来，男孩这些症状是由父亲离家引发的，目的是要让父亲回来。这也呼应了男孩哥哥的白血病症状——在男孩出生前大约四年，他的哥哥死于白血病。

我们该如何理解这些症状？它们似乎并不像转换症状那样，表达了禁忌的愿望和想要被惩罚的念头，它们好像也不涉及过度想象或隐藏意义。这些症状没那么复杂，似乎只是在复制父亲的受伤形象。这也许可以作为一个"单词句"的例子：症状作为一个孤立的信号取代了更明晰的思想表达。这些症状标志着男孩与父亲分别的时刻，或许也在促使父亲回家的过程中发挥了作用。若真如此，它们的功能就正如"单词句"一样：作为精确和简略的信号，传达出单一的信息。

这似乎与我们在第七章讨论的溃疡性结肠炎病例惊人地相似，患者几乎没有心理上的阐述或质疑过程，只有对父亲的诉求，而这一诉求以症状形式印刻在了他的身体上。也许正是这种极简的特征，让众多理论家大谈其中的"象征意义与表征过程的断裂"。但实际上，患者并没有发出明晰的对话或质疑，而是将其直接"印刻"在身体上。换句话说，身体在特定的时间点用孤立的信息做出了回应。

这是否意味着，患者的躯体症状是在尝试表达某种信息？信息不一定是为了双向交流，特别是在整个过程没有被当事人意识到的时候。让我们再来看一个例子。美国记者文森特·希恩（Vincent Sheean）在自传体回忆录《慈光引导》（*Lead, Kindly Light*）中描述了甘地被刺杀的可怕时刻。在听到枪声并意识到发生了什么之后，他经历了一场"脑中风暴"，"风暴"持续了几分钟之久。然后他意识到两种感觉：眼睛和右手手指传来刺痛和烧灼感。他的眼中淌出了泪水，当他看向自己的手时，发现第三和第四根手指上长满了水泡，而这些水泡在枪声之前还不存在。

希恩将这种奇怪的现象解释为一种几乎是"自己故意让其发生"的行为。他认为，水泡的出现证明了他与这一悲剧事件"存在联系"：死的人应该是他。在书籍出版的前一年夏天，他在佛蒙特州旅行的时候，曾多次梦见自己试图阻挡在甘地和凶手之间。尽管想出了这样的合理化解释，他还是对自己在几分钟内就长出了水泡的事情感到惊愕。

我们要如何看待这些水泡？它们是否象征了希恩期望受伤的是自己而不是甘地？或者在更黑暗的层面上，它们象征着希恩在无意识中希望自己是那个持枪的人？如果我们把水泡解释为一种转换症状，那么它们可能表达期望伤害甘地或者取代甘地的禁忌思想，同时也是对这种愿望的象征性惩罚。希恩对水泡的来源非常好奇，表明他主观上参与了症状的形成，而不是把它看作外部的、与自己格格不入的东西。这些确实都是转换症状的特征，但还不足以解释为什么会出现水泡。

那么换一种思路，如果我们引入"单词句"的概念，是否会有一个更好的框架来解释症状的爆发？在这里，水泡可以理解为对所处情况，以及一切当时存在的有意识和无意识思维的反应。这些思绪被压缩，使得思考的过程发生短路（即希恩所述的"脑中风暴"）。能够清晰出现的就只有水泡，好像是它们——而非某个思维过程——标记了这个事件，水泡如同一个临时搭建的纪念碑，或具体化的记忆痕迹。

但这确实也是转换症状的特点。希恩对该症状的反应的确表明了，它与无意识的思维过程和冲突有关。然而除了转换症状，还有其他症状能够标记事件，但不必通过无意识途径。在这里，可能就存在一种非常原始的经验铭刻形式，表明某个情况已被简化为一个单一元素，仿佛此处仅有一个标记留下。这可能解释了为何症状缺乏具体意义，以及症状出现的时间和地点的重要性。语言学家将"单词句"描述为一种界标现象：它标志着（我们所认为的）"语言"的开始。但这种"语言"又与之前的哭声和动作非常接近。这种直接关联也可以从婴儿的行为中看到：在他们能够使用其他符号系统（如语言或绘画）来表达痛苦，以及掌握情感转移机制来隔离自己（如害怕故事中的一个角色）之前，他们会将不安的经验直接转化为躯体表现，诸如哭泣、尖叫，或痉挛反应。

我们经常讨论的那些症状似乎总是记录着分离和失去，也许我们应当在此暂停反思一下。男孩肘部的出血、希恩的水泡，以及我们在第七章提到的儿童湿疹病例，都发生在关系破裂的时刻。由于无法处理这些可怕的事件，无法为其赋予象征意义，它们被简化为身体上的一个标记或信号。这不是又绕回到了恩格尔有关早期分离经历的生理学研究项目吗？

无论我们倾向于认同"操作性思维""述情障碍""单词句"，
还是"排除"的理论，这些机制都表明，当人们无法为某一情景
赋予象征意义时，就可能会导致躯体症状。事实上，研究人员针
对该问题创造了如此多的新术语——还有更多术语我们根本就没
提到！——这一现象本身就很耐人寻味。这意味着，我们正在面
对的是一个传统心理模型无法解释的过程。研究者在发明这些新
词汇时，恰恰都遭遇了同一种状况：他们试图解释为何某些心理
反应既不是有意识的，也不是无意识的，而是被铭刻在了身体上。

但我们不是试图简单地声称"这是由于患者切断了与情感生
活的联系"云云，而是察觉到了此处存在一个更深层、更基本的
问题。也就是说，当人们遭遇一些情况时，需要复杂的心智处理
过程，但在面对这些情况时，人们没有出现心理阐述，而是直接
产生了身体反应。那么，是什么阻止了心理阐述呢？我们看到了
欧陆精神分析师所提出的一些有关母子关系的案例。同样，也有
许多英国和美国的研究者认为，这些问题之所以出现是由于婴儿
未能建立起"安抚自己的母亲"这一良好的内化表征，也缺乏能
帮助婴儿处理不安情绪与经历的母性关怀。这个理论的重点在于，
婴儿若要学会照顾自己，首先要把环境内化——这个环境让婴
儿觉得备受照顾，并能把经验变成心理表征。而将孩子的哭声
当作交流方式的母亲能够推动这一过程，她不是无视婴儿的痛
苦，而是做出回应，将婴儿的哭声、表情和身体扭动当作有意
义的行为。

这是一个语言学过程，因为它涉及意义和符号。在此过程中，
婴儿学会了将自己的身体状态看作具有意义的符号，如想要进食、
穿衣、换衣服或拥抱。不过，语言也以其他方式在此处发挥着作

用。在复杂的发育过程中，我们内化了人类基本问题的表述，如性别、死亡、生育和身份。对我们来说，这些问题可能永远不会被完全解决，但可以围绕它们构建一个思维与图像的框架，使我们能大致理解它们。那么，如果从一开始，这些框架就未能适当地搭建起来，而当事人又被迫面对涉及这些框架的情景时，会发生什么呢？

出生、死亡或经历身体变化（比如青春期）都会令当事人措手不及，无法理解所发生的事，也无法为其赋予象征意义。我们在前面看到，所有的人类社会都用仪式和典礼来标记这样的时刻，似乎正是为了帮助个人为此类转变时期赋予象征意义。例如，英国教会的圣礼安排就包含了洗礼、坚信礼和婚姻这些象征性的时刻，对人们的生活产生了深远的影响——即使他们通常无法确切地说出这些影响是如何发生的。而正是在我们需要面对自身性别、死亡、生育或身份的立场之时，可能就会出现躯体疾病——这种情况和"单词句"理论所描述的颇为相似。如果我们把心理框架看作无意识的思维链之网，那么框架的缺失就意味着无法对其做出心理阐述。身体内存在一个（或一束）单独的、孤立的记忆痕迹，与无意识的精神生活毫无关联。

象征意义的问题与疾病发病的问题彼此关联。恩格尔和他的
271　同事们强调，无助和无望的体验是疾病产生的基础，但这些体验和它们的具体表征又是两码事。当一个孩子设法找到了某种方法来表达失败感时，不可不谓意义重大。感到无助和无望是一回事，能够表达这种体验则是另一回事。让我们来对比一下，一个相信自己能够表述所处困境的人，和一个被剥夺了任何表达手段的人，二者的情况必然有所区别。不得不说，如果一个人没有找到明确

表述困境和失败感的方法，那么他患病的可能性就会增加。

我们在第四章中看到，研究发现，一个人在失去亲人之后的这段时间里，患病的可能性往往会急剧攀升。但是人类学家和医学研究者也观察到，在那些保持着社群集体哀悼仪式的地区，躯体疾病的发生率会降低。丧亲者没有被遗弃在悲痛之中，而是得以与社群分享自己的丧亲之痛。这体现了社会凝聚力的影响（正如第八章的罗塞托研究一样）——仪式令丧亲者获得了表达悲痛的机会。如果没有这种共同参与的外在表达形式，身体患病的概率就会增加。因为在被迫独自面对失去的经历时，一个人内心的"资源"很可能不足以应对这种情景。

在经验本身和经验的铭刻之间也存在着区别。罗西纳·德布雷在关于糖尿病的开创性研究中提出，发病可能与一种可被称为"非整合"（non-integration）的重大冲突有关。具体来讲，青少年糖尿病的发病率在 3~6 岁和 10~14 岁时达到高峰，只有 25%的患者是在 21 岁以后发病的。这些高峰期与发生恋母冲突和青春期的年龄时段相吻合，这意味着患者不仅经历着激素变化，也面对着亟须解决（但无法解决）的性问题的激化。在这里，疾病的发作涉及象征意义的问题，也意味着在人们面临类似困境之时，同样可能导致疾病发作。

这与身体变化过程又有怎样的联系呢？在 20 多岁的年纪，神经、内分泌和免疫系统都逐渐成熟。例如，肾上腺皮质从五岁左右开始发育，直到青春期成熟，产生成人水平的激素脱氢表雄酮。这是一种温和的雄性激素，具有促进青少年的阴毛生长等功能。简单来说，脱氢表雄酮与皮质醇作用相反，会促进 Th1 的功能，这也是细胞介导免疫的特征之一。皮质醇和脱氢表雄酮都是以胆固醇为原料，在体内加工合成的。皮质醇是按需生产的，HPA 轴会通过皮质醇对免疫系统施加影响；脱氢表雄酮则以化合物的形式存在，随时准备在免疫系统的平衡出现波动时对其进行调节。越来越多的学者认为，各种 T 细胞群之间复杂的功能失调可能对胰岛素生成细胞造成破坏，这便是青少年糖尿病的发病原因。在免疫系统逐渐发育成熟期间，德布雷所说的重大冲突可能破坏"脱氢表雄酮-皮质醇"的平衡，从而扰乱免疫活动。

当然，这并不意味着赋予冲突或经验象征意义的过程受阻就会生病，更不是说一定会得上哪种特定的疾病。但我们确实应当注意那些阻碍象征与表征的问题。它们可能发生在人们经历失去的时候，也可能发生在生活中的任何时刻——只要是必须做决定的情景皆有可能，比如一个重要的行为（婚姻、生育），一个决策（工作、签合同），一个判断（法律上的，或个人事务的），抑或必须在正式场合发言的情况（演讲、投诉、获奖致辞）。所有这些时刻都有别于生活的日常延续。它们不仅打破了连续性，还突出了人类生活中的象征性或仪式性的维度。它们不是一次普通的讲话或决定，而是一个重要事件。这是生活发生变化的时刻。而在某些情况下，恰恰是这样一种做出新决定的时刻，令当事人难以面对，或无法为其赋予象征意义。

由此可以解释这样一个事实：有时候，当人们经历了看起来对其有利或积极的事件之后，反而爆发了疾病。正如我们在第三章中所看到的，生活变化量表测算了结婚、离婚和丧亲等事件的压力值，并得出一个令人困惑的结论：积极事件与消极事件同样带来压力。在此类情景中，一个人可能是在独自面对着未知的处境。由于这一境遇无法在精神上获得象征和阐释，便只能——如同一个单词句那样——被铭刻在身体上。我们可以通过以下方式对这个理论进行跨文化测试：找出某些疾病的发病率曲线峰值，再将其与具有社会意义和象征意义的人生重大仪式所发生的年龄进行对比，来看二者之间是否存在某种对应关系。

因此，我们应把下面两个理念区分开来：一个是"事件之所以给我们造成创伤，是因为我们被过度的情感淹没了"这一常识观念，另一个是"心理表征过程可能出现了根本性、结构性的问题"。想一想我们在第三章中提到的案例：一位糖尿病患者在谈到他儿子的圣餐庆祝活动时，出现了低血糖发作。当被问及当时是否发生了什么不愉快的事情时，他回答"没有"，然而经过详细的询问，治疗师发现他的父亲有意缺席了这个重要活动。由于患者无法进入悲伤和愤怒的状态，割裂的情感被重新引导，导致了血糖的急剧下降。这个解释似乎顺理成章，不过，我们同样可以用表征理论来进行分析。

毕竟，圣餐活动突出了患者作为父亲的地位。也许正是这种身为人父的观念无法顺利获得象征意义，才导致了他的血糖变化。在他不得不承担象征性角色的这一时刻，疾病加重了。事实上，他在第二个孩子出生时就患上了糖尿病，在那个孩子出生的时刻，他出现了低血糖症状。我们可以追问，为什么在他首次成为父亲的时候没有发病呢？患者为此问题找到了一个特殊的解答。他说，他可以有一个家庭，但这个家庭必须是他原生家庭的完全复制：一个父亲、一个母亲，以及一个儿子。因此，原生家庭形象的复制，使他免疫了初为人父所激起的创伤。但是当第二个孩子出生时，复制就不再完美了。

值得注意的是，身为人父也影响了患者的疾病管理。在周末，患者会将所有时间花在修缮一座乡村别墅上。尽管他清楚地知晓，这一过程消耗了体力，必须对胰岛素剂量进行相应调整，但他经常忽略这个问题。结果便是，他时常出现低血糖发作以及糖尿病昏迷，并且几乎都是在周末发生。他的妻子和女儿会留在他身边，让他恢复过来。这仿佛是以一种奇特的方式，呼应着他自己的童年状况。他的父亲在一周大部分时间里都不在家，周末回来后就想一个人待着。患者的低血糖发作和昏迷，不正是缺席的父亲形象之体现吗？他自己变成了一个存在但又不存在的父亲——身体上来讲他是存在的，但心灵上是缺席和疏远的。由于无法承担父亲的象征性角色，他借助疾病来扮演自己父亲的形象。

　　所以说，扮演象征性角色是我们生活中的一个关键因素。尽管在很多情况下，像离婚、丧亲、分居和事故之类的事件可能真的令我们"难以承受"，但它们也让我们直面这样的问题：应当如何为生活里发生的事情赋予象征意义？那么，我们可用哪些心理机制为此类经历赋予意义？它是否能与无意识的精神生活相联系？人们能否将发生的事情与自己和他人先前的经历进行比较？如果我们只关注情绪表达（心身研究经常存在这个缺陷），就有可能忽视这些关键问题。

　　关注象征意义和心理阐述问题，可能会加深我们对发病机制的理解。例如德布雷认为，青少年糖尿病的发病既有关于性的原因，又有遗传的因素，问题在于患者未能顺利地整合有关性的因素，便导致了疾病。但是，为什么不把它看作象征性维度的缺失呢？这种缺失导致患者无处记录自己所面对的问题，便只能铭刻在身体上。正如我们在第十章讲到的，在一项瑞典的糖尿病研究中，有人提出，对分泌胰岛素的 β 细胞需求量增加有时会与母亲的压力状况有关，例如在祖国之外的地方生下孩子。研究者认为，或许可以将此类事件视作"外在压力"，因为为人父母是一个重大的生活转变，会激发一个人反思自己的出生。

但我们认为，重要的不是压力过大，而是这个过渡的时刻无法被赋予象征意义。也就是说，这是一个象征问题，而不仅仅是压力所致。当一个象征意义的系统不能发挥作用时，其他系统可能会越俎代庖。这可能会帮助我们理解无数研究者都曾提出的一个观点：在躯体化中起作用的机制与精神疾病特征之间存在着联系。例如极端的分离和割裂（在这种情况下，当事人只能以僵硬的两极化思维来思考世界上的事情，非好即坏，非善即恶），以及许多此类患者（他们无法将某些形式的象征性结构内化）必须一直和朋友、伙伴或亲属待在一起，片刻不离。

276

容易想见，有些人可能因此提出"外部事件是导致糖尿病的原因"这一谬论。事实恰恰相反，外部事件之所以可能变得重要，正是因为当事人无法将其顺利地整合，并赋予象征意义。结果便是，这些外部事件没有联结在无意识层面的象征意义框架中。这意味着，当事人会将经验和事件看作出现在自己身上的外部之物，而不是需要积极参与的生活部分。因此，当事人对现实的理解是一种基于刺激模型的实在论：他们像理解细菌感染一样理解外部事件。在一些躯体疾病的案例中，我们的确发现了这一现象。

第十四章　治疗有用吗？

　　我们所讨论的这些有助于治疗疾病吗？如果有某种深藏的机制，让我们无法接近无意识过程，那么心理治疗真的能起到什么作用吗？几乎所有认真研究过这个问题的人都认为，许多时候，谈话治疗的作用不大。对治疗的一些早期研究发现，比起会把心理问题躯体化的患者，那些能够表达情绪的人对治疗的反应更好。我们前文也已经讨论过为什么会这样。在某些患者身上，之所以会有心理问题躯体化，正是因为其很难（或根本无法）通过言语阐述自己的问题。

　　这意味着，在历史上，曾经有许多研究人员对心身治疗方法丧失了希望。随着对相关研究的乐观情绪开始消退，一系列能缓解症状的新医疗方法也出现了。西咪替丁和其他 H_2 受体阻滞剂对消化性溃疡有益，后来用药方法的进步也使得许多疾病比以前更容易管理。与此同时，对精神分析感兴趣的医学专家越来越少。20 世纪 40 年代末和 50 年代，弗洛伊德的理论在欧洲大陆取得了激动人心的进展，而美国和英国的精神分析学派却与之分道扬镳。由于传统的精神分析法治疗对躯体疾病患者的疗效不佳，在许多人看来，精神分析没什么用了。

但从另一方面来说，我们已经看到，在某些情况下，倾诉和语言能显著影响严重疾病的进程：想想我们在第四章中讨论的那278位从多发性硬化症中康复的女性，或者那位借助精神分析治愈了溃疡性结肠炎的男子。值得注意的是，今天许多精神分析师所采用的方法已经和老派的谈话疗法有很大不同。传统的方法往往会直接拿出一个解释，来与患者讨论，就仿佛患者可以立即消化对其精神状况的解释，并能对其进行深思。例如，分析师会告诉患者，他们的身体症状源自与父母的争吵，然而，我们在前一章中已经看到了这种风格的治疗会走向失败的原因——它忽视了象征的问题，而那可能正是疾病的根源。

较为现代的精神分析方法（比如拉康学派精神分析师所使用的方法）大体上都洞察到了这种问题。针对躯体疾病，精神分析师非常看重象征意义的问题，这还会影响分析师与患者的合作方式。他们并不试图解释症状，而是帮助患者构建他们的人生叙事。这个过程有望为之后的治疗打下基础，进而建立疾病和患者生活细节之间的联系。治疗中绝不会把联系强加给患者，分析师还会强调，语言是最有力的改变患者情况的工具。不过，在我们考虑谈话疗法的有效性问题时，需要记住的一点是，今天的许多谈话疗法与早期研究时最流行的疗法已经有很大不同。

我们还需要注意区分因果关系和治疗方法：如果心理因素是某人生病的原因之一，并不意味着它是使患者重新好起来的唯一关键。这本是个明显的悖论，但许多治疗器质性疾病的心理学方279

法都出现了重大失误，忽视了它。不管心理因素在疾病中的作用看起来多么显而易见，都不意味着它是治疗的唯一良方。或者，至少可以说，它并不总是良方。器质性疾病通常都需要医疗干预，在某些情况下，还会发展得极为严重，无法根除。重要的是，要认识到，疾病中总是牵涉心理因素，应对每一例个案时都要对它进行权衡。同样，我们已经观察到，采纳医疗手段的方式会对自然的过程产生很大影响。心身医学的优势在于，它是解决问题的一种思路，旨在提醒人们关注心理因素在疾病中的作用，而不排斥其他因素。

心理治疗能达成什么效果？当它无效时，还能做些什么？研究者想出了许多方法，试图打破僵局。对于那些没兴趣或没办法诉说自己处境的人，研究者使用了很多术语来描述其中的机制，如"操作性思维""述情障碍""排除"和"单词句"。虽然心理治疗对许多患者有效，但即使是最缺乏经验的心理治疗师也知道，另一些患者可能根本没有进行谈话治疗的意愿和念头——因此，正如我们所见，有一些患者的精神状况看起来却是"健康"的。

如今，在许多医疗保健服务机构中，非精神分析疗法都在蓬勃兴起。认知行为疗法、压力管理课程和各种短期疗法迅速发展。在一些地方，躯体疾病患者可以使用行为疗法（如放松训练、生物反馈、冥想和心像引导等）。不过，这就像是根据地理位置来抽奖一样，取决于当地的卫生服务机构提供什么行为疗法。据研究，短期使用这些疗法对许多疾病（如冠心病、高血压、癌症、哮喘、消化性溃疡、糖尿病和关节炎等）的康复有益。

那么，这些疗法真的有效吗？如果有效，又是怎样起效的？在讨论这个复杂问题之前，我们最好先来重新思考一下，我们实

280

际上想问什么。考查一种疗法是否有效，是不是就像在问："阿司匹林是否有效？"这个问题的答案取决于我们认为阿司匹林应该有什么效果。我们是把阿司匹林看作一种治疗轻微头痛的药物，还是作为一种降低血液黏稠度的药物，或者作为一种降低某些心脏病风险的抗炎药物呢？我们需要先设定好对阿司匹林的预期，才能说它是否有效。同理，评估所有形式的治疗时都应如此。

例如，在评价"针灸是否有效"的问题上，应如何看待下面这个例子呢？一名男子在画廊晕倒后被紧急送往医院。医生非常担心，对他进行了各种检查。尽管给予了药物治疗，他依然高度焦虑，并持续出现心悸、胸痛和呼吸急促。他坚信，自己就要死于心力衰竭了。医生给他推荐了数种治疗方案，他自己也找了一些方法，但直到他接受了针灸治疗，一切才好转起来。他的症状消失，焦虑也缓解了，现在，他热情地向所有朋友和同事推荐针灸。

在这个案例中，我们确实可以说针灸是有效的，不是吗？不过，让我们再仔细看看。患者在向医生讲述有关最初发作的情况时，隐瞒了一些细节：他出轨有一段时间了，并且定期在一个秘密地点与情人见面。事发的那个星期，患者没法在老地方和情人见面，于是对方提议去画廊约会。他到达那里之后才发现，画廊没他想象的那么隐蔽，他不禁有点紧张。而当他和情人拥抱时，他似乎注意到了一个女人，那女人远远地瞥了他一眼。她的脸让他想起了一个熟人——他妻子的朋友。随即，他便两眼一黑，晕了过去。

现在，我们对事件背景有了一些了解，但仍然不知道针灸为什么有效。在描述检查和随后的治疗时，患者抱怨说它们都是白

281

忙活，毫无效果。但当他开始谈论针灸时，他突然变得活跃起来，多次重复针灸是多么疼："就像酷刑，像个可怕的惩罚。"他不断说着针灸像惩罚，这很难不让人意识到他潜藏的内疚——那才是隐藏在整个事件背后的幽灵。在这件事里，他欺骗了妻子，想象自己看见妻子的朋友，然后晕倒，之后便将唯一有效的治疗方法描述为一种惩罚。

这并不意味着针灸无效。不过，这确实提醒我们：治疗效果究竟如何，涉及多种因素，而这些因素是无法通过医学问卷调查如实地揭示出来的。在这个例子中，要如何将个人的隐秘生活细节纳入针灸疗效的评估之中呢？许多人都可能会从针灸中受益，而且他们也没有需要通过针刺惩罚来缓解的内疚感。在这里，我们不是要采取完全相对主义的观点，就好像"什么办法都有效"。相反，我们想要强调的是，必须关注每一例个案的复杂性。

治疗师和患者对治疗的实际目的可能持有不同看法，这让情况变得更加复杂。治疗师眼中的工作可能就像是帮助患者把密封的情绪发泄出来；而患者所期望的可能是说出自己的抱怨、有机会认识处在相似境遇的其他人，或者只是参加一个自己选择而非被迫加入的活动。如果我们完全以结果来界定一个治疗的类型，那么就会得到这样的结论：身体检查也可以算作心理治疗，因为在许多情况下，它们能大大缓解患者的焦虑。评估疗效的唯一方法是对每个患者如何参与形式各异的治疗进行详细探讨。只有这样，才能开始探讨治疗是否有效的问题。

即便如此，在实际治疗过程中，治疗对患者的作用也可能发生变化。以传统的心理治疗为例，有的人已经在心理治疗师那里"就诊"多年，却没有进行实际的治疗。直到某个节点为止，他们所说的内容可能都并没有真正地表达自己。从纸面上看，他们所用的词汇或讨论的主题可能是"饱含情绪的"或"痛苦的"，但讲述者也许只是以一种疏离、心不在焉的方式提出来，根本没有深入探索的欲望。这将使评估治疗变得相当困难：研究者总是从外部进行研究，又如何能知道患者是否已经参与了对自己人生的积极探索？毕竟，"就诊"和实际接受治疗是两件完全不同的事。

在某些案例中，心理治疗师可能会认为某种治疗是有效的，并推测患者能体会自己的无意识经历，也能将它们与当前的生活状况联系起来。但仔细研究治疗过程就会发现，治疗有效并不是由于治疗师有什么特别的洞察力，而是源自治疗师所呈现的形象：他们持续存在于患者的生活中，关注患者。甚至有时，起作用的是周期性的预约就诊给患者带来的规律感。这些极为简单的例子表明，若要评价任何一种疗法是否有效，都必须从多个角度进行审查。

许多针对躯体疾病患者的治疗都涉及小组治疗。值得注意的是，尽管这种做法明显可以带来更多经济效益——花更少的钱、治疗更多的患者，但在过去却遭遇了许多阻碍。起初，人们不鼓励开展小组治疗。在美国，战后唯一正式确立的心理项目是美国癌症协会（American Cancer Society）的探访计划，鼓励已经经历过痛苦手术的患者与即将接受类似治疗的患者交谈。此类项目逐步扩展，但阻力很大：医学界拒绝承认其价值。医生们通常认为，患者之间的交流是不合适的，仿佛这会多少妨碍常规医疗。可能他们所谓的妨碍是指影响了患者对（给自己实施治疗的）医生的清晰、利落、积极的情感反应。

从这个意义上来说，治疗小组是有风险的。患者可以知晓彼此的故事，并产生新的移情 [1]（移情通常是以个人与父母的早期关系为模板而形成的情感链接）——移情到治疗小组其他成员身上，而不是医生身上。毕竟，如果患者要投射他们分裂的感情，治疗小组人越多，移情的机会就越多，所以医生（有时是团体中的其他人）可能会被患者认定为恶意的迫害者或善意的提供帮助者。医务人员非常清楚，他们从患者那里得到的反应不一定会由他们提供的服务的好坏来决定。有某种强大的力量在起作用，它能迅速地影响患者与医生的关系，反之亦然。

284　　小组治疗有多种形式，不同的治疗方法和治疗目标之间应予以区分。其中，一些旨在分析小组中出现的无意识行为，而另一些则致力于避免类似无意识行为的出现；有些小组讨论集中于疗法之上，另一些则相当开放；有些涉及放松技巧，另一些则不会涉及；有些目的在于控制情绪，另一些则旨在情绪宣泄。不过，即使只是简单地将一群有相似抱怨的患者聚集在一起，治疗似乎也会产生实质的效果——哪怕他们患有最严重的器质性疾病，也是如此。

　　一些治疗方式对心脏病患者尤其有效，比如专注于放松、减少患者时间紧迫感和敌意的治疗。在预防冠状动脉疾病复发项目（Recurrent Coronary Prevention Project）中，1013 名患有心肌梗死的受试者被分配到不同组别中，分别进行以下治疗：（1）接受心脏知识咨询；（2）接受心脏知识咨询和帮助 A 型行为改善的

1　transference，精神分析专业术语，指的是在精神分析过程中，"患者"把对生活中某个重要人物（如父母、爱人等）的情绪、动机等转移到了精神分析师身上。

咨询；（3）不接受咨询。在接下来的三年里，第二组患者的 A 型行为明显减少，年平均复发率也明显下降。与只接受心脏知识咨询的第一组相比，该组年平均复发率要低上 44%。后续的追踪随访证实，在较长的时段内，研究结果依然如此。

其他研究甚至报道了更高的复发率下降，似乎学者们一致认为，行为模式疗法是有好处的。还记得第八章的迪安·奥尼什医生吗？在他工作的年代，接受血管旁路手术和血管成形术的患者往往在第一次手术后不久，就必须再次进行手术。奥尼什则采用了小组疗法，结合饮食、放松训练、有氧运动和冥想来疏通患者的冠状动脉。小组每周聚会三次，为期一年，最终取得的成果令人印象深刻：奥尼什声称，他的一些受试者在完全没有药物治疗的情况下，动脉堵塞减轻了。心血管影像检查也显示，患者心脏的血流状况确实得到了改善。

285

在另一个著名的项目中，马萨诸塞大学医学中心（the University of Massachusetts Medical Center）的乔·卡巴金（Jon Kabat-Zinn）引入了包括讨论、冥想和身体技巧的小组治疗。在一些患者群体中，这些疗法可以降低药物用量，减少症状发作。许多研究人员试图通过深入理解这些疗法中涉及的生理机制，以此来支持相关结论。例如，神经科学家理查德·戴维森（Richard Davidson）和同事们研究了"正念冥想"[1]对大脑和免疫系统的影响。在为期八周的冥想训练后，25 名受试者接种了流感疫苗。四周后，研究人员发现：与对照组相比，冥想组的免疫反应明显

---

1 mindfulness meditation，正念减压疗法创始人正是前文的乔·卡巴金，正念冥想强调冥想时有意识地将注意力维持在当前内在，并对任何升起的念头和感受都不做判断。

增强。同时，冥想组的焦虑水平也降低了。戴维森认为，其中的一个重要影响因素是，患者的大脑活跃区域从额叶区转变为更大范围的左脑半球。他认为这种转变有积极效果。冥想组确实显示出了相应脑区活跃度的显著增加。这个结论与其他一系列研究的结果一致——表明左脑在细胞介导的免疫中发挥着更大的作用。

我们再来看一个具有开创性的研究项目，它也是相关研究中最著名的项目之一。1976年，斯坦福大学医学院的戴维·斯皮格尔（David Spiegel）为患乳腺癌的女性组建了一系列支持小组。她们在为期一年的时间里，每周见面，谈论治疗、恐惧和生活经验。此外，小组还会组织一些放松练习。斯皮格尔希望，这些小组集会，还有患者通过它们建立的联系，会有助于改善患者的生活质量。但是，他发现小组治疗带来了更强大的效果：它似乎对癌症本身产生了影响。10年后，研究者发现，参加过小组的女性与未参加的相比，预期生存时间要长上一倍（平均18个月）。虽然这不算是很长的时间段，但如果某种药物有可能产生同样的效果，早就上新闻了。

在一项类似的研究中，来自加州大学洛杉矶分校医学院的法兹·法兹（Fawzy Fawzy）为恶性黑色素瘤患者组织了小组治疗。六个月后，参加心理干预小组的患者不仅应对疾病能力增强，心理压力减轻，而且NK细胞活性大大增强，肿瘤复发率也比只接受常规治疗的患者低。虽然这些研究在方法上受到了一些批评，但从心脏病到癌症等领域，支持小组治疗良好效果的证据一直在增加。然而在许多情况下，经过统计学处理后，研究中表现出的效果在数据上并不明显。最近，吉塔·范德蓬佩（Gieta van der Pompe）和同事们在荷兰的一些医院开展了一项研究，考察小组治疗对早期乳腺癌患者的作用。他们发现，接受治疗的患者皮质醇水平较低，在免疫系统受到威胁时也能做出较好的应对。但与类似的研究一样，他们最后发表的结果只提到了小组治疗有轻微影响，由于未展示具体病例的情况，实际的治疗效果可能就被掩盖了。

有的人对小组治疗反应明显，但对他们和反应很少或无反应的病例进行"平均"处理时，整体数据就显得平平无奇了。举个例子，最近有一项研究选取了近2500名心肌梗死的患者，旨在评估针对抑郁状态的治疗对心脏病病情转归的影响。然而，由于未能区分治疗组中对治疗有反应的患者和没有反应的患者，导致最终数据呈现阴性，从而变得毫无意义。单个患者的详细病史至关重要，而在这种群体研究的统计过程中，许多变量可能会丢失。比如，如果一个组里有10个人收效甚微，却有另外两个人效果极佳，这是为什么呢？这难道不是在提醒我们，每个人独特的生活经历在此处至关重要？小组中这两个特殊的案例，或许就能提供某些进一步研究的线索。目前，一些研究项目正致力于向此方向努力。

例如，安大略省癌症研究所就在重点研究个体对治疗的反应，而不是简单地关注平均处理后的统计数据。研究者详细追踪随访了每位患者，进行多次访谈并记录材料，还纳入了患者的书面描述和治疗课程的笔记。在这里，相比于患者的性格档案，研究者更关注患者的独特性和个体性。尽管研究者对访谈记录的解释和总结稍微破坏了这种对患者独特性的呈现（在后来，补充报告中展示了一部分逐字记录的原始访谈材料），不管怎么说，这些研究强调了患者个体的反馈，而不再将有效与无效的病例结果平均处理了事，这显然是个正确的努力方向。

那么，这些治疗方法究竟是如何起作用的呢？这里的一个基本出发点是，要认识到每个人处理人生经验的方法存在不同。语言和社会结构形成了一种象征性的秩序。在第十章中，我们看到这个秩序网络调控了我们的情感投入和依恋关系。它为我们的生活引入了命名、分类和象征系统，同时也确立了限制和禁区。当身体接纳了象征性结构，精神和身体刺激可以被引导、调节。就像我们前面在"转换"这一情况中看到的，象征系统可以导致疾病症状，也可以保护我们免遭病症困扰——它们搭建了一个框架，承载我们的人生经验，又为我们表达压力提供了途径。象征与语言能力共同构建了一个叙事模板，使得我们的互动以及我们生存的环境变得有意义。

这意味着存在一个内化象征性结构的过程，这个过程发生在我们的婴儿和童年期。有机体变成了会说话的社会生物，代码和符号构成了我们整个具有象征意义的环境，而我们正是按照代码和符号系统的规则生存。但是，如果内化过程失败了怎么办？这可能发生在无法获得象征性意义的时刻（比如，照顾者无法让孩子认识到，有那样一个超越他们自身存在的象征维度），或者是由于孩子本身拒绝接纳象征的维度。在许多情况下，当象征性结构没有被内化时，人们可能会试图在身体之外（也就是现实生活中）寻找它们，即倾向于采取那些看起来能从外部赋予身体一个象征性结构的程序和做法。这个人可能会让自己严格遵守精心设计的健身计划，或花大量时间待在电脑前。不管是哪种形式——像健身、节食这样的仪式，或电脑程序系统——最关键的是，找到一个与此前不同的象征性系统，然后投身于它。

对内化失败的另一个应对方式是寄望于某种形象。由于缺乏内化的象征性结构，个体可能会以他人的形象作为指引。在这里，他人的存在变得至关重要，仿佛他们的形象弥补了象征结构的缺失。这部分解释了如下现象：我们经常看到，有些人之间的联系如此紧密，就像是粘在一起一样，如果其中一个不在了，另一个也惘然若失。他人形象能够掌控和调节力比多贯注，尤其是在缺少象征性结构的情况下，形象具有了新的重要性。在象征性结构未能起到作用之处，它恰恰提供了一个锚点。举个例子，就像我们上一章讨论的糖尿病患者，当他无法承担父亲这一象征性角色时，便复制了他原生家庭所提供的形象。

在精神疾患中，我们常看到这些机制在发挥作用。为了寻求某种形式的稳定，精神病患者可能会求助于"形象"这条路径（比如，模仿朋友或熟人的外貌和行为），或寄望于外界强加的象征性结构（电脑电路、科学研究的模型、家谱和其他抽象系统）。虽然这两种方法并不互相排斥，但患者往往会主要依赖于其中一种，这表明两者可能都是避免人生崩溃的重要途径。回看我们前面讨论过的电影《荒岛余生》，就能发现这一点。正如我们所看到的，汤姆·汉克斯所扮演的角色依靠紧紧地抓住联邦快递包裹赋予他的象征身份绝地求生。包裹昭示着他的身份角色，为他在象征意义的世界里留下了一席之地。但除此之外，汉克斯还有另一种手段来维持他的身份：他制作了一个宛如人类的形象——画着人脸的排球。

由此可见，经由语言和形象起作用的治疗方法可能具有潜在的力量。在这里，模仿的问题依然很重要。我们在前面的章节中已经看到了，模仿他人能够切实地影响身体。女性室友经期同步、不同的人在同一天出现疾病，都显示了模仿机制会直接影响到内分泌、免疫和其他身体系统（我们已经对此有所讨论）。考虑到这些机制的力量，参加小组治疗可能为模仿的展开提供了一个新的舞台。毕竟，许多小组治疗都是基于这样一个想法：既然成员们都得了相同的病，大家一定有着某些共同的东西。当然，小组治疗可能会让一些患者好起来，至于是否会在另一些情况下让一些患者的病情加重，这个问题仍待讨论。不过，知道有人和自己处于一样的情况，通常都是有好处的，这种情景可以成为患者人生的一个锚点。

研究无意识的模仿怎样影响身体机能可以帮助我们了解一些治疗方法是如何发挥作用的。小组工作可以催生模仿，也有助于将模仿维持下去，还可以为我们前面讨论过的"角色模仿"创造机会。在这些情况下，患者无意识地围绕着一个公式构建了他们的生活——例如，"X 帮助 Y"，在这个公式中，患者既可能是 X，也可能是 Y。他们在家庭、工作或社会环境中创造出一些情境，在这些情境中，他们可能是在帮助人，也可能是被人帮助。如果公式被打破，疾病则将接踵而至。每个患者患病原因的细节各自不同，但在重建患者的角色方面，小组治疗有时和单独治疗一样有效。

从最普遍的意义上说，团体可以为个人提供位置。我们已经看到，"我的存在有什么意义"之问对人类生活至关重要。对于个人与家庭的关系、个人在社会中的定位来说，这个问题都影响至深。疾病总能重新激活这个关于存在意义的问题：我们有什么 价值？我们对他人有什么意义？因此，更重要的是，别让患者无法面对这个问题，别让他们一直陷在被忽视和孤立的氛围中——

比如，让患者苦苦等待几个小时，在医院的隔间里无人照看；让患者在等候名单上排队；或者更常见地，无人真正与患者对话。如果说参加小组有益于健康，可能是由于小组的基本形式就在于接纳患者，让患者保持对话，并找到自己的角色。

也许在小组中，还有其他一些方式能为个人提供参照的支点。小组治疗可以为管理、控制自己提供新的形式，它会建立一种秩序感——比如，确立了饮食、运动和集会等仪式化程序：成员必须在特定的时间到特定的地点，吃特定的食物，或做特定的运动。这本身就有很大益处，因为它使得身体被框定在一种规则和日程中。换句话说，身体就像装上了一种象征秩序的义肢。由于有规律的活动和活动所搭建的秩序框架混在一起，我们往往忽略了秩序本身的益处。锻炼或许有益，但在某些情况下，锻炼所涉及的那种仪式可能益处更大。我们永远不能低估人类生活中象征性、结构性的东西所起到的作用。

结构性维度也从根本上影响着个人的选择。业界常常大声疾呼，声称患者总被"欺骗"使用某些无效疗法，但这种呼吁是否显得不够人道？患者相信新的饮食方法有助于疏通血管，心脏科医生对此嗤之以鼻；患者想要尝试耗时而昂贵的替代疗法，肿瘤科医生愤而阻止——医生的这些态度又到底有什么价值？难道，患者做出选择这一事实不能作为一种人类行为而具有价值吗？

在这里，有一个非常基础又深刻的问题，即人有坚持错误信念的权利。这当然是一项基本权利，但卫生专业人员却积极阻止患者对多种替代疗法的尝试。可是，如果它们不损害人的健康，那么除了违背医生自己的信仰体系之外，还有什么理由反对患者的选择呢？将这一点与医学界对宗教信仰的态度进行比较很是有趣。如果医生认为患者的宗教信仰对社会无害，往往会予以包容；但是，如果患者信任某些形式的补充医疗——即使它对身体无害——也可能遭到医生的公开谴责。这引发了一些严重的问题，特别是考虑到许多研究宣称宗教信仰对人的健康有益。

在此问题上，有这样一些显然有益的做法：发展和探究信仰系统如何运作的理论，以及在不同信仰中做出一些简单而有效的区分，来帮我们更敏锐地理解患者的选择。人类文化是由象征性结构组建起来的，包括语言、社会规则和仪式行为。例如，埋葬仪式意味着死者是人而非动物。这些仪式本身可能没什么意义，但它们之所以重要，恰恰是因为它们表明，一个正式的、仪式化的行为正在发生。正如我们所看到的，成长就意味着我们的身体要接纳社会和语言的框架。

这些框架影响着我们身体运行的"节奏"。在婴儿期，当我们学说话时，哭声就会减少，我们的睡眠模式也变得更加稳定。每个父母都知道，在睡前给孩子读个故事有安抚作用。同样，我们越是接纳象征性的、语言化的框架，就越能够舒缓我们身体的疼痛体验。我们可以谈论它，寻求帮助，赋予它一个意义，等等。象征性的东西对疼痛有安抚作用，并能够参与将身体体验结构化的过程。考虑到许多治疗方法都涉及通过饮食、运动等方式将身体框定于某种日程或计划中，这些框定身体的系统肯定是有些好处的，难道不是吗？

这些框架引入了对身体形象的管理，在某些情况下，或多或少地补偿了患者在患病前和患病期间所经历的不安和迷茫。即使它"只是"提供了一种能掌控的感觉——不管某些医生认为这种感觉是多么虚幻——这对患者来说都是非常重要的。如果说，我们人类发展的关键因素之一是与照顾者分离（意味着，我们要自己规划未来），这可能提示我们：制订自己的治疗计划同样具有极大的价值。

如果不通过拒绝，孩子要如何展示自己的独立性和主体性？它们拒绝看向父母要他们看的方向，拒绝吃父母要他们吃的东西，拒绝做父母要他们做的事。通过这些痛苦的拒绝时刻，孩子确立了自主性。在后来的生活中，人们患病了，必须依赖医疗干预，便会使其陷入依赖他者的情形，这将唤起婴儿时期的记忆。那么，在这种情况下，人们要如何拒绝呢？这种情形将会重新引出我们存在意义的问题，以及他人如何看待我们的问题。有时候，患者或许表现为：决定使用自己选择的治疗方法，甚至拒绝配合医生建议的治疗。"拒绝"不该被归结为任性或挑衅，而应该被视为人权的一个郑重要求。甚至有很多时候，患者不配合治疗会有助于其健康。

勒内·阿伦迪（René Allendy）在 1944 年出版的《一名患病医生的日记》（*Diary of a Sick Doctor*）中，对此做出了动人的描述。阿伦迪是名医生，也是法国最早的精神分析学家之一，他在长达六个月的患病过程中坦率地记下了自己的想法，直到死亡。294
日记中写道，他认为自己的疾病与对父亲的模仿有关，他父亲终生罹患呼吸道疾病。阿伦迪还提到，他强烈地想要反抗医生给予的医疗建议。他说，他想要保持自由，而拒绝是他唯一能做的事。鉴于身体状况，他无法动弹，完全陷入无助的状态，而说"不"是维系他作为人的尊严的关键。他以特有的坦率承认，他对自己的医生有种"黑暗的嫉妒心理"，医生现在有管控他的权力，因此，他想要证明医生是错的。

在某些情况下，拒绝可能是种个人需要。此时，像生物反馈这类技术（将身体连接到机器上，以检测有关生理活动的信息"反馈"），可能在某些患者身上恰恰会起效。它们象征着患者的选择，给患者一种控制和掌握的感觉。由于患者与机器相连接，他们可以看到身体活动如何影响读数，并通过有意识地控制自己的行为引起数值变化。例如，患者有意识地尝试放松，可能使得机器显示器上的血压数值肉眼可见地下降。除了控制感之外，这也有助于患者形成关于身体内部机制的表征。换句话说，患者身体内部的情况通过读数展示了出来。因此，它是一种建立身体形象的方式——而且它比起只能展现身体表面的镜子更为深入。

一些研究表明，上述方法甚至会影响血流情况。鉴于肿瘤需要将血液供应引向自身，对血流的影响可能具有重要意义。一项研究曾使用生物反馈技术增加大脑中的动脉血流，以防止偏头痛。另一项研究则表明，生物反馈技术可以使手部温度增加 $3\sim6\,^\circ\mathrm{C}$。随着患者对技术越发熟悉，可能会感觉身体与一个外在机器连接，这使得患者在治疗中有机会重新调理身体及其功能，并改善过往的身体感受模式。对于有些患者来说，他们甚至可以感觉到机器本身成了他们生活中缺失的那个象征性维度，像一个身体之外的容纳、处理自我的设备。在一些精神病患者身上，我们可以找到证明这一点的极端化案例：患者将一个身体外的机器视为自己世界的中心。

同时，这也带来了一些其他可能性。有可能确实存在某种封闭思想和感情的机制，进而导致躯体疾病。而如果我们认真对待这种可能性，又应当如何在此基础上看待治疗呢？一种观点是，

295

患者必须重新纳入这些感觉和想法，而治疗就存在于这个痛苦的过程中。精神分析师将有技巧地与患者沟通，就他们幼年生活、创伤经历或被压抑的情绪提出假设。但是，如果患者的防御机制已经如此极端，为什么要强行扭转它？为什么不顺应患者的防御机制呢？例如，对于将疾病视作异物的患者，我们不要去扭转其想法，而是顺势而为，通过生物反馈技术的外部机器或"黏土疗法"等技术，将某个外在事物作为疾病的化身。借助这些办法，肿瘤以黏土雕塑的形式（或通过想象力的手段）被构建和外化。具体到每个患者身上，这种方法可能有用也可能无效，但它确实提示我们：比起那些基于概念重塑的技术来说，将问题外化的手段在某些情况下可能更有效。我们可以回想一下，在许多萨满教实 296 践中，都会以戏剧化的方式从身体内"去除"某些东西。

这些不同的技术为我们展示了许多心理疗法的效果。身体可以重建秩序，或是在一个框架中重新找到定位，就像是为患者安上了一具承载着象征秩序的义肢一样。患者还能够通过与身体形象有关的技术，进行意义的再创造。在这里，通过认可患者拒绝的权利，以及让患者加入团体中，找到属于自己的位置或角色，患者的主体性不仅得到了尊重，更是得以加强。理想状况下，治疗方法应该让患者的压力得到表达，但如果某个患者个体存在一些心理障碍，使得压力很难或者不能释放，模仿机制（由小组治疗或者是生物反馈和其他技术引入的）或许就能起到重要作用，而且对患者意义重大。它们提供了"重塑"身体的独特机会。当患者受到激励，以一种新的方式关注身体并赋予它意义时，他们可能会重新构建有关身体的心理形象，搭建一个关于身体感觉和生理过程的新框架。

那么，该在什么时机使用这些疗法呢？虽然这似乎是个显而易见的问题，但在讨论不同类型的治疗时，我们往往会忽视时机问题。任何患者都应该警惕一些危险时段，但考虑到差劲的医疗资源情况、长长的候诊名单，患者可能根本没机会用上大部分疗法，因此，这些危险时段可能会被医生和患者忽略。例如，进行移植手术的患者的术后阶段就是一个危险时段——事实上，任何外科手术的患者在术后都需要予以特别关注。一些研究表明，在心脏搭桥手术之后，患者的抑郁症状明显增加，而且症状可能在术后相当长时间才会出现。据估计，30%~60% 的心脏病患者都会出现术后精神病（无论患者最初的症状多么不明显）。通常，术后的妄想症状会迅速出现并被医护人员注意到，但抑郁症状往往在数周或数月后才会出现，所以易被忽视。此外，还可能出现一些跟手术效果没有生理性关联的潜在问题。

考虑到抑郁状态会影响身体机能，那么就不能将其视为一个与医疗程序无关的、割裂的、孤立的问题。在这一点上，心血管疾病为我们提供了令人印象深刻的证据，告诉我们对抑郁状态的干预可能至关重要。已有研究证实：即使是短期的社会干预，也会在以下一些方面影响到手术患者，包括减少失血、促进胃动力恢复、加速伤口愈合、减少止痛药用量、缩短住院时间等。早在 20 世纪 30~40 年代，医生就曾建议术后立即为患者提供心理治疗，即便手术非常成功，心理干预也必不可少。

拉康在术前咨询领域工作了好些年，他建议，除了仔细审视患者的病史，还应特别关注他们对生活中象征性时刻的反应。心理分析师应该鼓励患者谈谈，他们是如何度过人生中的过渡时段的，比如找到新工作、升职、为人父母等时段。鉴于手术很可能

297

被患者视为象征性事件，因此，更应了解他们过去是如何应对类似事件的，以及患者的自我形象由什么构成。类似地，在理想状况中，术后的心理护理也不能只针对手术效果不佳的患者。当患者完成一个疗程的治疗后（无论治疗多么成功），将会出现一个真正的危险阶段。"你现在好了""你终于重新站起来了"——在这些像"标点符号"一样的时刻，患者有可能会非常脆弱，突然出现抑郁状态和其他严重的身体症状。这些"标点时刻"不仅仅是治疗效果得以被确认的"真实"时刻，亦是标志着人生过渡或变化的象征性时刻。

如果我们认同这些象征性时刻非常重要，那么，我们也不应该忽视那些似乎与之完全相反的时刻，即不间断的等待期——患者在医院的大部分生活其实就是如此。精神病学家和精神分析学家黛安·肖夫洛（Diane Chauvelot）曾写过一本令人不安又感动的书。在书中，她讲述了自己的一段经历：当时，她经历了一次不甚成功的肩膀手术，之后又继续住院。她写道，她住院经历的核心就是等待，这让她产生了沮丧、愤怒和被抛弃的感觉。这些感觉可能会唤起患者童年的痛苦：在幼年时，孩童可能会将长时间的等待（也许是等待母乳或母亲的到来）当作一种报复性的忽视或有意的攻击。事实上，我们不难得出这样的结论：在医院里等待，无论时间长短，都会对一个人的健康产生不良影响。基于这一点，当我们了解到急诊科的伤医事件比精神科还要多，也就不足为奇了。

关于时机的重要性，还有一个例子是退休这个象征性时刻。从医学上来看，退休可能根本不是一个让人梦寐以求的理想时刻，而是一个充满危险的雷区。对于一个人来说，工作可能是其一生维系的角色，并赋予其一个象征性的位置。从这个意义上来说，工作就为"我的存在有何意义"这个无比重要的问题提供了一个答案。那么在退休后，人们又要如何回答这个问题呢？如果没有其他的替代机制，会发生什么呢？

如果一个人的生活经历促使其从事了某一特定的职业或活动，那么失去工作的影响可能是灾难性的。退休后，这个人就像是失去了在这个世界上的一席之地：他的身份认同被打破了。在理想的情况下，我们找到了一个与自己无意识的兴趣相契合的职业，那么退休就将产生若干层面的后果：如果工作一直是我们力比多贯注的主要渠道，那么退休后，我们的力比多去往何处？也和我们一起退休吗？在这种情况下，我们可能会出现恩格尔曾描述过的"屈服"和"被放弃"的反应，力比多可能会反流到我们的身体之中。此外，退休者常会出现疑病焦虑的加剧，甚至真正的器质性疾病。由于无法借助工作来维持自己的欲望，个体会不自觉地寻找新的欲望投射点。当欲望不能维系在某件事情上时，个体就会长期处于危机之中。对某些人来说，一旦失去了工作，而这种状况又超过了他应对能力的极限，所有内在的危险因素可能都会被调动起来。欲望的丧失，也就是人们常说的"抑郁"，是导致健康问题的重要因素之一。

在这种情况下，治疗可能会起到非常重要的作用，这里说的并不一定是心理治疗——如果患者愿意的话，与某人谈谈可能就会起到良好的治疗效果。显而易见，任何被送进医院的人都应该配备一名医务联络员，而且最好是一个能敏锐察觉这些危险因素的人。当然，在今天的医疗环境下，这种期望可能过于乐观了。健康医疗委员会（Healthcare Commission）最近的一项调查发现，在所研究的 4000 名心脏病患者中，有近一半都没得到恰当的门诊照护。没有人为他们介绍应当如何调整生活方式——尽管这至关重要。还有 40% 的烟民表示，没有收到任何医护人员的戒烟建议。实事求是地说，鉴于我们的医疗资源如此稀缺，我们还能指望些什么呢？就算心理治疗实际具有如此多的好处，恐怕也只能被当作次要疗法吧。

在理想的状态下，医务联络员要对患者无意识的心理活动动态保持警惕，但任何内心探索的任务都不应强加在患者身上。我们不是要像使用药物一样使用心理治疗，而是要构建一种氛围，在患者想要表达时，能鼓励他们倾诉出来。但从更普遍的意义上讲，与他人的接触至关重要。与其说希望联络人深入了解患者的无意识心理过程，不如说是希望患者能够获得某种身份和认可、"重塑"身体，并顺利地表达自我、与他人建立对话。

如果我们提出，希望每个患者在首次就诊或住院时都能接受开放性访谈，这想法是否太过天真呢？但不管怎么说，任何住院患者都不应被剥夺表达自己的机会。访谈工作需要技巧和敏锐的观察，但是医院里根本没有足够的岗位或人员来做这些事。我们面临着一个日益严重的问题：当下的人们普遍认为，在医院里，只要员工的技能和经验水平相同，就可以任意轮替；而事实上，这只会加剧变革的困难。比如在这一制度下，实习医生和医务行政人员都要不断轮转，而且这种情况还越来越广泛地渗透到了家庭医生的执业领域。患者可能很难有机会见到同一位全科医生，在繁忙的大城市里，这种情况尤其严重。

在生活中，即使是先前对接的银行出纳员发生了更换，人们也会感到失望，而可悲的是，患者实际上很难持续地与同一位医务工作者保持联系——无论是全科医生、助产士、护士还是心理医生。在对英格兰和威尔士的院内就医患者进行随机抽样调查时发现，64% 的患者的护理人员一直在变动，还有另外 22% 的患者甚至没有固定的医生。这项调查的方法可能存在一些问题，加上我们听说的一些证据，让人不禁怀疑，实际的比率可能远大于此。目前，英国的人均医生数量几乎少于所有欧洲国家，而据估计，到了 2025 年，恐怕会出现约 25000 名医生缺口。

如果人际关系（以及其中所涉及的无意识机制）如此重要，如果这些关系会影响到患者表达痛苦的方式，那么，如此随意地用一个医务人员代替另一个是不明智的。他人如何接受我们是我们生活的一个重要层面，而可能影响到这一点的任何情况，都会引发我们强烈的情绪反应，进而影响我们的身体。接触一系列陌生的照护者必然会加剧患者"被当作物品对待"的感觉，这对任何治疗都是不利的。一切迹象都在表明，这会影响我们身体的自愈机制。

在医学领域，当我们在器质性疾病中谈及心理因素时，更多是在说患者在患病后的情绪反应、不遵医嘱服药等问题，然而，这些心理因素本就应该被视为其他问题的症状。个体的各种关系是人际交往的核心，它们在所有的医疗互动中都起着一定作用。正如我们在前几章中所看到的，这些心理因素常常被忽视。要求压力巨大、工作量过重的医务人员来考虑这些心理因素，必定非常困难。然而，为了解释患者从生病到康复的神秘过程，并提供最好的治疗，我们就必须对这些因素进行探索。在这里，我们要再三强调倾听的力量，以及与患者建立某种形式的沟通之重要性。

毕竟，许多替代疗法都提供了某种沟通途径。沟通是认可别 人存在的主要方式。我们并不是在提倡用语言来篡夺医疗过程和药物治疗的地位，但是，如果能建立更广泛的沟通环境，那么医疗就会获得最大的成效。在当下的医疗环境中，强加给患者的碎片化治疗和疏远的关系都与此背道而驰。有人说，生命本身就是种对话。当对话的可能被抹杀时，个体的生命也会持续处于危险之中。

第十五章　医生想要什么？

　医生自身的愿望是什么？医生的角色定位总是清晰的吗？医学是否总应以消除症状为目标？如果疾病可以被视为一个在人体中沿着预定路线展开的客观过程，那么，或许我们还能说医学的目标是消除症状。但是，如果我们将病人的生活和过往经历考虑在内，答案可能就不那么明显了。心身研究者很早就注意到，在许多情况下，消除器质性症状会催生精神疾病。例如，患者的代谢紊乱被成功医治后，可能会突发偏执症。医治手段的进步可以消除某人的症状，但有时会引发更糟糕的结果，这样的病例报告在医学文献中比比皆是。

　　关于这一点有多种解释，但早期的学者们采纳了一种"最经济"的解释方式。如果一种疾病是某人生活的中心，去除它就有可能破坏关键的平衡。显然，医生需要花费大量的时间和技巧，来评估该疾病在患者生活中所占的位置，但这项工作极端重要。一个广为人知的现象是，成功的药物治疗可能会引发精神症状，或出现与原来一样严重的躯体症状。因此，在处理器质性症状方面需要谨慎。如果一个人生病正是因为其不想——或不能——了解自己的思想过程或感受，那么医学治疗会带来怎样的后果呢？ 304

可惜，上面提到的许多药物治疗后的情况往往会从医生眼皮底下溜走。如果治疗一段时间后症状才开始出现，最初参与诊治的人很可能不会注意到这些问题。如果是身体其他部位出现了新的症状，患者可能会去咨询不同的医生。假如没有一个明显的生理线索将这些症状联系起来，它们之间的关系可能会被忽视。例如，老年患者的阿尔茨海默病有时会发生于全麻手术之后，或是严重疾病所导致的休克之后。一直关注患者肝脏、肾脏或心脏情况的医生，可能不太关注阿尔茨海默病的相关问题，或者是对之不够敏锐，而关注阿尔茨海默病的很可能是另一名医生。

诚然，医生的处境确实也比较艰难。难道要指望他们权衡医学治疗的利弊，预测治疗对患者精神平衡的影响吗？然而，这正是迈克尔·巴林特给医生们的建议。他创建的巴林特小组（全科医生研讨会）至今仍在世界许多地区开展。巴林特鼓励医生在小组中讨论他们有关患者的个人感受，并对自己在每个病例中的目标提出质疑。巴林特认为，不论医生是完全相信躯体因果关系，还是只相信心理因果关系，都应该主动质疑自己。在当今社会，虽然总有全科医生抱怨自己的工作，但最近的一项研究发现，那些参加巴林特小组的医生从中受益匪浅。

巴林特对"完全的生物医学路径"和"完全的心理学路径"都持怀疑态度，他指出，我们不应直接对导致患者躯体疾病的心理源头下手，那样做是有危险的——医生希望从患者身上拿走一些东西（躯体症状），同时迫使他们面对造成这些症状的原因 305

（心理源头）。然而，如何证明这种做法的合理性？用症状换痛苦是怎样的一个过程？他们强迫患者放弃了一个有限的躯体症状，并将其转化为无尽的精神痛苦，而这种痛苦恰恰是患者想要避免的——他们原来逃向躯体痛苦，就是因为它可能更易忍受。巴林特认为，医生的做法可以说是"侵犯"了患者的权利——患者"生病的权利"。

如果在某些情况下，躯体症状确实可以保护患者免受来自其他方面的、难以忍受的痛苦，那么谁又有权利去消除它呢？巴林特写道："医生忽视某个躯体症状，意味着危险，而他们发现某个躯体症状，可能也意味着危险。"类似地，如果某个躯体症状是为了满足自我惩罚的无意识需求，情况会如何呢？它的消失是否会导致可怕的焦虑状态？而在另一个症状取代它之前，焦虑会持续多长时间呢？评估治疗方案与方法的技术往往都忽略了这一重要因素，因此，在纸质记录上，效果看起来似乎不错：症状消失了，所以，治疗成功了。但是，如果患者在一个月后出现了不同的症状，新的疾病填补了上一个留下的位置，又当如何呢？

精神分析师们已经广泛地探讨过这所谓的"替代症状"，但医学界很少提及它。例如，结肠炎患者在出血或腹泻期间，曾经可怕的头痛症状消失了；而结肠炎症状好转后，头痛又重新出现——这一事实提示，同样的心理压力被引向了不同的躯体部分。症状从身体的一个部位转移到另一个部位可以非常频繁，而患者可能因此去咨询不同的专家，这使得我们很难追踪它们的演变和转移。

美国精神分析师菲利普·塞茨（Philip Seitz）非常重视这个观念。在一个奇特的实验中，他试图不去缓解患者的症状，而是

306

用其他症状取代。他的患者是一名 49 岁的女士，患有肌肉痉挛症，即一种躯干和四肢不自主震颤的疾病。症状出现于她的小儿子离家从军之时，当儿子回来后，她的症状消失了，但随后，她的儿子于一场摩托车事故中不幸去世，她的症状又出现了。在就诊时，她面部扭曲，双手到胸部抽搐不已，并做出类似"额手礼"[1]的姿势。塞茨对她进行了催眠，并发现患者在她儿子骑摩托离开前，曾与其发生过争吵。因此，似乎可以自然地将其症状解释为某种罪恶感的表达：她在责备和惩罚自己，让全世界都看到。那么，有什么治疗方案呢？

　　塞茨在第一次治疗中使用了催眠技术，患者的四肢确实停止了抽搐，但面部表情变得更加扭曲。当他在催眠状态下建议患者不要再抽搐时，她的手臂紧紧地背在身后。而他在下一次催眠治疗中告诉她，不要以这种方式握住手臂，患者服从了，但又有其他部位的肌肉发生了痉挛。在随后的一系列"实验"中，塞茨继续探索着是否能找到一个更容易忍受的替代症状。他设法用脸红来代替抽搐，但由于担心她会患上慢性皮肤炎性红斑痤疮而作罢。在随后的两个实验中，他先是用催眠法诱导头皮麻醉，然后是脚踝瘙痒，但都没有成功地消除抽搐。然而，当患者被允许搔抓她的脚踝时，原来的症状就消失了。可是一个月后，症状又复发了。于是塞茨在催眠状态下告诉患者，这次瘙痒会转移到她的前臂。塞茨还通过每周的催眠来维持这种新状态。

　　在一个月内，患者身上被抓挠的部位出现了皮炎，随后，她

1　salaam gesture，为阿拉伯地区常用的行礼方式，通常是深鞠一躬，并将手或手指放在前额上。

的整个躯干和四肢都出现了严重的皮肤炎症。塞茨再次对她进行催眠，告诉她回到原来的抽搐状态，并继续寻找更多可以接受的症状赋予她。他几乎什么都试过了。在催眠过程中，他告诉她下次再来时要手掌出汗，或出现疣子，或脱发，或皮肤荨麻疹。这些命令取得了不同程度的成功。对于某些命令，她会出现新的症状，但仍保留旧的症状（肌肉抽搐）。只有两个替代症状令她成功地摆脱了抽搐，即在催眠状态下告诉患者允许挠痒，以及面部发红。塞茨认为，这表明，只有涉及自我惩罚和某种程度的外部可见症状时，初始的抽搐才能消失。或者换句话说，替代症状同样是要将她的自我惩罚暴露在观众面前。

在最后的实验中，塞茨在催眠状态下向患者建议，在她右手手背上会出现一个五分钱大小的水泡状皮疹。一周后，当她按照约定进入塞茨的办公室时，她右手的指定区域缠着绷带。塞茨问她是如何受伤的，她解释说那是"发生在我身上的最奇怪的事故"。她在洗漱时，一个用来钻取柚子核的水果打孔器从她手中滑落。她抓住了它，而在那时，她感觉自己手背上"挨了一拳"。她补充说："这难道不是你听过的最疯狂的事吗？"

不论这个实验多么具有启发性，令人惊讶的是，在讲述症状和催眠的交替过程中，完全没有提到心理分析师的感想，特别是塞茨本人的愿望——他以这种方式操纵患者是为了什么？人们甚至可以这样解释患者表面上的顺从和持续的会面：患者在扮演所谓的自我惩罚角色。她连续不断地来到诊室，就是为了接受医生象征性的惩罚。对她来说，肯定有这样的问题：在所有这些过程中，塞茨的诉求是什么？在这个案例中，是一名医生想要影响和支配一名女士的身体。

308

令人好奇的是，为什么塞茨没有使用传统的心理治疗？相反，他的治疗方法维持了症状本身的无意识结构。如果这个症状是她展现自己内疚的方式，医生有何理由消除这个症状，而不是在内疚上下功夫？巴林特关于疾病的观点使上述问题成为焦点，并且还引发出了其他一些问题。例如，如果在这种情况下，内疚感不能用传统方法治疗呢？在某些状况中，患者出现了躯体症状，是为了回避无法面对的事物。试图强迫患者"看开"或"直面"那些无法象征化的事件或损失，就有可能引发危险。当医生或治疗师坚持让患者面对他们应从脑海中排除的事物时，有些东西可能会回来，但不是以思想或记忆的形式。由于它们无法获得象征意义，阻塞的情绪可能驱使患者进行危险的强迫性行为，以此作为表达。在一些情况中，患者甚至会出现幻觉。试想一下，如果在上述案例中，精神医生坚持让这名女士面对她的罪恶感，那么若是她终究无法面对这个问题，她可能不得不通过某种方式表现出来——甚至通过自杀行为来与她的儿子团聚。

309

再一次，许多早期的心身医学家都意识到了这个问题。在一个案例中，一名50多岁的男子患有充血性心力衰竭。他一直对甩了自己的前任情人感到愤怒，而他的病情恶化与这种愤怒之间有明显的联系。愤怒情绪逐渐威胁到了他的行动能力。给他治疗的医生发现，患者与前任情人的关系重现了他童年时与母亲、姨妈和姐姐之间的关系及情景，并且这与他目前面对的问题紧密相连。然而，医生没有直接向患者解释这些事情，而是鼓励患者去处理他因身体上的虚弱所产生的强烈情绪（也许医生此举非常明智）。医生向患者表示，他对自身处境的看法显然很正确，不过这些都过去了，他不需要将自己置于损害健康的情绪风暴之中。

这一策略似乎是有效的，医生通过加强而非分析患者的防御能力，使病况得到了很大的改善。这位医生还指出，与他一起处理病例的另一位心脏病专家对患者感情疏离，正是他这种超然的态度，消除了患者对其健康状况的最严重的恐惧。这个例子十分有意义，它表明，在处理每个病例时，医生必须考虑患者个人的生活基础，而不是盲目地应用一些规则，如强行实施谈话疗法。重要的是，这位医生对精神分析有足够的了解，并花了足够长的时间去了解患者。这样，他就可以更好地决定治疗方案，并最终选择了不做分析。他觉得这名患者的前意识假设——也许是患者对医学知识或男性医学专家的信任——能够比分析患者的童年更适合用于改善病况。

我们在这个病例中看到，处理躯体症状并没有统一的规则。有时候，旨在消除它们的疗法反而存在风险。有趣的是，关于所谓精神疾病也有类似的论点。大量研究都提到了典型的器质性疾病和精神疾病的共存现象。研究人员一次次地努力尝试，想要得知是否某些精神疾病会伴随（或排斥）另一些躯体疾病。无数项目都在寻找二者的相关性：例如，偏执症患者是否比其他人更少得癌症？或者精神分裂症患者是否更少患自身免疫性疾病？一些法国研究人员认为，如果精神症状确实可以保护人们免受器质性疾病的伤害，那么治愈精神症状就存在着一定风险。也就是说，如果某些患者的"精神"症状是他们的防御机制，那么，当下通过药物使"精神病人"社会化的努力，可能就会增加他们患躯体疾病的风险。

例如，现代药物能够缓解常见的焦虑症状，但代价是什么？如果焦虑是一种调动防御机制的心理信号，那么麻痹焦虑的药物会不会因阻断了这些途径而导致躯体症状？如果通常的防御机制不能被激活，其他症状——有时是躯体症状——就可能出现，以应对创伤性事件或情况。在一个案例中，一名年长的女士因背部有严重湿疹而住院。她是独生女，很早就失去了母亲，与父亲二人共同生活，而父亲的目光总令她难以忍受。第二次婚姻后，她做了子宫切除术，并陷入了抑郁。她的神经科医生对她说："夫人，你年纪越大，就越会受到困扰。"果然，她退休后，与丈夫二人住在省城的一个小公寓里，她孤立无援，独自照顾生病的丈夫。此时她开始出现奇怪的感觉，像是有人从背后盯着她。医生给她开了镇静剂来缓解焦虑，这些药物非常有效：现在她的主观焦虑感消失了，取而代之的是，在她感到被人注视的背部区域出现了一块湿疹。如果焦虑是她对此类情况的回应，那么一旦焦虑被剥夺，她父亲那种侵略性的目光就以湿疹的形式刻在了她身上。

此类案例表明，医生需要质疑自己对患者症状的态度。这个过程并不简单，而且可能涉及对"当初为什么决定成为一名医生"的根本质疑。《魔鬼词典》（*The Devil's Dictionary*）对医生的定义是："生病时，我们对其寄予厚望；病好时，我们放狗咬他。"尽管有这样的调侃，我们还是要问本段开始的问题，促使某人成为医生的无意识动机对其执业风格完全没有影响吗？或者反过来说，我们是否应该期望医学培训能够净化学生最初的任何不良动机？

"述情障碍"是一种情感僵化的失能症状，患者无法认知自己的情感生活、无法描述想象的事物，并无法做到对具体细节的关注。我们看到有人在描述这一症状时，只用躯体原因来解释患者的身体表现，而完全不考虑心理上的因果关系。的确，述情障碍可以被准确地定义为：难以区分内心情感和情绪唤起的身体感觉。现在，为了更好地论证，让我们假设一些成为医生的人实际上本身就是述情障碍者。毕竟，述情障碍的人对现实持有一种以刺激为基础的理解，一切原因被简化为外部因素，如细菌或"压力"。或许，在众多想要成为医生的原初动机中，这就是其中的一种？如果真的是这样，又会带来怎样的后果呢？

　　医生很少真正探索患者的情感生活，因为，恰恰是对情感的疏离才使人能够成为医生。正是同样的心理机制让医生能够见证他人的痛苦，检查他们患病的身体，却也让医生在处理情感与无意识心理方面变得淡漠而疏离。罗西纳·德布雷惊讶地发现，在那些将糖尿病患者介绍给她的顾问医生中，没有一个人想要来跟进患者的心理疗程，或了解她发现患者有怎样的心理问题。我们的一名同事最近汇报了这样的一段经历，其向医学生讲授了一门情感素养课程，尽管学生们按部就班地来上课，但是仿佛什么都无法打动他们。学生们没有一丝一毫的兴趣，甚至连翘课的兴趣也没有。我们应该还记得，在前述充血性心力衰竭的案例中，恰313　恰是心脏病专家的情感疏离帮助了患者。事实上，正如精神病学家卡尔·门宁格（Karl Menninger）曾指出的，在许多最成功的外科医生的事迹中，"被提到最少的一条就是他们临床执业中的温情"。

　　而对医生心理状态的研究揭示了许多令人不安的事实。一项研究发现，70% 的医学生表示希望得到精神上的帮助，但实际上只有 27% 的人寻求帮助。医学界的精神疾病发病率高于普通人群：在意大利的一项研究中，这个发病率为 25%；在英国的一项研究中，发病率更是高达 30%。另一项研究发现，三分之一的医生表示，他们与患者建立的关系缺少人性，他们的个人成就感也较低。医学界的吸毒、自杀和酗酒率也比许多行业高得多，尤其是女性医生的自杀率，约比其他职业女性高三倍。医生死于与酗酒相关的肝病的概率仅次于酒吧老板和酒吧工作人员。还有一件值得关注的事情在于，这些统计调查都没有询问这样一个问题：这些人为什么选择成为医生？

事实上，人们通常认为，医生出现的任何问题都是由他们的工作压力造成的。忙碌的日程安排、官僚主义、院内压力和麻烦的患者都会使他们的生活更加艰难。海伦·弗兰德斯·邓巴在《情绪与身体变化》中指出，重要的是，我们不仅需要知道医生对患者做了什么，还要知道患者对医生做了什么。当然，这不意味着，我们应当忽视医生在接受医学培训之前和之后的生活发生了怎样的变化，把所有问题都归咎于工作压力是牵强的。而事实上，最近的研究表明，这些人应对困难和压力的方法在进入医学院之前和之后差异不大。

弗洛伊德认为，童年时期流行的扮演医生的游戏就是以一种积极的方式对自身遭遇的重现。孩子们变得无所不能，扭转他们曾经的被动状况，成为支配者。弗洛伊德的同事恩斯特·西梅尔（Ernst Simmel）研究了医生游戏和真正的医生职业之间的联系，并发现了许多明确的相关性。有趣的是，尽管很少有医生会有意识地认同弗洛伊德关于医生全能与主宰角色的观点，并认为全科医生的日常工作恰恰相反，但他们可能仍然信仰这种全能，只不过会把它赋予他者：例如，认为顾问医生是那个全能角色。

其他研究也得到了一些不寻常的观察结果。毕竟，医生的第一个患者是尸体。而这具尸体被看作人类的原型，而不是某个个体。19世纪初，伟大的法国医生弗朗索瓦·马让迪（François Magendie）为此抗议使用麻醉剂：他表示，绝不应该让患者的状态沦为尸体那样。美国精神分析学家伯特伦·卢因（Bertram Lewin）发现，医生（我们假定大多数是男性）可以被分为两类：把患者当作死人的医生，以及把患者看作活人的医生。一个死人在很多方面都是最理想的病人：不回问、不言语、不抗拒用药、不反复就诊。许多医生在对待顺从的患者时工作状态最佳，就像外科医生面对被麻醉者一样。卢因认为，医生的这种态度甚至可以解释他们对心身问题的看法：那些偏好将患者当作死人的医生只承认疾病的躯体因素，而那些选择将患者当活人对待的医生更倾向心理因素。

如果患者因急性病症而感到无助，医生们则会应对良好。尽管如此，我们应该对这种概括性的论述保持警惕。每个医生都很可能会拥有个人的、无意识的偏好。为了做出更精确的论断，我们有必要对他们的生活经历和想象生活进行探索。西梅尔报告了这样一个医生的案例。为了保证自己能够正常工作，这个医生必须在每天早上上班之前进行一个特殊的仪式：他在诊室里来回地快速踱步，用他能想到的所有脏话来辱骂当天将要接诊的患者们。只有这样，他才能以医生职业所要求的礼貌和耐心去接待他们。

同样有趣的是对医学专业的选择。医生与恋物癖者并无二致：前者选择了将时间投入到身体的一个特定器官或系统中；后者青睐身体的某一部位或某个无生命物体，更甚于身体其他部位。专业化也许是一种社会认可的恋物癖形式，我们不需要过度否认医学兴趣中隐含的性倾向。该专业允许从业者积极接触出了问题的身体部位，而不需要担心感到羞耻或被捕。理想的情况是，这种接触同样有利于患者，因此医患之间维持着一种平衡。

各种因素的组合被包含在"成为一名医生"的愿望之中。这对孩子来说是一个绝妙的解决方案：一方面，它满足了社会的要求——医生是个受人尊敬的理想职业；另一方面，它恰恰允许从业者去追求那些社会禁止的、生命初期的兴趣——探索身体、裸体、尿液和排泄物，诸如此类。很难不注意到，在那些早期的儿童游戏中，听诊器、注射器和外科手术刀被用来演绎相当粗糙的性场景，包括对身体的穿刺和残害。双亲之间性关系的潜在概念在此上演，这解释了为什么这么多孩子不仅乐于扮演"医生"，还乐于扮演"患者"。

不过，童年兴趣中快乐的医患平衡与医生的真实处境相比，无疑是相当理想化的。显然，在有些情况下，身为医生的选择已经不足以解决问题，就像在很多时候，来自医疗服务机构或同事的外部压力阻碍了医生对身体某个器官或系统的特殊兴趣。现代医疗服务正沿着管理专业化和法制化的道路不断重组，因此，很可能会挑战孤立的、个人主义的行事风格。尽管我们可以说，或许当今医学所鼓励的将身体割裂对待的做法，实际上支撑了这种行事风格在另一个层面上大行其道。

还有一个相当明显的事实是，专家们往往会对某个特定病例产生意见分歧，而这种分歧也会表明他们自己无意识的利益方向。一位世界级妇科权威人士最近在酒后吐真言：她根本不明白为什么有女性想要顺产——她认为所有的分娩都应该是剖腹产。我们不禁要问，这种内心信念在多大程度上与她自己的想象生活有关，又在多大程度上影响了她给患者和同事的专业建议？

医学教育能否影响医生的想象生活？这是值得怀疑的，因为无意识的态度是无法在课堂上改变的。一个人可以上几百堂课并复述所有标准答案，但这与其无意识的想象和信念完全无关。只有通过剖析最初导致这些想象所形成的途径，才能改变它们——这意味着，需要进行多年的精神分析。那么，我们应该感到悲观吗？从某种意义上说，我们仍然可以希望医学的学科背景发生变化，我们同意恩格尔的观点，即首先要挑战"医学的基础学科是物理学和化学"这一论断。那么，若说文学和哲学会是更好的可选学科——因为这些学科鼓励学生去探究生活在意义世界中的人类——是否会令人感到荒唐呢？

这可能会鼓励人们更广泛地与医学打交道。对医疗服务的许多需求都来自在日常生活中遇到心理问题的人。当他们向医生诉说症状时，很可能会被打发去做无休止的医疗咨询，直到发现一些异常为止。鉴于人体的复杂性，我们之中究竟有多少人能在所有身体参数上都达到"正常"？据观察，如果对足够多的躯体功能和生理过程进行测量，出现异常的部分可占到二十分之一。每当发现一些故障，它们就可能被医生拿来作为导致患者不适的原因，随后往往会有一段平静期。患者可能会感觉好了些，或至少感觉症状得到了缓解。但是，如果我们把就诊看作一个机会，在更大的范围内探索患者生活中的不正常之处，又会如何呢？正如巴林特所指出的，就诊隐含了患者交流的诉求，尽管交流未必在每个病例中都有效，但常规的医疗解决方案实际上是一种对交流的拒绝。

这就是倾听的重要性所在。在讨论精神分析与医学的关系时，拉康指出，医学首先是一种对需求的回应。当患者要求或抱怨时，医生必须努力了解，患者真正要求的是什么。患者确实可能是有病的，即表现出的症状符合某个有名字的疾病；但对他们来说，至关重要的，可能是一句专业认证的"你生病了"。这与患病本身不是一回事，尽管患者完全有可能既患了病，又需要被认证为"生病"。这种被认可的需求可能掩盖了无意识的欲望或内疚，正如我们在转换症状的案例中看到的那样。或者，患者可能在寻找一种方式，来记录一些无法处理或思考的事件或经历。拉康指出，精神分析便是先仔细倾听，再根据听到的结果判断如何做出最好回应的过程。在这个意义上，精神分析实属传统医学的最后遗产。

毕竟，分析总是建立在仔细倾听的基础上，这就使得患者有机会察觉自己在表面的抱怨之外，真正想要吐露的内容。这个过程的目的在于区分一个人有意识的要求与潜藏在其下的无意识的欲求。相应地，这是一个耗费时间的过程，在当下的医疗实践中，很难想象医生与患者保持每周见面五天，每天一小时，并持续好几年的情景。但这个过程将使得医患双方建立密切的关系，并让医生对具体患者的具体个性有所了解。

如果说在某些社会阶段，医生的传统角色涉及专心地倾听，以及详细地了解患者，那么科学医学的出现及其官僚形式、技术与规模的发展已经极大地改变了这一点。由于医生不再是受苦的人可以真正坦陈内心的对象，人们不可避免地会转向并创造新形式的倾听者。可悲的是，现代医学不是关于倾听的，也不再尝试剖析那些存在于疾病表面症状之外的真相。拉康曾有一问：既然医生的社会角色发生了如此彻底的改变，那么，对于想要保持几分医学初心的人来说，精神分析会不会是最后的阵地？

后　记

我们已经看到，当应对人类疾病时，传统的生物医学模式在许多方面都不再适用。随着人体被拆分成越来越细碎的系统、器官、细胞……医疗服务已经具体到只针对身体局部采取干预措施和发表专科意见，而患病的个体早已迷失在充斥着各种利益冲突和技术滥用的巨大迷宫之中。自然地，人们开始呼吁替代性的医学模式——这些医学强调花时间去倾听患者，尊重他们每个人的特殊性。对于主流医学界来说，与其让已有的裂隙不断扩大，不如从这种趋势中学习，重新思考生物医学的一些程序和做法——此举就算不是势在必行，也是顺理成章的。

对许多关心这些问题的人（无论是患者还是医务工作者）来说，改变之路上的一块绊脚石就是他们对疾病因果、身心关系所采取的立场。如果固守其中之一，那么不同立场者之间的对话就很难开展。然而，我们在本书中已经看到，疾病牵涉到各种因素，很少能被简单归结为心理或身体原因。例如，如果我们选择阐明疾病发病中的身体变化，很可能会发现，生理过程本就涉及自主神经、内分泌或免疫因素，而这些因素都部分地受到主观经验和无意识精神生活的影响。

至于影响程度会有多大，显然需要针对不同个案进一步开展研究。我们已经看到，"一个病因对应一种疾病"的说法是错误且无益的。大多数疾病都有复杂的发展过程，涉及许多不同致病因素。对某个患者来说，心理状况可能极端重要，而且即便是同一患者，最重要的影响因素也可能随着时间变化而改变。类似地，导致一个人易感疾病的因素，不一定是使他疾病迁延的因素，也不一定是引发疾病的因素。对某个人来说，可能一系列易感因素都不会导致疾病，但在另一个人身上，却可能是致命的。所有这些事实都对单病因模型造成了挑战，但这一模型仍然具有强大的吸引力，仅仅因为它符合人们的常识观念。

即便是最为公认的能导致身体疾病的心理因素，也有可能不催生任何症状。某些情况下，抑郁症可能会增加身体不适的风险，但并不是每个抑郁症患者都会患上冠心病等身体疾病。可能有些癌症患者不善表达情感，但不善表达情感并不意味着一定会得癌症。生活中的变化，如分离、丧亲、失业和长期的困难关系，可能会对健康产生影响，但重要的是，个体如何根据其独特的人生经历来解读和处理这些变化。实际的、想象的或可能到来的分离也许会影响自主神经、内分泌和免疫功能，但人们会如何处理这种变化，以及会经历怎样的处理过程，都是无法准确预测的。

但这不意味着要放弃心理学视角的研究。相反，这些案例的作用在于提醒我们，不适当的研究方法具有危险性——遗憾的是，这些不适当的方法目前仍在我们的文化中占主导地位。我们需要对单个患者及其个人经历进行长期、具体、记录翔实的研究——并花时间解读它们。在书店里，关于疾病的作品比以往任何时候都多，这绝非偶然。然而这些作品不是由医生创作的，而是由小说家和那些直接或间接受疾病影响的人撰写的。医生创作者的缺位应被视为对医学发展的警示，我们也应鼓励医生发表包含更多细节与内容的案例研究。

这里出现的冲突也许是结构性的。在当代社会，医疗服务和官僚机构的基础就包含了一种对人类叙事的拒斥态度。现有体制允许个性特征、压力指数和各种统计数据的存在，却不能接受人类生活的故事和细节。而这，也许就是小说家和其他作者要把叙事维度带回来的原因。即使是在精神分析的领域，关注长案例史的时代也已经过去了。我们得到的都是简短的介绍和压缩后的病例，而直接来自患者的表述越来越不受重视，记录和病例报道中很难看到它们的影子。

作为患者和潜在的患者，我们面临着在医疗系统中讲述自己故事的艰巨任务（医疗系统并不关注这些叙事）。我们可以做一些努力，除了积极研究疾病的理论和治疗方法外，还可以坚定支持"对话的重要性"，并探索表达个人经历的可能性。当然，前提是有人愿意倾听。在这里，我们又撞上了医学训练中的一个基本问题。我们想问，还要多久人们才会承认：要成为全科医生，自然科学未必是最佳的训练背景？对于成为一名医生来说，在倾听和解读话语方面的扎实功底，重要程度不亚于（甚至更甚于）在医学院所受的科学训练。

会不会有一天，风向又转向另一边呢？诚然，在历史上，受社会因素影响，有时候人们会更倾向于对病例进行详细的审视，有时则不会。17世纪伟大的医生托马斯·西德纳姆（Thomas Sydenham）曾在伦敦最后一次瘟疫结束后不久提及，他对疾病的多病因模型没什么兴趣。但如今慢性疾病的发病趋势表明，多病因模型将是对此现象最适合、最全面的解释方式。慢性疾病的管理已经陷入了某种僵局，这是否会激发人们对心身医学产生新的兴趣？又或者，慢性病的复杂性只会催生出无穷多的病因解释，使得应接不暇的我们忽视掉一些重要的致病因素？

在这里，我们需要再度回到问题本身。无论是单病因还是多病因的模型，关于身心分离的旧有偏见与信念总会出现。人们往往都是不善变通、固守成见的。但是，我们在本书中通篇探讨了这些问题之后，一个几乎无可辩驳的结论是：身心之间的分离本身就是一种防御机制，以避免那些令人不安的、过度的，或是无法消化的想法影响我们。我们一再看到，人们关注身体的症状，而不去理解其代表的含义，仿佛必须把整个精神生活与身体分离开来。按照述情障碍的理论，他们无法将内心的思想和感觉与激发情绪反应的身体感觉联系起来。

这意味着，身体的感觉、症状和不适完全被当作躯体过程来解释。这种解读能够适配大多数的医学解释框架，疾病是由躯体的问题引起的，所以也需要躯体疗法。但是，如果在很多情况下，患者意识中的身心分离本身是一种防御机制，那么，建立在身心分离认知基础上的医疗方案也只是复制了患者的防御结构。正如英国精神分析学家唐纳德·温尼科特（Donald Winnicott）曾经指出的那样："当我们意识到患者内心存在某种分裂时，也要考虑到医生自身的分裂。"既然患者会割裂身心，医生可能也会，我们的文化也会。割裂身心可能有助于患者适应社会现实，但它能在多大程度上促进我们对人类疾病的理解？我们又付出了怎样的代价呢？

参考文献

（页码均为原书页码，对应正文中的边码）

引　言

p. 1 "美国心身协会小册子": Dennis Novack, "Realizing Engel's Vision: Psychosomatic Medicine and the Education of Physician-Healers", *Psychosomatic Medicine*, 65（2003）, pp. 925–930.

p. 2 "在英美两国，每四人中就有三人": Gordon Asmundson, Steven Taylor and Brian Cox, *Health Anxiety*（Wiley, Chichester, 2001）, and Wayne Katon, Richard Ries and Arthur Kleinman, "The Prevalence of Somatisation in Primary Care", *Comprehensive Psychiatry*, 25（1984）, pp. 208–215.

p. 5 "心身医学不应成为一个专业": Franz Alexander, "Psychological Aspects of Medicine", *Psychosomatic Medicine*, 1（1939）, pp. 7–19; Z. Lipowski, "Review of Consultation Psychiatry and Psychosomatic Medicine", *Psychosomatic Medicine*, 30（1968）, pp. 395–422; Roy Grinker, *Psychosomatic Research*（Grove Press, New York, 1953）.

p. 10 "制药工业资助的研究": "Medical Journals are an Extension of the Marketing Arm of Pharmaceutical Companies", *PloS Medicine*, 2（5）（May 2005）, pp. 364–366, and the report "Pharmaceuticals Companies Accused of Manipulating Drug Trials for Profit", *Independent*, 23 April 2004, pp. 6–7.

第一章　什么导致了疾病？

p. 15 "大多数成年人一年会患 2~5 次感冒"：Sheldon Cohen et al., "Emotional Style and Susceptibility to the Common Cold", *Psychosomatic Medicine*, 65（2003）, pp. 652–657, and Cohen et al., "Types of Stressors that Increase Susceptibility to the Common Cold in Healthy Adults", *Health Psychology*, 17（1998）, pp. 214–223.

p. 16 "一种特定实体导致一种疾病的思想"：Herbert Weiner and Fawzy Fawzy, "An Integrative Model of Health, Disease and Illness", in Stanley Cheren（ed.）, *Psychosomatic Medicine: Theory Physiology and Practice*, vol. 1（International Universities Press, Madison, 1989）, pp. 9–44.

p. 17 "传染病死亡率的下降只有 3.5% 归功于药物干预"：J. and S. McKinlay, "The Questionable Contribution of Medical Measures to the Decline of Mortality in the United States in the Twentieth Century", *Millbank Memorial Fund Quarterly*, 55（1997）, pp. 405–428.

p. 18 "同样，疟疾是由疟原虫属的一种寄生虫引起的"：Daniel Funkenstein, "Tertian Malaria and Anxiety", *Psychosomatic Medicine*, 11（1949）, pp. 158–159.

p. 19 "2400 万个家庭"：Jimmie Holland, "History of Psycho-Oncology: Overcoming Attitudinal and Conceptual Barriers", *Psychosomatic Medicine*, 64（2002）, pp. 206–221.

p. 19 "胃溃疡是由胃中的幽门螺杆菌引起的"：Peter Strang, "Gastrointestinal Disorders", in Stanley Cheren（ed.）, *Psychosomatic Medicine: Theory Physiology and Practice*, vol. 2（International Universities Press, Madison, 1989）, pp. 427–501, and Robert Sapolsky, *Why Zebras Don't Get Ulcers: An Updated Guide to Stress Stress-related Diseases and Coping*（W. H. Freeman, New York, 1998）.

p. 20 "自杀率上升"：D. P. Phillips, "The Influence of Suggestion on Suicide: Substantive and Theoretical Implications of the Werther Effect", *American Sociological Review*, 39（1974）, pp. 340–354.

p. 20 Alberto Seguin, "The Concept of Disease", *Psychosomatic Medicine*, 8 (1946), pp. 252–257.

p. 21 D. J. Weatherall, "How Much has Genetics Helped? ", *The Times Literary Supplement*, 30 January 1998, pp. 4–5.

p. 22 "已有越来越多的文献": Anna Feissel-Lebovici, *Le Gène et son génie: patient médecin psychanalyste face à l'hérédité et au cancer* (Erès, Paris, 2001).

p. 25 "盐酸和胃蛋白酶分泌过多": K. G. Wormsley and M. I. Grossman, "Maximal Histalog Test in Control Subjects and Patients with Peptic Ulcer", *Gut*, 6 (1965), pp. 427–435.

p. 25 "所谓同质性疾病": Herbert Weiner, "The Illusion of Simplicity: The Medical Model Revisited", *American Journal of Psychiatry* 135 (1978), pp. 27–33.

p. 25 "不同机制可能产生相同的病变": Herbert Weiner, "Psychobiological Markers of Disease", *Psychiatric Clinics of North America*, 2 (1979), pp. 227–242.

p. 26 "某个病例的强烈心理因素": David Kissen, "The Significance of Syndrome Shift and Late Syndrome Association in Psychosomatic Medicine", *Journal of Nervous and Mental Disease*, 136 (1963), pp. 34–41.

p. 26 "与哲学家威拉德·奎因的一次谈话": Ronna Burger (ed.), *Seth Bernadete Encounters and Reflections* (University of Chicago Press, Chicago, 2002).

p. 27 "未来发展的障碍": Franz Alexander, "Psychological Aspects of Medicine", *Psychosomatic Medicine*, 1 (1939), p. 9.

p. 27 "有近一亿人": A. A. Rothman and E. H. Wagner, "Chronic Illness Management: What is the Role of Primary Care? ", *Annals of Internal Medicine*, 138 (2003), pp.256–261.

p. 27 "弗雷明汉镇上 5000 多名居民": Robert Aronowitz, *Making Sense of Illness Science Society and Disease* (Cambridge University Press, Cambridge, 1998).

p. 28 "在美国最常见的死亡原因中占了一半": J. M. McGinnis and W. H. Foege, "Actual Causes of Death in the United States", *Journal of the*

American Medical Association, 270（1993）, pp. 2207–2212.

p. 28 "在医学生接受培训的 7000 到 8000 个小时中": Dennis Novack, "Realizing Engel's Vision: Psychosomatic Medicine and the Education of Physician-Healers", *Psychosomatic Medicine*, 65（2003）, pp. 925–930.

p. 29 "一些研究表明，器官移植后的患者不遵医嘱的比例很高": Brigitta Bunzel and Kurt Laederach-Hofmann, "Solid Organ Transplantation: Are there Predictors for Post-transplant Noncompliance? A Literature Overview", *Transplantation*, 70（2000）, pp. 711–716.

p. 30 "一名患有糖尿病的 18 岁女孩": Albert Danan, "Diabète et maladies autoimmunes", in M. Sami-Ali et al.（eds.）, *Identité et psychosomatique* （Recherche en Psychosomatique, EDK, Paris, 2003）, pp. 107–122.

p. 31 E. Weiss and O. S. English, *Psychosomatic Medicine*（WB Saunders Co., Philadelphia, 1943）.

p. 31 "宝洁公司": George Lundberg, "Resolved: Psychosocial Interventions Can Improve Clinical Outcomes in Organic Disease – Discussant Comments", *Psychosomatic Medicine*, 64（2002）, pp. 568–570.

第二章　为什么倾听重要？

p. 33 "患者们对医护人员与他们沟通的方式很不满": C. R. Joyce, "The Issue of Communication within Medicine", *Psychiatry in Medicine*, 3（1972）, pp. 357–363.

p. 33 "患者在被医生打断之前的平均陈述时间": M. K. Marvel, "Soliciting the Patient's Agenda: Have We Improved? ", *Journal of the American Medical Association*, 281（1999）, pp. 283–287.

p. 34 "在 50% 的医疗就诊中", 参见: M. Simpson et al., "The Toronto Consensus Statement", *British Medical Journal*, 303（1991）, pp. 1385–1387.

p. 34 "'各专科的拼贴图'": Helen Flanders Dunbar, *Emotions and Bodily Changes*, 3rd edn（Columbia University Press, New York, 1946）.

p. 34 Stefan Zweig, *Mental Healers*（1932）（Cassell, London, 1933）.

p. 34 "在美国，替代疗法从业者接诊的人数": D. M. Eisenberg et al., "Trends in Alternative Medicine Use in the United States, 1990–1997", *Journal of the American Medical Association*, 280 (1998), pp. 1569–1575.

p. 34 "畅销医学教科书": Parveen Kumar and Michael Clark, *Clinical Medicine*, 5th edn (Saunders, London, 2004).

p. 38 关于牙科学中的心理因素，参见: Edward Ryan, *Psychobiologic Foundations of Dentistry* (Charles Thomas, Springfield, 1946); Marvin Burstone, "The Psychosomatic Aspects of Dental Problems", *Journal of the American Dental Association*, 33 (1946), pp. 862–871 ; A. W. Gill, "Psychology of Mouth and Teeth", *British Dental Record*, 61 (1941), pp. 175–184.

p. 39 "40% 以上被记录的眼疾": Carl Zimet and Allan Berger, "Emotional Factors in Primary Glaucoma", *Psychosomatic Medicine*, 22, 1960, pp. 391–399.

p. 40 T. F. Schlaegel and M. Hoyt, *Psychosomatic Ophthalmology* (Williams and Wilkins, Baltimore, 1957).

p. 40 "某男子因右眼虹膜炎去眼科医生处就诊", "Clinical Observations on Morbid Periodicity", *British Journal of Medical Psychology*, 21 (1948), pp.254–262, and "Emotional Factors in Diseases of the Cornea", *British Journal of Medical Psychology*, 38 (1965), pp. 277–287.

p. 41 "'厌恶'": Richard Rahe, "Life Change Measurement Clarification", *Psychosomatic Medicine*, 40 (1978), pp. 95–98.

p. 42 "一本瑞士的会议论文集": "Le Point sur le mouvement des idées en psychosomatique", *Actualités Psychosomatiques*, 7 (2004).

p. 42 "'疼痛'这一热门主题": Francis Keefe et al., "Changing Face of Pain: Evolution of Pain Research in 'Psychosomatic Medicine'", *Psychosomatic Medicine*, 64 (2002), pp. 921–938.

p. 42 "'一名患者（0.7%）'": S. Zipfel et al., "Effects of Depressive Symptoms on Survival", *Psychosomatic Medicine*, 64 (2002), pp. 740–747.

p. 43 "某项研究发现 54% 的城市居民": M. Landolt et al., "Living Anonymous Kidney Donors", *Transplantation*, 71 (2001), pp. 1690–1696.

p. 44 "给被试者看一个婴儿哭泣的视频片段": Boris Cyrulnik, *Les Nourritures affectives* (Odile Jacob, Paris, 1993) .

第三章 压力是罪魁祸首吗?

p. 47 Oliver Wendell Holmes, "Opening Speech", *Boston Medical and Surgery Journal*, 1883, pp. 361–368.

p. 48 "患者是名36岁的记者": Avery Wiseman, "The Doctor–Patient Relationship: Its Role in Therapy", in Henry Miles, Stanley Cobb and Harley Shands (eds.), *Case Histories in Psychosomatic Medicine* (Norton, New York, 1952), pp. 22–40.

p. 51 "医疗表格的'职业'一栏只留了一个词的空间": James Gordon, *Manifesto for a New Medicine* (Perseus Books, Reading, 1996) .

p. 52 "一名女子食指突然出现雷诺氏病的症状": George Engel and Arthur Schmale, "Psychoanalytic Theory of Psychosomatic Disorder", *Journal of the American Psychoanalytic Association*, 15 (1967), pp. 344–365.

p. 54 "'压力'的概念": Walter Cannon, *Bodily Changes in Pain Hunger Fear and Rage* (Appleton, New York, 1929) .

p. 55 "一般适应综合征": Hans Selye, *The Physiology and Pathology of Stress* (Acta, Montreal, 1950) . 关于压力实验的背景, 参见: Pascal-Henri Keller, *La Médecine psychosomatique en question* (Odile Jacob, Paris, 1997) .

p. 57 James Lynch, *The Broken Heart: The Medical Consequences of Loneliness* (Basic Books, New York, 1977) .

p. 58 关于压力源, 参见: Herbert Weiner, "Some Psychological Factors Related to Cardiovascular Responses: A Logical and Empirical Analysis", in Robert Roessler and Norman Greenfield (eds.), *Physiological Correlates of Psychological Disorder* (University of Wisconsin Press, Madison, 1962), pp. 115–141.

p. 59 "听命令行动的人的压力症状少于那些必须发号施令的人": B. E. Eleftheriou and J. P. Scott (eds.), *The Physiology of Aggression and Defeat*

（Plenum, New York, 1971）.

p. 59 "无压力状态只能在死后出现": Hans Selye, *Stress Without Distress*（Hodder & Stoughton, London, 1974）.

p. 60 "可以就什么是'生活压力'找到一个公认的标准": Richard Rahe, "Subjects' Life Changes and their Near-Future Illness Susceptibility", *Advances in Psychosomatic Medicine*, 8（1972）, pp. 2–19, and Rahe "Subjects' Recent Life Changes and their Near-Future Illness Reports", *Annals of Clinical Research*, 4（1972）, pp. 250–265.

p. 61 "一个异装癖者的病例": Graeme Taylor, *Psychosomatic Medicine and Contemporary Psychoanalysis*（International Universities Press, Madison, 1987）, p. 265.

p. 64 "所选择的量表事件会被受试者对事件的反应'污染'": Richard Rahe, "Life Change Measurement Clarification", *Psychosomatic Medicine*, 40（1978）, pp. 95–98.

p. 64 "关于人类生活的个人叙述是缺位的": Alasdair MacIntyre, *After Virtue*（University of Notre Dame Press, Chicago, 1983）, ch. 15.

p. 64 "父母总是错误地解读孩子的健康和行为变化": S. A. Mednick and J. B. P. Shaffer, "Mothers' Retrospective Reports in Childrearing Research", *American Journal of Orthopsychiatry*, 33（1963）, p. 457, and Charles Wenar, "The Reliability of Developmental Histories", *Psychosomatic Medicine*, 25（1963）, pp. 505–509.

p. 65 "一项针对463名胃肠道疾病患者的研究": Stanley Cheren and Peter Knapp, "Gastrointestinal Disorders", in H. I. Kaplan et al., *Comprehensive Textbook of Psychiatry*, vol. 3（Williams & Wilkins, Baltimore, 1980）, pp. 1862–1872. See also J. J. Feldman, "The Household Interview Survey as a Technique for the Collection of Morbidity Data", *Journal of Chronic Disease*, 11（1960）, pp. 535–557.

p. 65 "一个22岁男子的病例", 参见: George Engel, "How Much Longer Must Medicine's Science be Bound by a Seventeenth Century World View?", *Psychotherapy and Psychosomatics*, 57（1992）, pp. 3–16.

p. 67 "一名糖尿病患者": Rosine Debray, *L'Equilibre psychosomatique*:

organisation mentale des diabétiques（Dunod, Paris, 1983）.

第四章 患病的时机

p. 69 " 病 痛 往 往 在 重 要 时 刻 出 现 ": D. P. Phillips and D. G. Smith，"Postponement of Death Until Symbolically Meaningful Occasions"，*Journal of the American Medical Association*, 263（1990），pp. 1947–1951. 关于丰收月和逾越节的研究最近受到了加里·史密斯的批评，见："Asian-American Deaths Near the Harvest Moon Festival"，*Psychosomatic Medicine*, 66（2004），pp. 378–381. 但是请注意，随着千禧年的到来，超过 20700 名英国人在 1 月的第一周死亡，比 12 月的最后一周增加 65%。纽约也出现了同样的不平衡，1 月份纽约的死亡人数比往常多了 50%。

p. 69 "人们最可能死于心脏病的时间": D. R. Thompson, J. E. F. Pohl and T. W. Sutton，"Acute Myocardial Infarction and Day of the Week"，*American Journal of Cardiology*, 69（1992），pp. 266–267.

p. 70 关于巫毒致死或猝死，参见：Walter Cannon，"'Voodoo'Death"，*Psychosomatic Medicine*, 19（1957），pp. 182–190. See also George Engel，"Sudden and Rapid Death During Psychological Stress: Folklore or Folk Wisdom? "，Annals of Internal Medicine, 74（1971），pp. 771–782, and Efrain Gomez，"Voodoo and Sudden Death: The Effects of Expectations on Health"，*Transcultural Psychiatric Research Review*, 19（1982），pp. 75–92.

p. 70 "占所有死亡人数的 25%": Engel，"Sudden and Rapid Death"，op. cit.

p. 71 " 确 信 自 己 会 在 手 术 过 程 中 死 亡 的 患 者 ": A. D. Weisman and T.P Hackett，"Predilection to Death"，*Psychosomatic Medicine*, 23（1961），pp. 232–256, and Dean Kilpatrick et al.，"The Use of Psychological Test Data to Predict Open-Heart Surgery Outcome: A Prospective Study"，*Psychosomatic Medicine*, 37（1975），pp. 62–73.

p. 71 " 术 前 抑 郁 者 ": S. Zipfel et al.，"Effects of Depressive Symptoms on Survival"，*Psychosomatic Medicine*, 64（2002），pp. 740–747.

p. 71 " 哪 些 患 者 会 在 开 胸 手 术 中 死 亡 ": Kilpatrick et al.，"The Use of Psychological Test Data"，op. cit.

p. 72 "2073 名 新 兵": Herbert Weiner, Morton Resier and Arthur Mirsky, "Etiology of Duodenal Ulcer", *Psychosomatic Medicine*, 19（1957）, pp. 1–10.

p. 72 "20 例 溃 疡 穿 孔 病 例": Pietro Castelnuovo-Tedesco, "Emotional Antecedents of Perforation of Ulcers of the Stomach and Duodenum"（1962）, in *Dynamic Psychiatry*: *Explorations in Psychotherapy Psychoanalysis and Psychosomatic Medicine*（International Universities Press, Madison, 1991）, pp. 267–290.

p. 73 关于紧张忙碌之后放松的风险, 参见: J. Overmier, R. Murison and H. Ursin, "The Ulcerogenic Effect of a Rest Period after Exposure to Water-restraint Stress", *Behavioral and Neural Biology*, 46（1986）, pp.372–382, and J.Isenberg et al., "Impaired Proximal Duodenal Mucosal Bicarbonate Secretion in Duodenal Ulcer Patients", *New England Journal of Medicine*, 316（1987）, pp. 374–379.

p. 73 " 发 病 的 情 境 ": Castelnuovo-Tedesco, "Emotional Antecedents of Perforation of Ulcers", op. cit.

p. 73 " 脊 髓 灰 质 炎 患 儿 们 ": Lawrence Kubie, "Influence of Symbolic Processes on the Role of Instincts in Human Behavior", *Psychosomatic Medicine*, 18（1956）, pp. 189–208.

p. 74 "青少年糖尿病（或称 1 型糖尿病）等疾病的发病也与创伤性经历有关": George Daniels, "The Role of Emotion in the Onset of Diabetes", *Psychosomatic Medicine*, 10（1948）, pp. 288–290.

p. 74 "18 岁糖尿病女孩": Albert Danan, "Diabète et maladies autoimmunes", in M. Sami-Ali et al.（eds.）, *Identité et psychosomatique*（Recherche en Psychosomatique, EDK, Paris, 2003）, pp. 107–122.

p. 76 "在白厅的政府公务员中": M. Kumari et al., "Prospective Study of Social and Other Risk Factors for Incidence of Type 2 Diabetes in the Whitehall II Study", *Archives of Internal Medicine*, 164（2004）, pp. 1873–1880.

p. 76 "据估计, 在类风湿关节炎患者中, 受心理因素影响而发病的人占 20% 以上": Herbert Weiner, *Psychobiology and Human Disease*（Elsevier, New York, 1977）.

p. 77 "近 90% 的患者在遭遇令其深感无助的困境后症状加重": G. S. Philippopoulos, Eric Wittkower and A. Cousineau, "The Etiologic Significance of Emotional Factors in Onset and Exacerbations of Multiple Sclerosis", *Psychosomatic Medicine*, 20(1958), pp. 458–474.

p. 78 "'婴儿期医学理论'": S. D. Kipman, *L'Enfant et les sortilèges de la maladie*(Stock, Paris, 1981).

p. 78 "改写相关事实": Micheline Glicenstein and André Lehmann, "Cancer et histoire: comment le sujet ré-écrit son histoire", *Psychosomatique*, 9 (1987), pp. 27–32.

p. 78 "一个八岁女孩的故事": Pascale Bertagne, "Le Diabète ou l'autre en soi à l'adolescence", *Revue Française de Psychosomatique*, 24(1990), pp. 41–56.

p. 79 "一名女性突然感到胃部有种刀割般的疼痛":Françoise Dolto, *L'Image inconsciente du corps*(Seuil, Paris, 1984).

p. 80 "25%~30% 的女性尸体": Gabor Mate, *When the Body Says No*(Wiley, New Jersey, 2003).

p. 80 "在与死亡有关的变量中,'所爱之人的死亡'具有最强的相关性": K. F. Rowland, "Environmental Events Predicting Death for the Elderly", *Psychological Bulletin*, 84(1977), pp. 349–372.

p. 81 "87 名患者中有 75 名在发病前经历了丧亲之痛": E. Lindemann, "Symptomatology and Management of Acute Grief", *American Journal of Psychiatry*, 101(1944), pp. 141–147.

p. 81 " 一项有 95647 人参与的大规模研究": Jaako Kaprio, Markku Koskenvuo and Heli Rita, "Mortality after Bereavement: A Prospective Study of 95, 647 Widowed Persons", *American Journal of Public Health*, 77(1987), pp. 283–287.

p. 81 "人们在丧亲之后的六个月内死亡率最高": Colin Parkes, "The First Year of Bereavement: A Longitudinal Study of the Reaction of London Widows to the Death of Their Husbands", *Psychiatry*, 33 (1970), pp. 444–467; Parkes, "Effects of Bereavement on Physical and Mental Health: A Study of the Medical Records of Widows", *British Medical Journal*, 2 (1964), pp. 274–279; Paula Clayton, "The Sequelae and Nonsequelae of

Conjugal Bereavement", *American Journal of Psychiatry*, 136 (1979), pp. 1530–1534.

p. 81 "65 岁 以 下 的 女性在身边重要之人死亡后的六个月内": Eric Cottington et al., "Environmental Events Preceding Sudden Death in Women", *Psychosomatic Medicine* 42 (1980), pp. 567–574.

p. 81 "去世者的亲属在丧亲后第一年内的死亡率要比对照组高得多": W. D. Rees and S. G. Lutkins, "Mortality of Bereavement", *British Medical Journal*, 4 (1967), pp. 13–16.

p. 82 "淋巴细胞的功能降低到了原来的十分之一": R. W. Bartrop et al., "Depressed Lymphocyte Function after Bereavements", *Lancet*, 8016 (1977), pp. 834–836. See also Myron Hoffer et al., "A Psychoendocrine Study of Bereavement", parts 1 and 2, *Psychosomatic Medicine*, 34 (1972), pp. 481–504.

p. 83 "患者们在重要周年纪念日生病的频繁程度": William Inman, "Clinical Observations on Morbid Periodicity", *British Journal of Medical Psychology*, 21 (1948), pp. 254–262.

p. 83 "一名男性患者的家人在第二次世界大战期间于集中营遇害": Varda MeiTal, Sandford Meyrowitz and George Engel, "The Role of Psychological Process in a Somatic Disorder: Multiple Sclerosis", *Psychosomatic Medicine*, 32 (1970), pp. 67–86.

p. 83 "'周年纪念日反应'": Sandor Ferenczi, "Sunday Neuroses", *Further Contributions to the Theory and Technique of Psychoanalysis* (Basic Books, New York, 1926), pp. 174–177.

p. 84 "男 性 经 常 在 父 亲 的 忌 日 生 病": George Pollock, "Anniversary Reactions, Trauma and Mourning", *Psychoanalytic Quarterly*, 39 (1970), pp. 347–371.

p. 84 "父亲和孪生哥哥去世的忌日": George Engel, "The Death of a Twin: Mourning and Anniversary Reactions: Fragments of 10 Years of Self-Analysis", *International Journal of Psychoanalysis*, 56 (1975), pp. 23–40.

p. 85 "一 位 45 岁 的 女 性": Graeme Taylor, *Psychosomatic Medicine and Contemporary Psychoanalysis* (International Universities Press, Madison,

1987）, pp. 48–49.

p. 85 "一篇关于情感重创后继发心肌衰弱的文章": April Witt, "How Do You Cure a Broken Heart? ", *Washington Post* magazine, 29 May 2005, pp. 10–15.

第五章　语言与信念

p. 94 Helen Flanders Dunbar, *Emotions and Bodily Changes*, 3rd edn (Columbia University Press, New York, 1946).

p. 94 Sigmund Freud, *Psychical (or Mental) Treatment* (1905), Standard Edition, vol. 7 (Hogarth Press, London, 1953), pp. 283–302.

p. 95 "接触性皮炎": Y. Ikemi and S. Nakagawa, "A Psychosomatic Study of Contagious Dermatitis", *Kyoshu Journal of Medical Science*, 13 (1962), pp. 335–350.

p. 95 "接受非麻醉拔牙的患者": I. Hashish et al., "Reduction of Postoperative Pain and Swelling by Ultrasound Treatment: A Placebo Effect", *Pain*, 33 (1988), pp. 303–311.

p. 96 "哮喘患者": T. J. Luparello et al., "Influences of Suggestion on Airway Reactivity in Asthmatic Subjects", *Psychosomatic Medicine*, 30 (1968), pp. 819–825, and Luparello et al., "The Interaction of Psychologic Stimuli and Pharmacologic Agents on Airway Reactivity in Asthmatic Subjects", *Psychosomatic Medicine*, 32 (1970), pp. 509–513. See also the inhaler experiments by M. Castes et al., "Immunologic Changes Associated with Clinical Improvement of Asthmatic Children Subjected to Psychosocial Intervention", *Brain Behavior and Immunity*, 13 (1999), pp. 1–13.

p. 97 "受到了诅咒，会在 23 岁前死亡": George Engel, "Sudden and Rapid Death during Psychological Stress", *Annals of Internal Medicine*, 74 (1971), pp. 771–782.

p. 97 "死于更个人化的'诅咒'": James Mathis, "A Sophisticated Version of Voodoo Death", *Psychosomatic Medicine*, 26 (1964), pp. 104–107.

p. 99 系统性红斑狼疮的例子，参见: R. Dantzer, *L'Illusion psychosomatique*

（Odile Jacob, Paris, 1989）.

p. 100 "催眠暗示对疣子的治疗不仅有效": A. H. Sinclair-Gieben and Derek Chalmers, "Evaluation of Treatment of Warts by Hypnosis", *Lancet*, 3 October 1959, pp. 480–482. See also Hermann Vollmer, "Treatment of Warts by Suggestion", *Psychosomatic Medicine*, 8（1946）, pp. 138–142, and, more recently, R. B. Noll, "Hypnotherapy of a Child with Warts", *Journal of Developmental and Behavioral Pediatrics*, 9（1988）, pp. 89–91.

p. 101 "心脏病康复期的患者": K. A. Jarvinen, "Can Ward Rounds be a Danger to Patients with Myocardial Infarction? ", *British Medical Journal*, 4909（1955）, pp. 318–320.

p. 102 "金属弯曲特效": R. Wiseman and E. Greening, "'It's Still Bending': Verbal Suggestion and Alleged Psychokinetic Ability", *British Journal of Psychology*, 96（2005）, pp. 115–129.

p. 103 "18 世纪德国萨克森州的女性": Barbara Duden, "The Woman Beneath the Skin: A Doctor's Patients in Eighteenth Century Germany", trans. Thomas Dunlap（Harvard University Press, Cambridge, MA, 1991）.

p. 104 "喉炎和气管炎症反复发作": Leon Kreisler, *La Psychosomatique de l'enfant*（PUF, Paris, 1976）.

p. 105 "在日常的医疗实践中，最频繁使用的'药物'": Michael Balint, *The Doctor His Patient and the Illness*, revised edn（International Universities Press, Madison, 1964）, p. 199.

p. 105 "手术之前麻醉师的寥寥数语": Lawrence Egbert et al., "Reduction of Postoperative Pain by Encouragement and Instruction of Patients", *New England Journal of Medicine*, 270（1964）, pp. 825–827.

p. 107 "安慰剂的效应在 1%~100% 之间皆有可能": Anne Harrington（ed.）, *The Placebo Effect*（Harvard University Press, Cambridge, MA, 1997）.

p. 108 "曾有位政府官员": Sigmund Freud, *Notes Upon a Case of Obsessional Neurosis*（1909）, Standard Edition, vol. 10（Hogarth Press, London, 1955）, pp. 197–198.

p. 109 "一句不明智的话": Roy Grinker and Fred Robbins, *Psychosomatic Case Book*（Blakiston, New York, 1954）, p. 305.

p. 110 "1961 年": Jimmie Holland, "History of PsychoOncology: Overcoming Attitudinal and Conceptual Barriers", *Psychosomatic Medicine*, 64 (2002), pp. 206–221.

p. 110 "导致病情恶化": Robert Hahn, "The Nocebo Phenomenon: Scope and Foundations", in Harrington, *The Placebo Effect*, op. cit., pp. 56–76.

p. 110 "诊断结果成了死亡 '原因'": G.W. Milton, "Self-willed Death or the Bone-pointing Syndrome", *Lancet*, 7817(1973), pp. 1435–1436.

p. 112 "一位 70 多岁的男性工程师": Robert Aronowitz, *Making Sense of Illness Science Society and Disease* (Cambridge University Press, Cambridge, 1998).

p. 113 "曾经的风险摇身一变，成为人们眼中的疾病": ibid.

p. 114 "人们情绪化的哭泣行为总有一天会被重新归类": Francis Crookshank, "Organ-Jargon", *British Journal of Medical Psychology*, 10 (1931), pp. 295–332.

p. 114 关于给疾病贴标签，参见: David Healy, *The Antidepressant Era* (Harvard University Press, Cambridge, MA, 1997).

p. 115 "婴儿性别分化异常的情况": Suzanne Kessler, "The Medical Construction of Gender: Case Management of Intersexed Infants", in Barbara Laslett (ed.), *Gender and Scientific Authority* (University of Chicago Press, Chicago, 1996), pp. 340–363.

p. 116 "只有 2%~3% 的扁桃体切除术和腺样体切除术在医学上是必要的": James Gordon, Dennis Jaffe and David Bresler, *Mind Body and Health Toward an Integral Medicine* (Human Sciences Press, New York, 1984), pp.4–5.

p. 117 "认为疼痛是手术的一个必要部分": Editorial, *New York Journal of Medicine*, 9(1847), pp. 1223–1225.

第六章　疾病有含义吗?

p. 118 "隐晦地表达无意识的幻想": Sigmund Freud, *Studies on Hysteria* (1895), Standard Edition, vol. 2, and *Three Essays on the Theory of*

Sexuality (1905), Standard Edition, vol. 7 (Hogarth Press, London, 1955 and 1953); Felix Deutsch, *On the Mysterious Leap from the Mind to the Body* (International Universities Press, Madison, 1959). See also Roy Grinker and Fred Robbins, *Psychosomatic Case Book* (Blakiston, New York, 1954).

p. 123 "一名 24 岁的女性": Jose Barchilon and George Engel, "Dermatitis: An Hysterical Conversion Symptom in a Young Woman", *Psychosomatic Medicine*, 14(1952), pp. 295–305.

p. 126 "想象肩膀上有个无拘无束的家伙指挥着他们的行动": M. Friedman and V. Price, "Alteration of Type A Behavior and Reduction in Cardiac Recurrences in Post-Myocardial Infarction Subjects", paper presented at the 15th European Conference on Psychosomatic Research, reported in Taylor, *Psychosomatic Medicine and Contemporary Psychoanalysi*s (International Universities Press, Madison, 1987), p. 304.

p. 127 弗洛伊德对情感的研究，参见: Sigmund Freud, *Psychical* (*or Mental*) *Treatment* (1905), Standard Edition, vol. 7 (Hogarth Press, London, 1953), p. 287.

p. 127 "'症状可没有在象征些什么'": Roy Grinker, in Grinker and Robbins, *Psychosomatic Case Book*, op. cit.

p. 127 Franz Alexander, *Psychosomatic Medicine* (Norton, New York, 1950). 关于亚历山大和他的影响，参见: Chase Patterson Kimball, "Conceptual Developments in Psychosomatic Medicine: 1939–1969", *Annals of Internal Medicine*, 73 (1970), pp. 307–316, Harold and Helen Kaplan, "An Historical Survey of Psychosomatic Medicine", *Journal of Nervous and Mental Diseases*, 124(1956), pp. 546–568. 由亚历山大、托马斯·弗伦奇和乔治·波洛克编辑的《心身特定性》(*Psychosomatic Specificity*, 芝加哥大学出版社，芝加哥，1968 年)在亚历山大去世后出版，很好地说明他的方法如何改变。亚历山大科学工作的遗产也许可以通过阅读赫伯特·韦纳长达 650 页的研究报告《心理生物学与人类疾病》(爱思唯尔出版，纽约，1977 年)来评判，这份报告将芝加哥的研究与后来的医学发展进行了比较。这部堪称典范的作品找到了研究的正反两方面，并因其对早

期研究的详细和非归纳性解读而脱颖而出。

p. 129 关于转换机制，参见：George Engel and Arthur Schmale, "Psychoanalytic Theory of Somatic Disorder", *Journal of the American Psychoanalytic Association*, 15 (1967), pp. 344–365, and Engel, "A Reconsideration of the Role of Conversion in Somatic Disease", *Comprehensive Psychiatry*, 9 (1968), pp. 316–325. See also Max Schur, "Comments on the Metapsychology of Somatization", *Psychoanalytic Study of the Child*, 10 (1955), pp. 119–164.

p. 130 "一名 20 岁士兵"：Engel, "A Reconsideration of the Role of Conversion", op. cit., pp. 322–323.

p. 132 关于皮肤病，参见：Eric Wittkower and Brian Russell, *Emotional Factors in Skin Diseases* (Hoeber, New York, 1953).

第七章　当身体做出回应

p. 134 "溃疡性结肠炎" 的病例，参见：Jeanine Jafferali, "Le Phénomène psychosomatique：un appel au nom du père？", *Zig Zag*, 6 (1997), pp. 19–25. See also Alexandre Stevens, "Phénomènes psychosomatiques et symptomes de conversion", *Zig Zag*, 6 (1997), pp. 11–18, and the collected papers in "Le Phénomène psychosomatique et la psychanalyse", *Analytica* (Navarin, Paris, 1986).

p. 136 George Engel, "Studies of Ulcerative Colitis"：I *Psychosomatic Medicine*, 16 (6)(1954), pp. 496–501；II *American Journal of Medicine*, 16 (3)(1954), pp. 416–433；III *American Journal of Medicine*, 19 (2) (1955), pp. 231–256；IV *Psychosomatic Medicine*, 18 (4)(1956), pp. 334–346；(V) *American Journal of Digestive Diseases*, 3 (4)(1958), pp. 315–337.

p. 139 "某名女性 45 岁时发现胸部长有一个肿块"：Richard Renneker et al., "Psychoanalytical Explorations of Emotional Correlates of Cancer of the Breast", *Psychosomatic Medicine*, 25 (1963), pp. 106–123.

p. 139 "湿疹病例"：Gérard Szwec, "Devenir d'une depression de la première enfance génératrice de somatisations et consequences psychosomatiques de la maltraitance", in Gérard Le Goues and Georges Pragier (eds.), *Cliniques psychosomatiques* (PUF, Paris, 1997), pp. 67–90.

p. 140 关于抓挠行为带来的快感，参见：Max Schur, "Comments on the Metapsychology of Somatization", *Psychoanalytic Study of the Child*, 10 (1955), pp. 119–164.

p. 142 麦克杜格尔对转换症状的研究，参见：Joyce McDougall, *Theatres of the Body* (Free Association Books, London, 1989).

第八章 心脏

p. 145 "柬埔寨难民"：Devon Hinton et al., "The Khmer 'Weak Heart'Syndrome: Fear of Death from Palpitations", *Transcultural Psychiatry*, 39(2002), pp. 323–344.

p. 146 Statistics from the British Heart Foundation (www.heartstats.org) and American Heart Association (www.americanheart.org).

p. 148 "一项针对男性医疗从业者的研究"：I. Kawachi et al., "A Prospective Study of Phobic Anxiety and Risk of Coronary Disease in Men", *Circulation*, 89(1994), pp. 1192–1197.

p. 149 关于室内装潢师的迷思，参见：Robert Sapolsky, *Why Zebras Don't Get Ulcers: An Updated Guide to Stress Stress-related Diseases and Coping* (W. H. Freeman, New York, 1998).

p. 150 "'在最短的时间内，从环境中尽可能获取更多，质量差一点也没关系'"：Meyer Friedman and Ray Rosenman, *Type A Behavior and Your Heart* (Knopf, New York, 1974). 关于 A 型性格的概念，参见：B. Kent Houston and C. R. Snyder (eds.), *Type A Behavior Pattern: Research Theory and Intervention* (Wiley, New York, 1988), and John Gallacher et al., "Is Type A Behavior Really a Trigger for Coronary Heart Disease Events? ", *Psychosomatic Medicine*, 65(2003), pp. 339–346.

p. 150 "'广泛减少这种行为'"：Glen Elliott, "Stress and Illness", in Stanley Cheren (ed.), *Psychosomatic Medicine: Theory Physiology and Practice*, vol. 1（International Universities Press，Madison，1989），pp. 45–90.

p. 150 "努力工作是否会让人心脏病发作"：Dean Ornish，in Bill Moyers，
Healing and the Mind（Broadway，New York，1993），p. 101.

p. 151 "一项对 A 型性格研究的述评"：S. Booth-Kewley and H. S. Friedman，
"Psychological Predictors of Heart Disease"，*Psychological Bulletin*，101
（1987），pp. 343–362.

p. 152 "所谓的 D 型性格患者九个月后死亡或出现心脏病发作的风险是其
他人的五倍"：S. S. Pedersen et al.，"Type D Personality is Associated with
Increased Anxiety and Depressive Symptoms in Patients with an Implantable
Cardioverter Defibrillator and their Partners"，*Psychosomatic Medicine*，66
（2004），pp. 714–719.

p. 152 "1800 名中年男性"：R. B. Shekelle et al.，"Hostility，Risk of Coronary
Disease，and Mortality"，*Psychosomatic Medicine*，45（1983），pp. 219–
228.

p. 152 "冠状动脉钙化"：C. Iribarren et al.，"Association of Hostility with
Coronary Artery Calcification in Young Adults：The CARDIA Study"，
Journal of the American Medical Association，283（2000），pp. 2546–2551.

p. 153 "'消极情感'"：Ernest Harburg et al.，"Expressive/Suppressive Anger-
Coping Responses，Gender and Types of Mortality：A 17-year Follow-up"，
Psychosomatic Medicine，65（2003），pp. 588–597.

p. 153 关于心理影响的机制，参见：James Januzzi et al.，"The Influence
of Anxiety and Depression on Outcomes of Patients with Coronary Artery
Disease"，*Archives of Internal Medicine*，160（2000），pp. 1913–1921，and
L. Wulsin and B. Singal，"Do Depressive Symptoms Increase the Risk for
the Onset of Coronary Disease？"，*Psychosomatic Medicine*，65（2003），
pp. 201–210. See also J. C. Barefoot，"Depression and Coronary Heart
Disease"，*Cardiologia*，42（1997），pp. 1245–1250.

p. 153 "患者的胆固醇"：P. Libby "Inflammation in Atherosclerosis"，*Nature*，
420（2002），pp. 868–874.

p. 154 关于内皮细胞的功能，参见：C. B. Nemeroff and D. L. Musselman，
"Are Platelets the Link Between Depression and Ischemic Heart Disease？"，

American Heart Journal, 140（2000）, pp. 57–62.

p. 155 "配偶的支持是预测心脏移植患者存活率的关键": B. Bunzel, *Herztransplantation*: *Psychsoziale Grundlagen und Forshungsergebnisse zur Lebensqualität*（Thieme Verlag, New York, 1993）.

p. 155 关于社会关系纽带的重要性, 参见: James Lynch, *The Broken Heart*: *The Medical Consequences of Loneliness*（Basic Books, New York, 1977）; James House, Karl Landis and Debra Umberson, "Social Relationships and Health", *Science*, 241（1988）, pp. 540–545; R.B.Williams et al., "Prognostic Importance of Social and Economic Resources among Medically Treated Patients with Angiographically Documented Coronary Artery Disease", *Journal of the American Medical Association*, 267（1992）, pp. 520–524; T. Rutledge et al., "Social Networks and Marital Status Predict Mortality in Older Women", *Psychosomatic Medicine*, 65（2003）, pp. 688–694.

p. 155 "罗塞托研究": J. G. Bruhn and S.Wolf, *The Roseto Story*: *An Anatomy of Health*（University of Oklahoma Press, Norman, 1979）, and J. G. Bruhn, "An Epidemiological Study of Myocardial Infarction in an Italian-American Community", *Journal of Chronic Diseases*, 18（1965）, pp. 352–365.

p. 156 "日本 20 世纪 60 年代和 70 年代的心脏病发病率": Michael Marmot and Leonard Syme, "Acculturation and Coronary Heart Disease in JapaneseAmericans", *American Journal of Epidemiology*, 104（1976）, pp. 225–247.

p. 156 "作为室友的女性月经周期会出现同步": C. A. Graham and W. C. McGrew, "Menstrual Synchrony in Female Undergraduates Living on a Co-educational Campus", *Psychoneuroendocrinology*, 5（1980）, pp. 245–252.

p. 156 "在压力下, 松鼠猴的皮质醇水平": C. Gonzalez et al., "Cortisol Responses under Different Housing Conditions in Female Squirrel Monkeys", *Psychoneuroendocrinology*, 7（1982）, pp. 209–216. See also L. Sklar and H. Anisman, "Social Stress Influences Tumor Growth", *Psychosomatic Medicine*, 42（1980）, pp. 347–365.

p. 157 "阿拉米达县": L. F. Berkman and S. L. Syme, "Social Networks,

Host Resistance and Mortality: A 9-year Follow-up of Alameda County Residents", *American Journal of Epidemiology*, 109(1979), pp. 186–204.

p. 157 关于密歇根州的实验，参见: J. S. House, C. Robbins and H. M. Metzner, "The Association of Social Relationships and Activities with Mortality: Prospective Evidence on the Tecumseh Community Health Study", *American Journal of Epidemiology*, 116(1982), pp. 123–140.

p. 157 "心肌梗死患者未在医院接受救治，而是在家中治疗": H. G. Mather et al., "Acute Myocardial Infarction: Home and Hospital Treatment", *British Medical Journal*, 3(1971), pp. 334–338.

p. 157 "心律失常": H. Leigh et al., "A Psychological Comparison of Patients in 'Open'and 'Closed'Coronary Care Units", *Journal of Psychosomatic Research*, 16(1972), pp. 449–457.

p. 157 "一位机灵的医学生的故事": George Engel, "PhysicianScientists and Scientific Physicians: Resolving the HumanismScience Dichotomy", *American Journal of Medicine*, 82(1987), pp. 107–111.

p. 158 对文化与心脏研究的概述，参见: William Dressler, "Social and Cultural Influences in Cardiovascular Disease: A Review", *Transcultural Psychiatry Research Review*, 21(1984), pp. 5–42.

p. 158 "针对老年人的研究":Jean Carney and Bertram Cohler, "Developmental Continuities and Adjustment in Adulthood: Social Relations, Morale and the Transformation from Middle to Late Life", in George Pollock and Stanley Greenspan (eds.), *The Course of Life*, vol. 6 (International Universities Press, Madison, 1993), pp. 199–226.

p. 159 拉康对导致高血压的心理因素的研究，参见: Jacques Lacan, "Les Facteurs psychiques: essai sur les réactions psychiques de l'hypertendu", in Sylvain Blondin, A.Weiss, Claude Rouvillois and Lacan (eds.), *Le Traitement chirurgical de l'hypertension artérielle*, 51ème Congrès Français de Chirurgie (Paris, 1948), pp. 171–176. See also "Interventions à l'sPP',1933–1953", *Ornicar?*, 31 (1984), pp. 7–27, and "A propos de la communication de M. J. Gosset sur les problèmes psychosomatiques en chirurgie générale", *Mémoires de l'Académie de Chirurgie*, 16/17

(1947), pp. 370–373. For context, see Carl Binger et al., *Personality in Arterial Hypertension* (American Society for Research in Psychosomatic Problems, New York, 1945). See also Darian Leader, "Psychanalyse et psychosomatique", *Savoirs et Clinique*, 7 (2007).

p. 160 "竞争循环": Jacob Arlow, "Identification Mechanisms in Coronary Occlusion", *Psychosomatic Medicine*, 7 (1945), pp. 195–209.

p. 162 "所谓'竞争'态度带来的死亡风险系数比吸烟还要高": A. Skrabski, M. Kopp and I. Kawachi, "Social Capital and Collective Efficacy in Hungary", *Journal of Epidemiology and Community Health*, 57 (2003), pp. 114–119.

第九章 身体：两个还是一个？

p. 164 "对孕妇和胎儿关系的研究": Alan Husband and Maree Gleeson, "Ontogeny of Mucosal Immunity: Environmental and Behavioral Influences", *Brain Behavior and Immunity*, 10 (1996), pp. 188–204.

p. 165 "胎儿和母亲之间的互动": Joseph Jaffe et al., "Rhythms of Dialogue in Infancy", *Monographs of the Society for Research in Child Development*, 66 (2001).

p. 166 "同调": Daniel Stern et al., "Affect Attunement: The Sharing of Feeling States between Mother and Infant by Means of Intermodal Fluency", in Tiffany Field and Nathan Fox (eds.), *Social Perception in Infants* (Ablex, Norwood, 1985), pp. 249–268.

p. 166 关于不同步的声音，参见: B. Dodd, "Lip Reading in Infants: Attention to Speech Presented In and Out of Synchrony", *Cognitive Psychology*, 11 (1979), pp. 478–484.

p. 166 "只有13% 的亲子同调过程": Daniel Stern, *The Interpersonal World of the Infant* (Basic Books, New York, 1985).

p. 167 关于互动的周期，参见: Colwyn Trevarthen, "Communication and Cooperation in Early Infancy: A Description of Primary Intersubjectivity", in Margaret Bullowa (ed.), *Before Speech: The Beginnings of Human Communication* (Cambridge University Press, Cambridge, 1979), and

Trevarthen, "The Self Born in Intersubjectivity: The Psychology of an Infant Communicating", in U. Neisser (ed.), *Ecological and Interpersonal Knowledge of the Self* (Cambridge University Press, Cambridge, 1993).

p. 167 "不同质地的橡皮奶嘴": P. E. Bryant and I. Raz, "Visual and Tactual Perception of Shape by Young Children", *Developmental Psychology*, 11 (1975), pp. 525–526.

p. 167 "肢体运动": Bullowa, *Before Speech*, op. cit., p. 141.

p. 169 "人类对话": ibid., p. 195.

p. 170 "关于被遗弃或与父母分离的婴儿的研究": René Spitz, "Hospitalism: An Inquiry into the Genesis of Psychiatric Conditions in Early Childhood", *Psychoanalytic Study of the Child*, 1 (1945), pp. 53–74, and Spitz, *The First Year of Life* (International Universities Press, Madison, 1965). 对施皮茨的批评参见: Diane Eyer, *Mother–Infant Bonding: A Scientific Fiction* (Yale University Press, New Haven, CT, 1992).

p. 171 拉康对母子关系的研究, 参见: Jacques Lacan, *La Relation d'objet* (1956–1957), ed. J.-A. Miller (Seuil, Paris, 1994).

p. 172 "'一种机体的亲缘关系'": Jean Guir, "Réflexions sur les phénomènes psychosomatiques", *Analytiques*, 1 (1978), pp. 89–91.

p. 173 "有太多选择了": Jerome Kagan, *Three Seductive Ideas* (Harvard University Press, Cambridge, MA, 1998), p. 188.

p. 174 "在20世纪50年代, 威斯康星大学的哈里·哈洛进行了许多实验": Harry Harlow, "The Nature of Love", *American Psychologist*, 13 (1958), pp. 673–685.

p. 174 "在哺乳动物中, 母亲与孩子的身体之间的相互纠缠": M. A. Hofer, "Relationships as Regulators", *Psychosomatic Medicine*, 46 (1984), pp. 183–197.

p. 176 关于悲伤的缺位, 参见: Helene Deutsch, "Absence of Grief" (1937), *Neuroses and Character Types* (International Universities Press, Madison, 1965), pp. 226–236.

p. 178 "针对莫妮卡的研究": George Engel and F. Reichsman, "Spontaneous and Experimentally Induced Depressions in an Infant with Gastric Fistula:

A Contribution to the Problem of Depression", *Journal of the American Psychoanalytic Association*, 4（1956）, pp.428–452, and Engel, "Selection of Clinical Material in Psychosomatic Medicine: The Need for a New Physiology", *Psychosomatic Medicine*, 16（1954）, pp. 368–373. See also Graeme Taylor, "Mind–Body Environment: George Engel's Psychoanalytic Approach to Psychosomatic Medicine", *Australian and New Zealand Journal of Psychiatry*, 36（2002）, pp. 449–467.

p. 178 "生长激素紊乱是非常罕见的": G. F. Powell, J. A. Brasel and R. M. Blizzard, "Emotional Deprivation and Growth Retardation Simulating Idiopathic Hypopituitarism", *New England Journal of Medicine*, 276（1967）, pp. 1271–1283, and Leon Kreisler, *La Psychosomatique de l'enfant*, 3rd edn（PUF, Paris, 1989）, p. 73.

p. 178 "对家庭灰尘过敏的儿童": J. Lamont, "Psychosomatic Study of Asthma", *American Journal of Psychology*, 114（1958）, pp. 890–899.

p. 179 "儿童白血病和淋巴瘤的病例": William Greene: "Disease Response to Life Stress", *Journal of the American Medical Women's Association*, 20（1965）, pp. 133–140; "Psychological Factors and Reticuloendothelial Disease: 1. Preliminary Observations on a Group of Males with Lymphomas and Leukemias", *Psychosomatic Medicine*, 16（1954）, pp. 220–230; "Psychological Factors and Reticuloendothelial Disease: 1. Observations on a Group of Women with Lymphomas and Leukemias", *Psychosomatic Medicine*, 18（1956）, pp. 284–303; Greene and G. Miller, "Psychological Factors and Reticuloendothelial Disease: 1. Observations on a Group of Children and Adolescents with Leukemia", *Psychosomatic Medicine*, 20（1958）, pp. 124–144.

p. 180 孩子成为投射的对象, 参见: William Greene, "Role of a Vicarious Object in the Adaptation to Object Loss", *Psychosomatic Medicine*, 21（1959）, pp. 438–447, and John Adamson and Arthur Schmale, "Object Loss, Giving Up, and the Onset of Psychiatric Disease", *Psychosomatic Medicine*, 27（1965）, pp. 557–576.

p. 180 "失去与悲伤的经历": Arthur Schmale, "Relationship of Separation to

Disease and Death", *Psychosomatic Medicine*, 20（1958）, pp. 259–277, and Schmale, "Giving Up as a Final Common Pathway to Changes in Health", *Advances in Psychosomatic Medicine*, 8（1972）, pp. 21–40.

p. 180 "无助感会影响机体中涉及吸收和储存的生理系统": George Engel, "A Life Setting Conducive to Illness: The Giving Up–Given Up Complex", *Annals of Internal Medicine*, 69（1968）, pp. 293–300,

p. 181 "几项针对女性类风湿关节炎的研究", 参见: Adelaide Johnson, Louis Shapiro and Franz Alexander, "Preliminary Report on a Psychosomatic Study of Rheumatoid Arthritis", *Psychosomatic Medicine*, 9（1947）, pp. 295–300, and the review in Herbert Weiner, *Psychobiology and Human Disease*（Elsevier, New York, 1977）.

p. 184 "恒温箱里的婴儿对人类关怀的反应": Catherine Mathelin, *Le Sourire de la Joconde: clinique psychanalytique avec les bébés prématurés*（Desnoel, Paris, 1998）.

第十章　模仿

p. 187 "当一个孩子被所爱的人离弃时": René Spitz, *The First Year of Life*（International Universities Press, Madison, 1965）.

p. 187 关于反刍的问题, 参见: R. Gaddini, "The Pathology of the Self as a Basis of Psychosomatic Disorders", *Psychotherapy and Psychosomatics* 28（1977）, pp. 260–271.

p. 189 关于镜像阶段, 参见: Jacques Lacan, *Ecrits*, trans. Bruce Fink（Norton, New York, 2006）, pp. 75–81, and Guy le Gaufey, *Le Lasso spéculaire*（Epel, Paris, 1997）.

p. 189 关于弗洛伊德对模仿的研究, 参见: *Group Psychology and the Analysis of the Ego*（1920）, Standard Edition, vol. 18（Hogarth Press, London, 1955）.

p. 190 "'拟娩'": Laurence Kirmayer, "Culture, Affect and Somatization", part 2, *Transcultural Psychiatric Research Review*, 21（1984）, pp. 237–262.

p. 191 "打哈欠是会传染的": M. Schurmann et al., "Yearning to Yawn: The

Neural Basis of Contagious Yawning", NeuroImage, 24 (2005), pp. 1260–1264, and S. Platek et al., "Contagious Yawning and the Brain", *Cognitive Brain Research*, 23 (2005), pp. 448–452.

p. 192 "女性室友的月经周期会同步": C. A. Graham and W. C. McGrew, "Menstrual Synchrony in Female Undergraduates Living on a Co-educational Campus", *Psychoneuroendocrinology*, 5 (1980), pp. 245–252.

p. 193 "死者的形象已经吞噬了丧亲者的自我": Sigmund Freud, *Mourning and Melancholia* (1916), Standard Edition, vol. 14 (Hogarth Press, London, 1957), pp. 243–258.

p. 194 "最近一项有关心脏不适的研究": Ilan Wittstein et al., "Neurohumoral Features of Myocardial Stunning Due to Sudden Emotional Stress", *New England Journal of Medicine*, 352 (2005), pp. 539–548.

p. 196 "患者感觉他移植的肾脏在迫害他": P.H.L.Muslin, "On Acquiring a Kidney", *American Journal of Psychiatry*, 127 (1971), pp. 1185–1188; S. H. Basch, "The Intrapsychic Integration of a New Organ", *Psychoanalytic Quarterly*, 52 (1973), pp. 364–384; R. M. Eisendrath, "The Role of Grief and Fear in the Death of Kidney Transplant Patients", *American Journal of Psychiatry*, 126 (1969), pp. 381–387.

p. 197 "母亲的抑郁症会对一些糖尿病儿童的糖代谢产生影响": Magda Liakopoulou et al., "Maternal Expressed Emotion and Metabolic Control of Children and Adolescents with Diabetes Mellitus", *Psychotherapy and Psychosomatics*, 70 (2001), pp. 78–85.

p. 198 关于血与血统的例子，参见：Hélène Buquet, "Le 'Sang-Sucre' du diabétique", *Revue de Médecine Psychosomatique*, 17/18 (1989), pp. 147–162.

p. 198 "儿科医生也认为": Leon Kreisler, Michel Fain and Michel Soule, *L'Enfant et son corps* (1974)(PUF, Paris, 6th edn, 1999).

p. 198 关于母亲与婴儿的身体，参见：Joyce McDougall, *Theatres of the Body and Theatres of the Mind* (Free Association Books, London, 1989 and 1985).

p. 199 Karin Stephen, Psychoanalysis and Medicine: *The Wish to Fall Ill*

（Cambridge University Press，Cambridge，1933）.

p. 202 关于"可模仿的角色"：这不正是亚历山大在他的精神紧张状态相关理论（译者注：见第六章）中注意到的现象吗？他的解释看起来总是那么令人困惑：患者到底是想支配他人还是想被支配？是想与母亲分离还是想待在她身边？我们不妨把这些表面上令人困惑的解读都视为线索：它们显示了，模型中有两个角色，只要患者能扮演其中之一，就能保持正常生活。例如，某人在生活中可能无法继续"担任"自己儿子的慈父角色，但随后又在工作中被新上司看重、"视如己出"，因此得以稳定下来。在此案例中，重要的是保持"父爱子"这个模式不变。见：Geneviève Morel，*Sexual Ambiguities*（Karnac Books，London，2007）。

第十一章　免疫系统

p. 211 "将一种抑制免疫应答的药物与含糖饮料混合"：Robert Ader，David Felten and Nicholas Cohen（eds.），*Psychoneuroimmunology*（Academic Press，San Diego，2001），2 vols.

p. 212 相关评论，参见：Robert Ader，"On the Development of Psychoneuroimmunology"，*European Journal of Pharmacology*，405（2000），pp. 167–176.

p. 212 "免疫学本身就带有还原主义的色彩"：Robert Ader，"Psychosomatic and Psychoimmunological Research"，*Psychosomatic Medicine*，42（1980），pp. 307–321.

p. 213 "女性夜班工作者的乳腺癌发病率更高"：S. Davis et al.，"Night Shift Work，Light at Night，and the Risk of Breast Cancer"，*Journal of the National Cancer Institute*，93（2001），pp. 1557–1562.

p. 214 "受试者们独自一人待在房间里，每天早上房间里的灯都会按时打开"：S. Elmore et al.，"Light，Social Zeitgebers，and the Sleep–Wake Cycle in the Entrainment of Human Circadian Rhythms"，*Research in Nursing and Health*，17（1994），pp. 471–478.

p. 215 "给小老鼠注射肺炎球菌"：Herbert Weiner，"The Prospects for Psychosomatic Medicine"，*Psychosomatic Medicine*，44（1982），pp. 491–

517.

p. 215 "时间调控法"，参见：F. Levi, "From Circadian Rhythms to Cancer Chronotherapeutics", *Chronobiology International*, 19 (2002), pp. 1–19.

p. 215 "皮质醇和其他激素所引起的 HPA 轴机能失调"：G. Chrousos and P. Gold, "A Healthy Body in a Healthy Mind – and Vice Versa: The Damaging Power of "Uncontrollable Stress"", *Journal of Clinical Endocrinology and Metabolism*, 83 (1998), pp. 1842–1846, and M. Ockenfels et al., "Effect of Chronic Stress Associated with Unemployment on Salivary Cortisol", *Psychosomatic Medicine*, 57(1995), pp. 460–467.

p. 215 "影响免疫系统的还有我们所处的环境和与他人的关系"：Janice Kiecolt-Glaser, "Stress, Personal Relationships and Immune Function: Health Implications", *Brain Behavior and Immunity*, 13(1999), pp. 61–72, and Miranda Olff, "Stress, Depression, Immunity: The Role of Defense and Coping Styles", *Psychiatry Research*, 85(1999), pp. 7–15.

p. 216 "母亲的抑郁和婴儿的皮质醇水平增加之间也存在着关联"：G. Spangler and K. Grossman, "Biobehavioral Organization in Securely and Insecurely Attached Arousal", *Child Development*, 64 (1993), pp. 1439–1450, and Deborah Lott, "Brain Development, Attachment and Impact on Psychic Vulnerability", *Psychiatric Times*, 15 (1998), pp. 1–5. See also R. Huot et al., "Negative Affect in Offspring of Depressed Mothers is Predicted by Infant Cortisol Levels at Six Months and Maternal Depression during Pregnancy but not Postpartum", *Annals of New York Academy of Science*, 1032(2004), pp. 234–236.

p. 216 "哮喘患者的实验结果"：L. J. Warner et al., "Health Effects of Written Emotional Disclosure in Adolescents with Asthma", *Journal of Pediatric Psychology*, 31(2006), pp. 557–568.

p. 216 "所有重大疾病都会被看作某一种炎症"：Michael Balint, 'Two Notes on the Erotic Component of the Ego-Instincts' (1933), in *Primary Love and Psychoanalytic Technique* (Hogarth Press, London, 1952), pp. 42–48. 巴林特的观察值得全文引用："炎症是当今病理学的核心问题；甚至可以稍微夸张地说：病理学正是关于炎症的理论。值得注意的是，我们尚不清

楚这样几种病理过程——充血、瘀滞、水肿、萎缩、变性、化生、肥大、肿瘤，等等——是真正的独立现象吗？还是说，它们不过是炎症的一些严重表现；只是出于系统化和教学的需要，我们才将其描述为独立的现象？……根据这种观点，我们对各种疾病的区分更多地是按其病灶位置而非疾病本质；因而诊断也主要参照病灶位置而定。若如此，那么大多数疾病本质上都是炎症——因此与性欲有着不可分割的联系。"

p. 218 "最近在瑞典进行的一系列研究"：Anneli Sepa et al., "Psychological Stress May Induce Diabetes-related Autoimmunity in Infancy", *Diabetes Care*, 28（2005）, pp. 290–295；Sepa et al., "Mothers' Experiences of Serious Life Events Increase the Risk of Diabetes-related Autoimmunity in their Children", *Diabetes Care*, 28（2005）, pp. 2394–2399；B. Hagglof et al., "The Swedish Childhood Diabetes Study: Indications of Severe Psychological Stress as a Risk Factor for Type 1（Insulin-Dependent）Diabetes Mellitus in Childhood", *Diabetologia*, 34（1991）, pp. 579–583.

p. 219 "长期使用类固醇似乎会干扰 Th1/Th2 的平衡"：P. Evans, F. Hucklebridge, A. Clow, *Mind Immunity and Health*: *The Science of Psychoneuroimmunology*（Free Association Books, London, 2000）.

p. 220 关于免疫系统、内分泌系统和神经系统之间的内在联系，参见：Helga Susanne Haas and Konrad Schauenstein, "Neuroimmunomodulation via Limbic Structures: The Neuroanatomy of Psychoimmunology", *Progress in Neurobiology*, 51（1997）, pp. 195–222.

p. 220 "面部疱疹患者"：A. Buske-Kirschbaum et al., "Preliminary Evidence for Herpes Labialis Recurrence Following Experimentally Induced Disgust", *Psychotherapy and Psychosomatics*, 70（2001）, pp. 86–91.

p. 222 "照顾阿尔茨海默病患者的人，伤口愈合时间比对照组要长九天"：J. Kiecolt-Glaser et al., "Slowing of Wound Healing by Psychological Stress", *Lancet*, 346（1995）, pp. 1194–1196.

p. 223 "阿尔茨海默病患者谈话的录音"：S. Sabat, "Facilitating Conversation with an Alzheimer's Disease Sufferer through the Use of Indirect Repair", in H. Hamilton（ed.）, *Language and Communication in Old Age*: *Multidisciplinary Perspectives*, Garland Press, 1999, pp. 115–131.

p. 223 关于免疫学的语言，见：Anne-Marie Moulin and Alberto Cambrosio (eds.), *Singular Selves*: *Historical Issues and Contemporary Debates in Immunology* (Elsevier, New York, 2001)。为了避免使用"自我"和"非我"这样的术语，一些免疫学家采用了所谓的"危险理论"。根据该理论，免疫细胞是对行为异常的自体细胞作出反应，而不是在对抗"外来"物质。它们并非是混淆了"自我"与"他者"，而是在帮助那些似乎处于困境的自体细胞。有人认为，应该用"危险理论"取代"自我/非我"的解释体系；这种想法值得商榷，因为它只不过是使用更加技术性但同样二元性的词汇取代"自我/非我"。此类隐喻似乎牢牢支配着医学思维的某些领域。所谓进步也不过是用一种简单化的隐喻取代另一种。见：Russell Vance, 'Cutting Edge Commentary: A Copernican Revolution? Doubts about the Danger Theory', *Journal of Immunology*, 165 (2000), pp. 1725–1728。

p. 225 "疾病经常会紧随其后"：Marie-Claire Célérier, "Maladies auto-immunes, événements de la vie et personnalités psychopathologiques", *Revue de Médecine Psychosomatique*, 6 (1987).

p. 225 "一位自身免疫性红斑狼疮的患者"：Sylviane Bertolus, "Lupus et psychosomatique", in *Identité et psychosomatique* (EDK, Paris, 2003), pp. 15–28.

p. 225 "惯用手"：这可能是由许多不同的因素造成的。可能的决定因素包括生产压力、与头发旋转方向有关的基因、胎盘上的睾丸激素水平、超声波测试以及其他许多因素。

第十二章 癌症

p. 229 James Paget, *Surgical Pathology* (Longmans Green, London, 1870).

p. 229 Walter Walshe, *The Nature and Treatment of Cancer* (Taylor and Walton, London, 1846).

p. 230 "多个研究团队都试图找到证据"：Lawrence LeShan and Richard Worthington, "Personality as a Factor in the Pathogenesis of Cancer: A Review of the Literature", *British Journal of Medical Psychology*, 29

（ 1956 ）, pp. 49–57; LeShan, "Some Psychologic Correlates of Neoplastic Disease: A Preliminary Report", *Journal of Clinical and Experimental Psychopathology*, 16 (1955), p. 281; E. Blumberg et al., "A Possible Relationship between Psychological Factors and Human Cancer", *Psychosomatic Medicine*, 16 (1954), pp. 277–286.

p. 230 "1337 名医学生的健康状况": C. B. Thomas and K. R. Duszynski, "Closeness to Parents and the Family Constellation in Five Disease States", *Johns Hopkins Medical Journal*, 134 (1974), pp. 251–270. See also Thomas, Duszynski and J. W. Shaffer, "Family Attitudes Reported in Youth as Potential Predictors of Cancer", *Psychosomatic Medicine*, 41 (1979), pp. 287–302.

p. 231 "心理风险因素就像吸烟史一样, 对活检结果有预测意义": R. L. Horne and R. S. Picard, "Psychosocial Risk Factors for Lung Cancer", *Psychosomatic Medicine*, 41 (1979), pp. 503–514.

p. 231 "情感上的隐忍不发与乳腺癌患者的生存时间之间存在相关性": S. Greer and Tina Morris, "Psychological Attributes of Women who Develop Breast Cancer: A Controlled Study", *Journal of Psychosomatic Research*, 19 (1975), pp. 147–153.

p. 232 "伊利诺伊大学的一项研究": V. W. Persky, "Personality and Risk of Cancer: A 20-year Follow-up of the Western Electric Study", *Psychosomatic Medicine*, 49 (1987), pp. 435–449.

p. 232 "评估 4825 人的抑郁水平": B. Penninx et al., "Chronically Depressed Mood and Cancer Risk in Older Persons", *Journal of the National Cancer Institute*, 90 (1998), pp. 888–893.

p. 232 "具有斗志或否认乳腺癌诊断的患者": S. Greer, T. Morris and K.W. Pettingale, "Psychological Response to Breast Cancer: Effect on Outcome", *Lancet*, 13 October 1979, pp. 785–787. See also M. Watson et al., "Influence of Psychological Response on Survival in Breast Cancer: A Population-based Cohort Study", *Lancet*, 354 (1999), pp. 1331–1336.

p. 233 "患恶性黑色素瘤的女性": R. J. DiClemente and L. Temoshok, "Psychological Adjustment to having Cutaneous Malignant Melanoma as a Predictor of Follow-up Clinical Status", *Psychosomatic Medicine*, 47（1985）, p. 81, and Temoshok, "Biopsychosocial Studies on Cutaneous Malignant Melanoma", *Social Science and Medicine*, 20（1985）, pp. 833–840.

p. 233 C 型性格，参见：L. Temoshok, "Personality, Coping Style, Emotion and Cancer: Towards an Integrative Model", *Cancer Survival*, 6（1987）, pp. 545–567, and S. Greer and M.Watson, "Towards a Psychobiological Model of Cancer: Psychological Considerations", *Social Science Medicine*, 20（1985）, pp. 773–777.

p. 234 "在乳腺发现可疑肿块的女性做活检之前对她们进行访谈"：M.Wirsching et al., "Psychological Identification of Breast Cancer Patients before Biopsy", *Journal of Psychosomatic Research*, 26（1982）, pp. 1–10.

p. 234 "一个类似的英国研究项目对 2000 名接受胸部检查的女性开展了心理测试"：C. L. Cooper and E. B. Faragher, "Psychosocial Stress and Breast Cancer", *Psychological Medicine*, 23（1993）, pp. 653–662. See also Janine Giese-Davis and David Spiegel, "Suppression, Repressive-Defensiveness, Restraint, and Distress in Metastatic Breast Cancer: Separable or Inseparable Constructs? ", *Journal of Personality*, 69（2001）, pp. 417–449.

p. 237 "即将参加考试的医学生"：L.Tomei et al., "Psychological Stress and Phorbol Ester Inhibition of Radiation-induced Apoptosis in Human Peripheral Blood Leukocytes", *Psychiatric Research*, 33（1990）, pp. 59–71.

p. 237 "甲基转移酶"：R. Glaser et al., "Effects of Stress on Methyltransferase Synthesis", *Health Psychology*, 4（1985）, pp. 403–412.

p. 238 "炎症起着至关重要的作用"：L. Coussens and Z. Werb, "Inflammation and Cancer", *Nature*, 420（2002）, pp. 860–867.

p. 239 "在口腔顶部打了孔"：J. Kiecolt-Glaser et al., "Slowing of Wound Healing by Psychological Stress", *Lancet* 346（1995）, pp. 1194–1196.

p. 239 关于考官注视，参见：Gabor Mate, *When the Body Says No*（Wiley, New Jersey, 2003）.

p. 239 "小鼠杀灭自身癌肿的能力变差了"：A. Amkraut and G. F. Solomon, "Stress and Murine Sarcoma Virus（Moloney）-induced Tumors", *Cancer*

Research, 32（1972）, pp. 1428–1433.

p. 240 "免疫功能的节奏已经被打乱了": S.Sephton et al., "Diurnal Cortisol Rhythm as a Predictor of Breast Cancer Survival", *Journal of the National Cancer Institute*, 92（2000）, pp. 994–1000, and M. Mormont and F. Levi, "Circadian-system Alterations During Cancer Processes: A Review", *International Journal of Cancer*, 70（1997）, pp. 241–247.

p. 240 关于癌细胞和葡萄糖, 参见: J. Turner-Cobb et al., "Psychosocial Effects on Immune Function and Disease Progression in Cancer: Human Studies", in Robert Ader, David Felten and Nicholas Cohen, *Psychoneuroimmunology*（Academic Press, San Diego, 2001）, vol. 1, pp. 565–582.

p. 241 "DHEA 水平高": G. B. Gordon et al., "Relationship of Serum Levels of Dehydroepiandrosterone and Dehydroepiandrosterone Sulfate to the Risk of Developing Postmenopausal Breast Cancer", *Cancer Research*, 50（1990）, pp. 3859–3862.

p. 242 "生命力", 参见: Arthur Kleinman, *Patients and Healers in the Context of Culture*（University of California Press, Berkeley, 1980）, and Kleinman, *The Illness Narratives: Suffering Healing and the Human Condition*（Basic Books, New York, 1988）.

p. 242 "放弃挣扎可能就是一种屈服": Joyce McDougall, *Theatres of the Body*（Free Association Books, London, 1989）.

p. 243 "癌症被视为入侵我们私人空间的敌人": Patrick Ben Soussan, *Le Cancer est un combat*（Erès, Paris, 2004）.

第十三章　保持正常的健康风险

p. 247 关于情绪, 参见: C. Izard（ed.）, *Measuring Emotions in Infants and Children*（Cambridge University Press, Cambridge, 1982）; Richard Davidson, Klaus Scherer and Hill Goldsmith, *Handbook of Affective Sciences*（Oxford University Press, Oxford, 2004）; Catherine Lutz, *Unnatural Emotions: Everyday Sentiments on a Micronesian Atoll and Their Challenge to Western Theory*（University of Chicago Press, Chicago, 1988）.

p. 248 关于丽贝卡·韦斯特，参见：Victoria Glendinning, *Rebecca West: A Life*（Knopf, New York, 1987）.

p. 249 "将情绪'密封起来'"：M. Julius et al., "Anger-coping Types, Blood Pressure, and All-cause Mortality: A Follow-up in Tecumeh, Michigan（1971–1983）", *American Journal of Epidemiology*, 124（1986）, pp. 220–233.

p. 251 "操作性思维"，参见：Pierre Marty and Michel de M'Uzan, 'La Pensée opératoire', *Revue Française de Psychanalyse*, 27（1963）, pp. 345–356，和 Marty, de M'Uzan and Christian David, *L'Investigation psychosomatique*（PUF, Paris, 1963）. 早在 20 世纪 40~50 年代，保罗·麦克林（Paul MacLean）和尤尔根·鲁斯（Jurgen Ruesch）等研究人员就已经提出，躯体疾病和述情困难之间可能存在着联系。麦克林认为，或许有一些感觉没有转达给新皮质，而是从边缘系统出发，经由自主神经通路到达身体器官。麦克林的理论在于，让边缘系统（古老的大脑情绪中心）与大脑的高级区域（即新皮质，进行象征阐述的地方）彻底整合，对一个人的心理以及身体健康都有好处。如果没有这些处理情绪活动的宣泄渠道，来自神经系统的负担将失去缓冲，给身体器官造成重压。见：Paul MacLean, 'Psychosomatic Disease and the "Visceral Brain"', *Psychosomatic Medicine*, 11（1949）, pp. 338–353；Jurgen Ruesch, 'The Infantile Personality: The Core Problem of Psychosomatic Medicine', *Psychosomatic Medicine*, 10（1948）, pp. 134–144. 这些观点在今天非常流行，并激发了大量的研究；但此类观点往往建立在将思想和感觉关系简单化的基础上。他们大谈"情感脑"和"思维脑"，外加关于杏仁核和边缘系统作用的假设，但往往忽略了本能和内驱力、无意识与前意识过程、情绪与激情、可观察的行为与主体性之间的区别。有趣的是，许多此类研究都与现代治疗方法（如认知行为疗法）关系密切：二者都依赖于一种教育模型，即其中一方（"情感脑"或患者）必须接受更成熟的另一方（"思维脑"或心理治疗师）的教育。

p. 252 麦克杜格尔的观察，参见：Joyce McDougall, *Theatres of the Mind*（Free Association Books, London, 1985）, p. 23. See also McDougall,

"The Psychosoma and the Psychoanalytic Process", *International Journal of Psychoanalysis*, 55 (1974), pp. 437–459.

p. 255 "波士顿的精神分析师提出的'述情障碍'这一概念": J. C. Nemiah, H. Freyberger and P. Sifneos, "Alexithymia: A View of the Psychosomatic Process", in O. Hill (ed.), *Modern Trends in Psychosomatic Medicine* (Butterworth, London, 1976), pp. 430–439.

p. 255 关于述情障碍的研究, 参见: Fernando Lolas and Michael Von Rad, "Alexithymia", in Stanley Cheren (ed.), *Psychosomatic Medicine: Theory Physiology and Practice*, vol. 1 (International Universities Press, Madison, 1989), pp. 189–237, and Graeme Taylor, R. Bagby and J. Parker, *Disorders of Affect Regulation: Alexithymia in Medical and Psychiatric Illness* (Cambridge University Press, Cambridge, 1997) .

p. 255 "与糖尿病患者的互动": Rosine Debray, *L'Equilibre psychosomatique: organisation mentale des diabétiques* (Dunod, Paris, 1983) .

p. 257 "以法国分析家米歇尔·费恩的工作为基础发展了上述想法": McDougall, *Theatres of the Mind*, op. cit., and Michel Fain, "Prélude à la vie fantasmatique", *Revue Française de Psychanalyse*, 35 (1971), pp. 291–364.

p. 258 "'本质抑郁'": Pierre Marty, *L'Ordre psychosomatique* (Payot, Paris, 1980) .

p. 258 热拉尔·斯威克对抑郁的研究, 参见: Gérard Szwec, "Devenir d'une dépression de la première enfance génératrice de somatisations et consequences psychosomatiques de la maltraitance", in Gérard Le Goues and Georges Pragier (eds.), *Cliniques psychosomatiques* (PUF, Paris, 1997), pp. 67–90.

p. 262 "排除" (foreclosure): 这是一个拉康提出的概念。令人惊讶的是，虽然这个概念是麦克杜格尔理论系统的重要组分，但据我们所知，她没有在任何一处提及拉康的贡献。这就很耐人寻味了: 麦克杜格尔在著作中"排除"拉康的名字，正如研究中的患者把情感"排除"出去一般。

p. 262 "铭记" (inscription): 直接铭记可导致躯体疾病——这一观点或许能为睡眠、梦境与健康的关系提供一些启示。一种理解梦境功能的方式是将其视为过滤器，即，梦境将我们的日常经验与无意识的思维轨迹联系起来。如果白天发生了与我们有关的事，那么梦境可以将其记录在无意识中，并与先前的经验和童年的欲望、幻想、恐惧联系起来，从而帮助我们理解这件事的意义。因此，梦境具有保护作用，使我们能够将生活中的事件记录在一个框架之中。所以我们会说，如果一个受到严重创伤的人开始做梦，往往是积极的信号；因为梦会为他或她的创伤赋予意义，将未知的、未曾预料到的事件与已经结构化、表征化的东西联系起来。我们在第十一章中看到，睡眠障碍会对免疫功能产生负面影响，它对梦境的干扰可能也会产生同样严重的后果。对睡眠的干扰阻碍了做梦的过程，可能导致事件无法在无意识领域找到合适的位置；事件从无意识表征的链条上脱落，再次被孤立，无法融入意义和心理阐述的网络。也就是说，如果某人的睡眠与梦境被扰乱，可能就更易发生身体疾病。

p. 263 "关于心身疾病的重要著作": Marty, de M'Uzan and David, *L'Investigation psychosomatique*, op. cit.

p. 263 "单词句": Alexandre Stevens, "L'Holophrase, entre psychose et psychosomatique", *Ornicar?*, 42（1987）, pp. 45–79.

p. 263 "儿童所使用的单个单词或短语": Alison Elliot, *Child Language* （Cambridge University Press, Cambridge, 1981）, pp. 90–93, and John Dore, "Holophrases, Speech Acts and Language Universals", *Journal of Child Language*, 2（1975）, pp. 21–40.

p. 265 患有血友病的男孩的病例，参见: Robert Chilcote and Robert Baehner, "Atypical Bleeding in Hemophilia: Application of the Conversion Model to the Case Study of a Child", *Psychosomatic Medicine*, 42（1980）, pp. 221–230.

p. 266 Vincent Sheean, *Lead Kindly Light*（Cassell, London, 1950）, pp. 216–217.

p. 271 "躯体疾病的发生率会降低": Geoffrey Gorer, *Death, Grief, and Mourning*（Doubleday, New York, 1965）, and J.Yamamoto, K. Okonogi and T. Iwasaki, "Object Loss Prior to Medical Admissions in Japan", *Psychosomatics*, 10（1969）, pp. 46–50.

p. 271 关于"非整合"，参见: Debray, *L'Equilibre psychosomatique*, op.

cit. See also Veronique Mead, "A New Model for Understanding the Role of Environmental Factors in the Origins of Chronic Illness: A Case Study of Type 1 Diabetes Mellitus", *Medical Hypotheses*, 63 (2004), pp. 1035–1046.

第十四章 治疗有用吗?

p. 283 "起初，人们不鼓励开展小组治疗": Jimmie Holland, "History of Psycho-Oncology: Overcoming Attitudinal and Conceptual Barriers", *Psychosomatic Medicine*, 64 (2002), pp. 206–221.

p. 284 "在预防冠状动脉疾病复发项目中，1013 名患有心肌梗死的受试者 ": M. Friedman et al., "Alteration of Type A Behaviour and Reduction in Cardiac Recurrences in Post-Myocardial Infarction Patients", *American Heart Journal*, 108 (1984), pp. 237–248.

p. 285 迪安·奥尼什与乔·卡巴金的研究，参见: Kabat-Zinn et al., "Influence of a Mindfulness-based Stress Reduction Intervention on Rates of Skin Clearing in Patients with Moderate to Severe Psoriasis", *Psychosomatic Medicine*, 60 (1998), pp. 625–632.

p. 285 "'正念冥想'": Richard Davidson et al., "Alterations in Brain and Immune Function Produced by Mindfulness Meditation", *Psychosomatic Medicine*, 65 (2003), pp. 564–570.

p. 285 "为患乳腺癌的女性组建了一系列支持小组": David Spiegel et al., "Effect of Psychosocial Treatment on Survival of Patients with Metastatic Breast Cancer", *Lancet*, 8668 (1989), pp. 888–891. 反对观点参见: P. J. Goodwin et al., "The Effect of Group Psychosocial Support on Survival in Metastatic Breast Cancer", *New England Journal of Medicine*, 345 (2001), pp. 1719–1726.

p. 286 Fawzy Fawzy et al., 'Malignant Melanoma: Effects of an Early Structured Psychiatric Intervention, Coping, and Affective State on Recurrence and Survival 6 Years Later', *Archives of General Psychiatry*, 50 (1993), pp. 681–689。也可见: Fawzy Fawzy and Nancy Fawzy, 'Malignant

Melanoma: Effects of a Brief, Structured Psychiatric Intervention on Survival and Recurrence at 10-year Follow-up', *Archives of General Psychiatry*, 60 (2003), pp. 100–103, 以及 T. Meyer 和 M. Mark 的综述文章, 'Effects of Psychosocial Interventions with Adult Cancer Patients: A Meta-Analysis of Randomized Experiments', *Health Psychology*, 14 (1995), pp. 101–108。

目前,尚未见到重复法兹和斯皮格尔研究的全部研究数据,不过根据现有数据来看,阴性结果和阳性结果参半。法兹最近针对研究对象的随访评估也没有研究初期那么乐观。后续研究发现,心理干预小组给患者生存期内带来的益处并没有原想的那么多(虽然依然还是有益的)。这项研究投入了大量资金,采用了复杂的技术,但似乎无人注意到其中的荒谬之处:对于每周一次、每次一个半小时、为期六周的心理干预小组治疗,居然要研究其多年后的持续疗效——这可真令人称奇。一个好的研究应当针对正在开展中的干预小组工作,或者是持续时间更长的小组治疗项目。我们要问,六个星期能达成什么呢?斯皮格尔的研究也受到了批评:从统计学上看,考虑到普通人群中的死亡率,研究中的对照组死亡过早。还有一个问题是,关于应对和痛苦的数据在很大程度上取决于患者使用的语言,而患者的语言实际上可能是在干预小组中学到的。人们可能只是掌握了谈论情绪和健康的新方式——而这只是表面上的语言"装饰",却不能反映他们深层的心理。记得操作性思维(译者注:见第十三章)的患者吗?他们使用别人的语言、术语应答对话者,反而更为轻松。很遗憾,诸如法兹的这个项目等一系列著名研究,在方法学上存在如此众多可被批评的漏洞,而这些本是可以避免的。有足够多的研究表明,长期的小组治疗能够规避此类问题。批评者还提出了其他方法论问题。例如,研究组和对照组在饮食、生活方式和治疗依从性方面的差异并不总是清楚的,这种模糊性还表现在进一步医疗干预的频率和干预内容方面。类似地,还有许多质疑集中在以下问题:在随访一定时间后,生存率会出现变化。不过,这些质疑一方面是研究的障碍,另一方面也可以被视为线索。当批评者说这些问题使得我们无法看到治疗对生存的直接影响时,也意味着我们在迎战一个单因素模型——当然,这也正是我们的研究想要提出的异议。我们的目的就是要摆脱单一因素直接影响疾病的观点。

p. 286 Gieta van der Pompe et al., "Effectiveness of a Short-term Group Psychotherapy Program on Endocrine and Immune Function in Breast Cancer Patients: An Exploratory Study", *Journal of Psychosomatic Research*, 42 (1997), pp. 453–466.

p. 286 "近 2500 名心肌梗死的患者": L. F. Berkman et al., "Effects of Treating Depression and Low Perceived Social Support on Cardiac Events after Myocardial Infarction: The Enhancing Recovery in Coronary Heart Disease Patients (ENRICHD) Randomized Trial", *Journal of the American Medical Association*, 289 (2003), pp. 3106–3116.

p. 287 "个体对治疗的反应": Alastair Cunningham and Kimberley Watson, "How Psychological Therapy May Prolong Survival in Cancer Patients: New Evidence and a Simple Theory", *Integrative Cancer Care Therapies*, 3 (2004), pp. 214–229.

p. 289 "女性室友经期同步": M. McClintock, "Menstrual Synchrony and Suppression", *Nature*, 229 (1971), pp. 244–245.

p. 293 René Allendy, *Journal d'un médecin malade* (Denoel, Paris, 1944).

p. 294 "生物反馈技术": A.Wauquier et al., "Changes in Cerebral Blood Flow Velocity Associated with Biofeedback-assisted Relaxation Treatment of Migraine Headaches as Specific for the Middle Cerebral Artery", *Headache*, 35 (1995), pp. 358–362.

p. 296 "患者的抑郁症状": Matthew Berg et al., "Presurgical Depression Predicts Medical Morbidity 6 Months after Coronary Bypass Graft Surgery", *Psychosomatic Medicine*, 65 (2003), pp. 111–118, and G. McKhann et al., "Depression and Cognitive Decline after Coronary Artery Bypass Grafting", *Lancet*, 9061 (1997), pp. 1282–1284.

p. 297 "术后的妄想症状": Harry Abram, "Therapeutic Consultation with the Surgical Patient", in Eric Wittkower and Hector Warnes (eds.), *Psychosomatic Medicine: Its Clinical Applications* (Harper & Row, Maryland, 1977), pp. 42–48; R. M. Morse and E. M. Littin, "Postoperative Delirium: A Study of Etiologic Factors", *American Journal of Psychiatry*, 126 (1969), pp. 388–395 ; Helene Deutsch, "Some Psychoanalytic

Observations on Surgery' (1942), in *Neuroses and Character Types*: *Clinical Psychoanalytic Studies* (International Universities Press, Madison, 1965), pp. 282–304.

p. 297 "减少止痛药用量、缩短住院时间": H. Dreher, "Mind–Body Interventions for Surgery: Evidence and Exigency", *Advances in Mind–Body Medicine*, 14(1998), pp. 207–222.

p. 297 "他们对生活中象征性时刻的反应": Jacques Lacan, "A propos de la communication de M. J. Gosset sur les problèmes psycho-somatiques en chirurgie générale", *Mémoires de l'Académie de Chirurgie*, 16/17 (1947), pp. 370–373.

p. 298 关于"完成一个疗程的治疗后", 参见: Kenneth Cohn, "Chemotherapy from an Insider's Perspective", *Lancet*, 319 (8279)(1982), pp. 1006–1009.

p. 298 Diane Chauvelot, *L'Hôpital se moque de la charité* (Erès, Paris, 2004).

p. 299 "健康医疗委员会最近的一项调查": *The Times*, 14 June 2005.

p. 300 "患者的护理人员一直在变动": S. Bruster et al., "National Survey of Patients", *British Medical Journal*, 309(1994), pp. 1542–1549.

p. 301 "英国的人均医生数量几乎少于所有欧洲国家": *The Times*, 17 January 2005.

第十五章　医生想要什么?

p. 303 消除症状的危险, 参见: Smith Ely Jelliffe, *Sketches in Psychosomatic Medicine* (Nervous and Mental Disease Monographs, New York, 1939); Melitta Sperling, "Psychosis and Psychosomatic Illness", *International Journal of Psychoanalysis*, 36 (1955), pp. 320–327; Karl Menninger, "Polysurgery and Polysurgical Addiction", *Psychoanalytic Quarterly*, 3 (1934), pp. 173–199; Jesse Appel and Samuel Richard Rosen, "Psychotic Factors in Psychosomatic Illness", *Psychosomatic Medicine*, 12(1950), pp. 237–243; Pierre Marty and Rosine Debray, "Current Concepts of Character

Disturbance", in Stanley Cheren (ed.), *Psychosomatic Medicine: Theory Physiology and Practice*, vol.1 (International Universities Press, 1989), pp. 159–188.

p. 304 "巴林特小组": D. Kjeldmand et al., "Balint Training Makes GPs Thrive Better in Their Job", *Patient Education and Counseling*, 55 (2004), pp. 230–235.

p. 304 Michael Balint, *The Doctor His Patient and the Illness* (1957), revised edn (International Universities Press, Madison, 1964), p. 208.

p. 306 菲利普·塞茨的实验,参见: P. Seitz, "Symbolism and Organ Choice in Conversion Reactions: An Experimental Approach", *Psychosomatic Medicine*, 13(1951), pp. 254–259.

p. 309 关于患有充血性心力衰竭的男子的病例,参见: Roy Grinker and Fred Robbins, *Psychosomatic Case Book* (Blakiston, New York, 1954), p. 312.

p. 311 关于因背部有严重湿疹而住院的女士,参见: Alain Merlet, "Psychosomatique", *Carnets Cliniques de Strasbourg*, 2(2000), p. 65.

p. 312 "对现实持有一种以刺激为基础的理解":J. G. Flannery, "Alexithymia: 1. The Communication of Physical Symptoms", *Psychotherapy and Psychosomatics*, 28(1977), pp. 133–140.

p. 313 "70% 的医学生": S. M.Woods, J. Natterson and J. Silverman, "Medical Students" Disease: Hypochondriasis in Medical Education", *Journal of Medical Education*, 41(1966), pp. 785–790.

p. 313 关于医生面临的问题,参见: Luigi Grassi and Katia Magnani, "Psychiatric Morbidity and Burnout in the Medical Profession", *Psychotherapy and Psychosomatics*, 69 (2000), pp. 329–334; John Duffy and Edward Litin, *The Emotional Health of Physicians* (Charles Thomas, Springfield, 1967); Eric Wittkower and Hector Warnes (eds.), *Psychosomatic Medicine: Its Clinical Applications* (Harper & Row, Maryland, 1977), p. 5.

p. 313 "医生的自杀率": K. Hawton, A. Malmberg and S. Simkin, "Suicide in Doctors", *Journal of Psychosomatic Research*, 57(2004), pp. 1–4.

p. 314 "扮演医生的游戏": Sigmund Freud, *Beyond the Pleasure Principle* (1920), Standard Edition (Hogarth Press, London, 1955), pp. 7–64.

p. 314 "真正的医生职业": Ernst Simmel, "The "Doctor-Game", Illness and the Profession of Medicine", *International Journal of Psychoanalysis*, 7 (1926), pp. 470–483.

p. 314 Bertram Lewin, "Counter-Transference in the Technique of Medical Practice", *Psychosomatic Medicine*, 8 (1946), pp. 195–199.

p. 317 "医学的基础学科是物理学和化学": George Engel, "Enduring Attributes of Medicine Relevant for the Education of the Physician", *Annals of Internal Medicine*, 78 (1973), pp. 587–593.

p. 317 "占到二十分之一": Arnold Relman and Marcia Angell, "Resolved: Psychosocial Interventions Can Improve Clinical Outcomes in Organic Disease (Con)", *Psychosomatic Medicine*, 64 (2002), pp. 558–563.

p. 317 Balint, *The Doctor His Patient and the Illness*, op. cit.

p. 317 Jacques Lacan, "Psychanalyse et médecine", unpublished transcription (1966).

后　记

p. 324 D. W. Winnicott, "Psycho-Somatic Illness in Its Positive and Negative Aspects", *International Journal of Psychoanalysis*, 47 (1966), pp. 510–516.

图书在版编目（CIP）数据

人为什么会生病？：精神如何影响身体 /（英）达里安·利德，（英）戴维·科菲尔德著；谷晓阳，李瞳译. -- 北京：北京联合出版公司，2022.9（2023.10 重印）
ISBN 978-7-5596-6343-6

Ⅰ . ①人… Ⅱ . ①达… ②戴… ③谷… ④李… Ⅲ . ①致病精神因素－研究 Ⅳ . ① R363.1

中国版本图书馆 CIP 数据核字 (2022) 第 121220 号

北京市版权局著作权合同登记号 图字：01-2022-4030 号

人为什么会生病？：精神如何影响身体
作　　者：［英］达里安·利德　戴维·科菲尔德
译　　者：谷晓阳　李　瞳
出 品 人：赵红仕
策划机构：明　室
策划编辑：陈希颖　赵　磊
特约编辑：孙皖豫
责任编辑：高霁月
装帧设计：WSCGRAPHIC.COM

北京联合出版公司出版
（北京市西城区德外大街 83 号楼 9 层　100088）
北京联合天畅文化传播公司发行
北京市十月印刷有限公司印刷　新华书店经销
字数 241 千字　880 毫米 ×1230 毫米　1/32　10.75 印张
2022 年 9 月第 1 版　2023 年 10 月第 2 次印刷
ISBN 978-7-5596-6343-6
定价：62.00 元